Thomas Gronwald | Alexander Törpel

VOLL IM TAKT

AUSDAUERTRAINING IM RHYTHMUS DES HERZSCHLAGS

Bibliografische Information der Deutschen Nationalbibliothek:
Die Deutsche Nationalbibliothek verzeichnet diese Publikation in der Deutschen Nationalbibliografie; detaillierte bibliografische Daten sind im Internet über http://d-nb.de abrufbar.

Für Fragen und Anregungen:
info@m-vg.de

Wichtige Hinweise

Dieses Buch ist für Lernzwecke gedacht. Es stellt keinen Ersatz für eine individuelle medizinische Beratung dar und sollte auch nicht als solcher benutzt werden. Wenn Sie medizinischen Rat einholen wollen, konsultieren Sie bitte einen qualifizierten Arzt. Der Verlag und die Autoren haften für keine nachteiligen Auswirkungen, die in einem direkten oder indirekten Zusammenhang mit den Informationen stehen, die in diesem Buch enthalten sind.

Ausschließlich zum Zweck der besseren Lesbarkeit wurde auf eine genderspezifische Schreibweise sowie eine Mehrfachbezeichnung verzichtet. Alle personenbezogenen Bezeichnungen sind somit geschlechtsneutral zu verstehen.

Originalausgabe
1. Auflage 2024

Türkenstraße 89
80799 München
Tel.: 089 651285-0

Redaktion: Birgit Bramlage
Umschlaggestaltung: Manuela Amode
Umschlagabbildungen: Shutterstock: Undrey (li.), Gorodenkoff (Mi.), TORWAISTUDIO (re.)
Layout: Katja Muggli, www.katjamuggligrafikdesign.de
Satz: Daniel Förster, Belgern

Alle Grafiken und Illustrationen: Tobias Prießner
Bildagenturen:
AdobeStock: Stefan Schurr: 122
Shutterstock:Africa Studio: 32 li. u.; Albert Beukhof: 21 Mi. u.; Alpha MD: 66 li.; Andrey_Popov: 82; Aria sandi hasim: 87 re.; barks: 35 2. v. li.; BGStock72: 12; BlueRingMedia: 35 re.; Breslavtsev Oleg: 54, 89 o. Mi.; Canetti: 21 li. u.; chello700: 93. u.; Deemerwha studio: 21 re. u.; ideyweb: 35 Mi.; JY FotoStock: 85 re.; ktsdesign: 21 re. o.; Kwangmoozaa: 32 re. Mi.; LarsZ: 93 o.; Macrovector: 15; Matis75: 21 li. o.; Michal Sanca: 18, 25, 26, 32 Mi., 101, 150; Nadzin: 178 li.; ra2 studio: 96; riopatuca: 32 re. o.; Sergey Nivens: 87 li.; Steve Oehlenschlager: 21 Mi. o.; tassel78: 182 re.; Total art: 32 re. u.; VectorMine: 58; YuriyAlt_Art: 35 li.
Weitere Fotos und Abbildungen: Alexander Törpel: 9, 11, 155 u.; Catalina Arasa Postles: 7; Firstbeat Technologies Oy: 90 re. u.; Marcelle Schaffarczyk: 85 li.; Movesense: 89 Mi.; Oura Health Oy: 89 re. o.; Parham Khorrami: 32 re. o./li. o., 116; Polar Electro: 32 li o./Mi., 89 li./Mi., 155 o.; Privat: 192; Thomas Gronwald: 77, 85 Mi., 89 re. o., 90 re., 187

Druck: Florjancic Tisk d.o.o. Slowenien
Printed in the EU

ISBN Print 978-3-7423-2564-8
ISBN E-Book (PDF) 978-3-7453-2344-3
ISBN E-Book (EPUB, Mobi) 978-3-7453-2343-6

Wir produzieren nachhaltig
www.m-vg.de

Thomas Gronwald | Alexander Törpel

VOLL IM TAKT

AUSDAUERTRAINING IM RHYTHMUS DES HERZSCHLAGS

- Herzfrequenz messen
- Training individualisieren
- Bestleistung erzielen

riva

INHALT

DIE RÜCKMELDUNG DES HERZENS IST IM AUSDAUERSPORT UNERLÄSSLICH

Als Trainer hat man stets die Bestrebung, aus seinen Athletinnen und Athleten das Beste herauszuholen. Dies gelingt nur, wenn hinreichend Informationen zur Verfügung stehen, die Rückschlüsse auf den aktuellen Status und die Entwicklung der Athletinnen und Athleten zulassen. In diesem Zusammenhang hat für mich die Herzfrequenz im täglichen Trainingsprozess einen hohen Stellenwert. Die Herzfrequenz wird schon seit vielen Schwimmergenerationen zur Kontrolle der Beanspruchung herangezogen. Bis heute wird im Schwimmen mit der manuellen Messung des Pulses über 10 Sekunden die Herzfrequenz bestimmt. Auf diese Weise sind jedoch nur Messungen im Anschluss an Belastungen möglich. Seit einigen Jahren ist nun aber auch für das Schwimmen der technologische Fortschritt so weit, dass durch den Einsatz von Sensorik eine kontinuierliche Livemessung der Herzfrequenz und deren Aufzeichnung erfolgen kann. Dies bietet mir als Trainer neue Möglichkeiten der Steuerung und Bewertung des Trainings, was in anderen Ausdauersportarten bereits seit Jahrzehnten etabliert ist.

Die Verfügbarkeit der kontinuierlichen Herzfrequenz ist mit dem Wissen über die in Verbindung stehenden physiologischen Prozesse und deren Wechselwirkungen für die Trainingspraxis sehr bedeutsam. Praxisorientierte Literatur, die die Brücke von der Theorie zur Anwendung schlagen kann, ist für mich als Trainer daher unabdingbar. Aufgrund der intensiven Forschung zum Ausdauertraining ist eine regelrechte Studienflut zu beobachten, die wichtige Neuerungen für meine Arbeit enthalten könnte. Jedoch bleibt für die Durchsicht und Reflexion wissenschaftlicher Publikationen im täglichen Trainingsbetrieb nur unzureichend Gelegenheit. Umso wichtiger sind Bücher wie dieses hier, das aus aktuellen Forschungsergebnissen einen komprimierten Überblick inklusive Praxistransfer präsentiert. Den beiden Autoren Thomas Gronwald und Alexander Törpel möchte ich somit danken, dass sie ein Standardwerk zu einem der fundamentalsten Bereiche der Trainingssteuerung für die Praxis im Ausdauertraining geschaffen haben.

Bernd Berkhahn
Bundestrainer Lange Strecke im Deutschen Schwimm-Verband e. V.

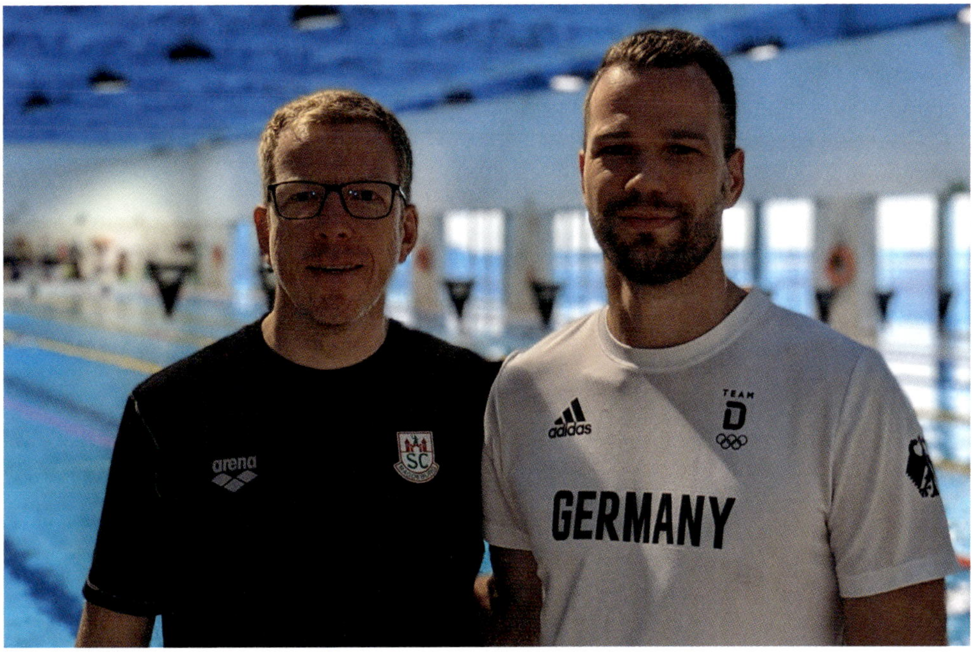

Bernd Berkhahn (links) und Alexander Törpel (rechts) arbeiten seit zehn Jahren zusammen und verzahnen in ihrer täglichen Arbeit trainingspraktische Erfahrungen, gesichertes Wissen sowie aktuelle wissenschaftliche Erkenntnisse, um Athletinnen und Athleten zu internationalen Spitzenleistungen zu führen.

Bernd Berkhahn ist gleichzeitig aktiver Trainer einer Trainingsgruppe am Bundesstützpunkt in Magdeburg. Die Gruppe setzt sich sowohl aus den derzeit besten deutschen Schwimmerinnen und Schwimmern im Mittel- und Langstreckenbereich sowie im Freiwasserschwimmen als auch aus internationalen Topkadern zusammen. Einige von ihm betreute Schwimmerinnen und Schwimmer sind beziehungsweise waren Franziska Hentke, Sarah Wellbrock (ehemals Köhler), Rob Muffels, Finnia Wunram, Florian Wellbrock, Lukas Märtens, Oliver Klemet und Isabel Gose sowie die Niederländerin Sharon van Rouwendaal, der Ukrainer Mykhailo Romanchuk und die Australierin Moesha Johnson. Der Erfolg von Bernd Berkhahn spiegelt sich in den über 50 internationalen Medaillen (Olympische Spiele, WM, EM) seiner Athletinnen und Athleten der zurückliegenden Jahre wider, wobei sicher die vier olympischen Medaillen mit der Goldmedaille von Florian Wellbrock bei den Olympischen Spielen in Tokio 2021 besonders hervorzuheben sind.

INDIVIDUELLES AUSDAUERTRAINING – NUTZE DEINE INNERE UHR

Ein Leben ohne Ausdauer – undenkbar. Sowohl im Beruf, in der Freizeit als auch im Sport in verschiedensten Anwendungsfeldern, wie Gesundheits-, Fitness- oder Leistungssport, ist die Komponente der Ausdauerleistungsfähigkeit im Zusammenspiel mit der individuellen Belastbarkeit stets von zentraler Bedeutung und oftmals ein wichtiges Fundament. Zum einen für ein langes, unabhängiges und selbstbestimmtes Leben, zum anderen um Ziele im sportlichen Kontext verschiedener Anforderungsprofile zu erreichen, zum Beispiel in Lauf-, Rad- oder Schwimmdisziplinen. In allen Facetten verspricht ein auf das Individuum abgestimmtes individuelles Training der Ausdauer höhere Belastbarkeit und Leistungsfähigkeit im Kontext eines ganzheitlichen Verständnisses von Gesundheit und sportlicher Leistung. Individualisierung von Trainingsprozessen bedeutet in diesem Zusammenhang im Allgemeinen körperliche Reaktionen – auch als Beanspruchung bezeichnet – zu berücksichtigen, die durch Trainingsbelastungen hervorgerufen und durch personenbezogene Faktoren wie Alter, Geschlecht oder Genetik und Umweltfaktoren wie Temperatur oder Sonneneinstrahlung moduliert werden, und das Individuum regelmäßig in den Mittelpunkt des Trainingsprozesses zu rücken. Hierfür bedarf es physiologischer Steuerparameter, die mithilfe verschiedener Messprinzipien erhoben und überwacht werden können. Wir sprechen hier vom Monitoring. Ein Wunschparameter wäre eine Kenngröße, die wir repräsentativ für den globalen organismischen Zustand kontinuierlich und in Echtzeit erheben könnten und welche stellvertretend für die Spezifik der Zielstellung des Trainings und der anvisierten Reizsetzung im Ausdauertraining steht. Jedoch existiert für das Ausdauertraining und für alle anderen Arten des Trainings kein Universalparameter, der stellvertretend für alle Ebenen des Gesamtsystems des Organismus erhoben werden kann. Demzufolge muss für einen Parameter ein gewisser Kompromiss geschlossen werden. Ideal sind Parameter, die einfach gemessen werden können und trotzdem valide objektive sowie subjektive Messgrößen des Organismus verschiedenster Ebenen, wie Herz-Kreislauf-, Atmungs-, Stoffwechselsystem oder Anstrengungsempfinden, repräsentieren, um auf dieser Grundlage ein Ausdauertraining auf das Individuum abzustimmen.

Eine etablierte Kenngröße der spezifischen Beanspruchung für das Herz-Kreislauf-System an der Schnittstelle zum autonomen Nervensystem, welche auch mit anderen Ebenen organismischer Reaktionen in Zusammenhang steht, ist die Herzfrequenz als objektive Mess- und Steuergröße. Die Herzfrequenz kann seit über

50 Jahren kontinuierlich mit einfachen Messprinzipien wie einem Brustgurt durch ein elektro-physiologisches Messprinzip auf Grundlage des Elektrokardiogramms für die sportliche Anwendung erhoben werden. Begünstigend ist auch die Entwicklung der Technik im Rahmen von weiteren Messprinzipien. Derzeit kann eine genaue Herzfrequenzmessung auch mit optischen Verfahren, am Unterarm, Oberarm oder sogar an der Schläfe befestigt oder eingebettet in Schwimmbrillen, über Messsensorik durchgeführt und für das individualisierte Ausdauertraining genutzt werden.

Dennoch wirft das Training mithilfe einer solchen Steuergröße immer wieder Fragen hinsichtlich der Anwendung und Interpretation auf, um bestmögliche Erfolge erzielen zu können. In diesem Zusammenhang wird beispielsweise trotz einer etablierten Anwendung der Herzfrequenz in der Praxis und Wissenschaft der Einsatz zur konkreten Intensitätssteuerung im Ausdauertraining immer wieder kritisch diskutiert. Hierbei kommen aus unterschiedlichen Anwendungsfeldern Fragen sowie unterschiedliche Perspektiven zum physiologischen Verständnis, unter anderem aufgrund neuer Erkenntnisse und in diesem Zusammenhang zum trainingsmethodischen Nutzen in der Analyse und Steuerung des Trainings mittels der Herzfrequenz auf.

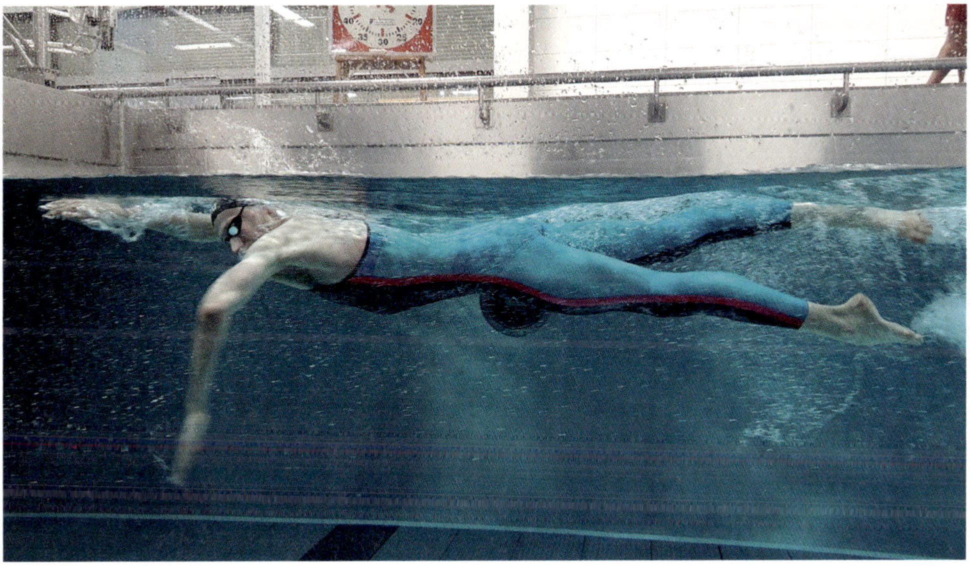

Schwimmer Florian Wellbrock absolviert im Schwimmkanal am Institut für Angewandte Trainingswissenschaft unterschiedliche Geschwindigkeitsstufen, bei denen eine Technikanalyse mittels Videoaufnahmen durchgeführt wird.

Über die konkrete Erfassung und Steuerung der Trainingseinheiten hinaus ist es hilfreich, Informationen für ein kontinuierliches Monitoring über Ruheanalysen von Trainings- und Regenerationsprozessen zu nutzen. Hierfür bietet sich die regelmäßig erhobene Ruheherzfrequenz am Morgen nach dem Aufstehen sowie die sogenannte Herzratenvariabilität (englisch *heart rate variability*, HRV), auch als Herzfrequenzvariabilität bezeichnet, an. Letztere kann als Kenngröße des autonomen Nervensystems spezifische Rückmeldungen und Informationen zur komplexen Beanspruchungssituation des Organismus liefern inklusive aller Stressoren, die durch modulierende Faktoren entstehen können.

Dieses Buch soll dich unterstützen, deinen individuellen Weg des Ausdauertrainings zu finden, um im Allgemeinen einen gesundheits- und leistungsorientierten Ansatz regelmäßiger Kontrolle organismischer Reaktionen ohne viel Zusatzaufwand in dein Training zu implementieren sowie im Speziellen die Reizwirksamkeit deiner Trainingseinheiten zu erhöhen.

Was dich im Buch erwartet

In **Kapitel 1** werden akute und längerfristige Reaktionen des Organismus beleuchtet, um so auch Anpassungsprozesse spezifisch dem Ausdauertraining zuordnen und für die eigenen Zielstellungen nutzen zu können. In **Kapitel 2** werden wir einen Rahmen der möglichen Belastungs- und Beanspruchungskenngrößen für das Ausdauertraining aufspannen, der wiederum als Startpunkt für diagnostische Ansätze und in der Trainingssteuerung dient. **Kapitel 3** widmen wir den Messprinzipien der Herzfrequenz und der Herzfrequenzvariabilität, um Limitationen und Einflussgrößen abwägen und die Entscheidung für ein adäquates Messsystem unterstützen zu können. In **Kapitel 4** werden Möglichkeiten der Bestimmung von Intensitätsbereichen für das Ausdauertraining vorgestellt sowie deren Nutzung für ein individuelles Training, unter anderem mithilfe der Herzfrequenz und des Anstrengungsempfindens (englisch *rating of perceived exertion*, RPE), beschrieben und diskutiert. Den Abschluss bildet **Kapitel 5** für die Unterstützung im Rahmen der Trainingsplanung über etablierte und zum Teil evidenzbasierte Trainingsprinzipien sowie Trainingsmethoden und deren Einsatz im Rahmen der Intensitäts- und Umfangssteuerung im Ausdauertraining. Hierbei geht es weniger darum, fertige Pläne für alle Zielstellungen zu implementieren, sondern mehr darum, Prinzipien des Aufbaus von Trainingsplänen nachzuvollziehen, um selbstständig eine Planung von Intensitäten und Umfängen für verschiedenste Zielstellungen aufstellen zu können. Dies könnte zum Beispiel für Laufwettkämpfe mit einer Distanz von 10 Kilometern oder für einen Halbmarathon der Fall sein. Einen großen Teil in

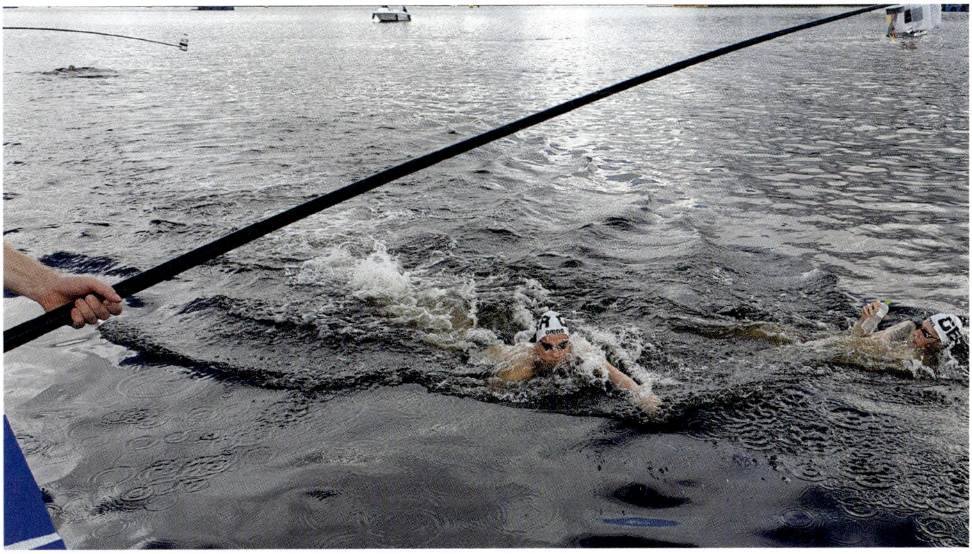

Die Freiwasserschwimmer Rob Muffels (links) und Florian Wellbrock (rechts) trainieren den Ablauf für ein 10-km-Rennen, wobei die Herzfrequenz kontinuierlich mit aufgezeichnet wird, um ihre Beanspruchung zu erfassen.

diesem Kapitel nimmt auch das Thema Monitoring ein, insbesondere auf Basis der Belastungsherzfrequenz, der Erholungsherzfrequenz oder der Ruheherzfrequenz. Zudem wird das Kapitel komplettiert durch einen ausführlichen Guide, um die Herzfrequenzvariabilität für einen Monitoringansatz von Beanspruchung und Regeneration zielführend einsetzen zu können. Den Abschluss bildet ein Ausblick über mögliche zukünftige Ansätze der individualisierten Trainingssteuerung im Ausdauertraining über verschiedenste Beanspruchungskenngrößen.

Wir hoffen, dir mit diesem Buch einen idealen Überblick geben zu können, damit du deinen eigenen beanspruchungsorientierten Ansatz im Ausdauertraining finden und diesen auch umsetzen kannst.

Thomas Gronwald
Alexander Törpel

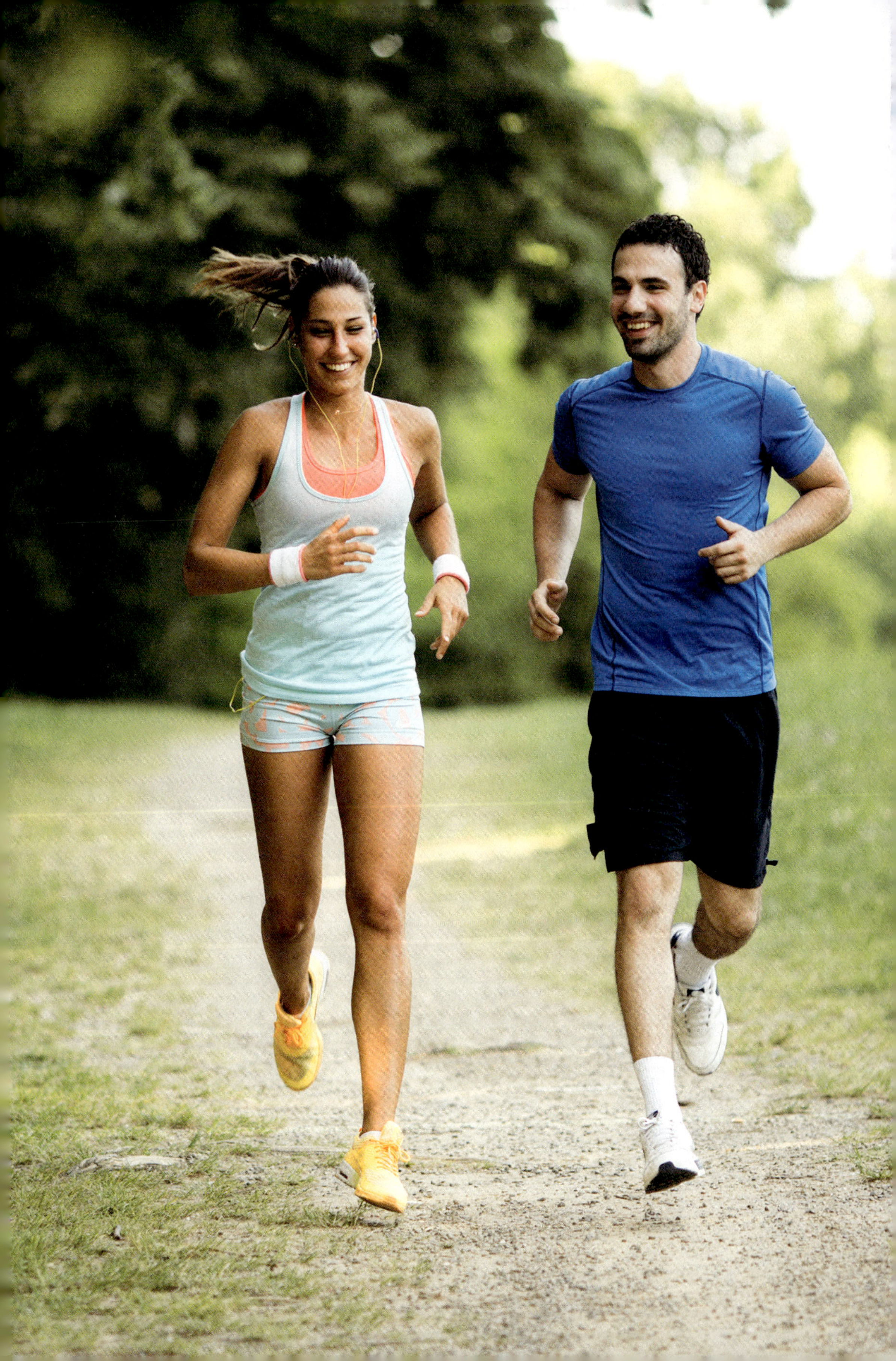

1

WIE DER ORGANISMUS TICKT – WECHSELSPIEL ZWISCHEN UMSTELLUNG UND ANPASSUNG

GLEICHGEWICHT ODER UNGLEICHGEWICHT – BIOLOGISCHE SYSTEMDYNAMIK UND IHRE VORTEILE

Unser Organismus kann als System mit verschiedenen Subsystemen oder Teilsystemen verstanden werden und weist verschiedene Funktionszustände auf, die sich unter Ruhebedingungen in einem relativ stabilen Zustand befinden. Das Gesamtsystem sorgt selbstregulierend (autoregulativ) für eine adäquate Funktionalität gemäß den bestehenden Rahmenbedingungen innerhalb und außerhalb des Organismus. Autoregulativ funktionieren zum Beispiel Atmung, Herzschlag oder Stoffwechsel. Diese Subsysteme stellen sich unabhängig von unserem Willen auf die Anforderungen in Ruhe sowie bei Belastung und Erholungsprozessen ein. Einige Subsysteme lassen sich jedoch auch kurzzeitig willentlich beeinflussen, wie zum Beispiel unsere Atmung. Diese Selbstregulation wird auch als **Homöodynamik** beschrieben und in der Literatur häufig mit den Begriffen der **Homöostase** und **Heterostase** an der Schnittstelle zwischen Ruhebedingungen und Belastungsreaktionen verbunden. Der Begriff Homöostase wird in der Systemtheorie und in der linearen Kybernetik angewandt und hat eine unterschiedliche Bedeutung in den einzelnen Fachgebieten, wie Physiologie, Biologie, Physik und Psychologie. Homöostase wurde im Rahmen der Physiologie durch Walter Cannon im Jahr 1929[1] beschrieben und als das autonome Bestreben des Organismus verstanden, einen ausgeglichenen und konstanten inneren Zustand aufrechtzuerhalten, beziehungsweise das Streben nach Einhaltung eines spezifischen Gleichgewichts, das für die Lebenserhaltung und Funktion des Organismus oder eines Subsystems, zum Beispiel Organ- und Funktionssystem, notwendig ist. Funktionssysteme, die zur Selbstregulation der Homöostase beitragen, sind unter anderem das Hormonsystem, das vegetative (autonome) und somatische Nervensystem. Diese Funktionssysteme tragen zum Beispiel zur Regulation des Blutdrucks, der Körpertemperatur oder des Zellmilieus bei. Heterostase wird als Störung der Homöostase beschrieben. Im sportlichen Training kommt es regelmäßig zu Störungen funktioneller Gleichgewichtszustände, die als Umstellungsreaktionen der Funktionssysteme beschrieben werden können. Das regelmäßige Training oder anderweitige Belastungssituationen in Beruf und Alltag stellen im Prinzip eine organisierte und regelmäßige Heterostase dar. Einzelne Umstellungsreaktionen setzen jedoch noch keine Anpassungsvorgänge in Gang. Um Anpassungen auszulösen, bedarf es mehrmaliger Reizeinwirkungen. Eine einheitliche Definition für die notwendige Häufigkeit einer spezifischen Reizeinwirkung, um Anpassungen zu erreichen, besteht dabei nicht und ist unter anderem abhängig von den ausgelenkten Funktions- beziehungsweise Subsystemen im Sinne spezifischer Umstellungs- und Anpassungsprozesse.

Der Organismus als Gesamtsystem besteht aus zahlreichen Subsystemen und funktionellen Ebenen. Einige der Subsysteme sind hier exemplarisch abgebildet. Die benannten Organsysteme können wiederum auf zellulärer und subzellulärer Ebene in verschiedene Subsystemkomponenten untergliedert werden. Die verschiedenen Ebenen, Subsysteme und Subsystemkomponenten stehen in Verbindung und interagieren miteinander je nach Anforderungssituation, die an den Organismus gestellt wird. Die Funktionalität wird hierbei durch selbstregulative Prozesse aufrechterhalten, von denen auch einige willkürlich beeinflusst werden können.

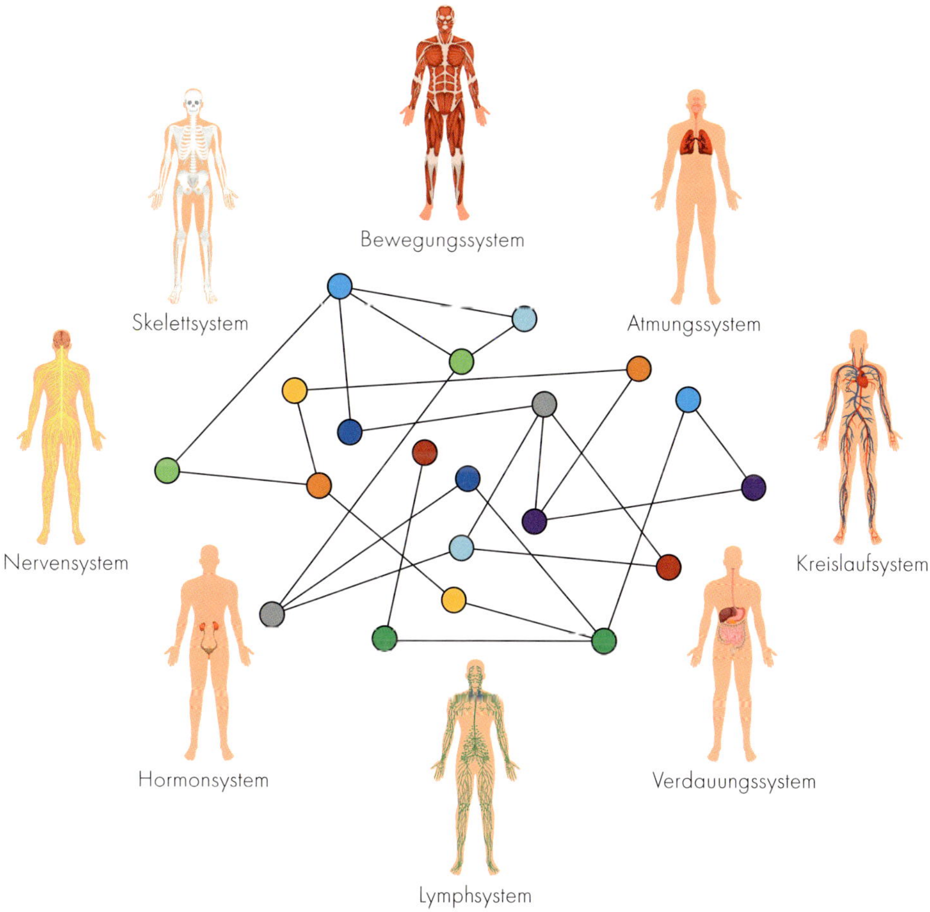

Der Organismus als Gesamtsystem besteht aus zahlreichen Subsystemen und funktionellen Ebenen.

Homöodynamik – Theorie der Fließgleichgewichte

In einem annähernden organismischen Ruhezustand befinden sich die Funktionssysteme in einem dynamischen Gleichgewicht. Dieses Konzept des organismischen Gleichgewichtszustandes, dessen Stabilität als Grundlage jeder unabhängigen Existenz von Lebewesen angesehen wird, wurde vom Physiologen Claude Bernard als »inneres Milieu« (französisch *milieu intérieur*) beschrieben.[2] Trotz sporadischer Weiterentwicklung physiologischer Konzepte[3] blieb das Konzept von Bernard über 50 Jahre weitgehend unbeachtet.[4] Der in diesem Zusammenhang häufig verwendete Begriff der Homöostase wurde erst vom Physiologen Walter Cannon eingeführt.[5] Cannon kombinierte hierfür die beiden antiken griechischen Wortlaute 'ομοιος [omoios] (englisch *similar*) und στ'ασις [stasis] (englisch *standing still*) und brachte sie in eine modernere lateinische Version (englisch *staying similar and not staying the same*).[6] Schon Cannon[7] stellte fest, dass physiologische Funktionssysteme und einzelne Indikatoren, die dem Konzept der Homöostase zugrunde liegen, nicht starr in einem Wert verweilen, sondern um einen bestimmten Wert in Abhängigkeit von Umweltbedingungen und systeminternen Prozessen oszillieren können und demnach eine gewisse Variabilität aufweisen. Somit beschreibt der Begriff Homöostase Selbstregulationsprozesse durch ein biologisches System, welches im Rahmen von Umstellungsprozessen gegenüber Einflussgrößen von außen und innen Stabilität generiert. Im Rahmen der Homöostase-Modellvorstellung und in Anlehnung an ein einfaches Reiz-Antwort-Modell wurde das Regulationsprinzip schnell dem autonomen (vegetativen) Nervensystem (ANS), entsprechend der antagonistischen Funktionsweise parasympathischer und sympathischer Kontrolle, zugeordnet.

> »The term ›equilibrium‹ might be used to designate these constant conditions. That term, however, has come to have exact meaning as applied to relatively simple physico-chemical states in closed systems where known forces are balanced. […] The coordinated physiological processes which maintain most of the steady-states in the body are so complex, and are so peculiar to the living organism, that it has been suggested […] that a specific designation for these states be employed – homeostasis.«[8]

Diese Betrachtungsweise eines organismischen Systems impliziert ein informationell offenes, selbstorganisiertes und mit der Umwelt interagierendes System. Der Mediziner Hans Selye begann in den 1950er-Jahren dieses Konstrukt in einer Stresstheorie wieder aufzugreifen und beschrieb die unspezifische organismische Reaktion auf Stressoren oder Stimuli als »Stress«.[9] In diesem Zusammenhang begründete er das allgemeine Modell des Adaptationssyndroms (englisch *general adaptation syndrome*, GAS), um die Stressreaktionen des Organismus besser beschreiben zu können, welche über die Alarmreaktion, das Resistenzstadium, als Adaptationsphase im Sinne des Widerstands gegen den Stressor verstanden, und das ressourcenverbrauchende Erschöpfungsstadium abläuft. Dieses Modell gilt auch heute noch als Grundlage für weiterführende Modelle, wie beispielsweise das Superkompensationsmodell, das als Ansatz zum Verständnis von Umstellungs- und Anpassungsvorgängen dient, aber in seiner Präzision praktisch-relevante Bezüge vermissen lässt.[10, 11] Beispielsweise sind die zeitlichen Komponenten einer überschießenden Wiederherstellung sowie von Regenerationsprozessen unterschiedlicher Subsystemparameter des Organismus vage und ungeklärt. Zudem wurde dieses Modell nie multifaktoriell validiert und der Geltungsbereich übersteigt häufig den Untersuchungsgegenstand initialer Studien anhand des Substrats Muskelglykogen, eines schnell verfügbaren Energiesubstrats. Eine Abgrenzung von akuten Umstellungsprozessen und chronischen Adaptationsvorgängen wird nicht vorgenommen. Eine Weiterentwicklung dieser Vorstellungen wurde über sogenannte Fitness-Fatigue-Modelle durchgeführt, um so der nicht linearen Grundvorstellung von Umstellungs- und Anpassungsvorgängen im Rahmen einer antagonistischen Grundstruktur gerecht zu werden. Diese Grundvorstellung integriert, dass Trainingsbelastungen als Inputgröße für die Belastbarkeit und Leistungsfähigkeit als Outputgröße herangezogen werden, die sowohl fördernde als auch mindernde Prozesse in Gang setzen. Von zentraler Bedeutung ist für diese Modellvorstellung folglich das Ausmaß der zeitlichen Verzögerung der beiden gegenläufig wirkenden Prozesse sowie deren Verhältnis.[12]

Das GAS-Modell kann im Rahmen des sportlichen Trainings mit dem bekannten Superkompensationsmodell verknüpft werden. Die erste Phase bildet dabei eine Alarmreaktion oder -phase, wenn ein Trainingsreiz das erste Mal gesetzt wird und die Belastbarkeit und Leistungsfähigkeit allgemein betrachtet erst einmal sinkt; die zweite Phase wird als Adaptationsphase verstanden und bildet die Resistenzphase, wenn das System wieder auf Niveau der initialen Baseline oder im adäquaten Fall darüber hinaus geführt wird; die dritte Phase stellt die Superkompensationsphase dar, in der ein neues Niveau der Belastbarkeit und Leistungsfähigkeit erreicht wird in Reaktion auf die ersten beiden Phasen; die vierte Phase stellt die Übertrainings- oder Erschöpfungsphase dar, in der die Gesamtbelastung inklusive aller Stressoren zu hoch ist und somit Belastbarkeit und Leistungsfähigkeit reduziert sind.

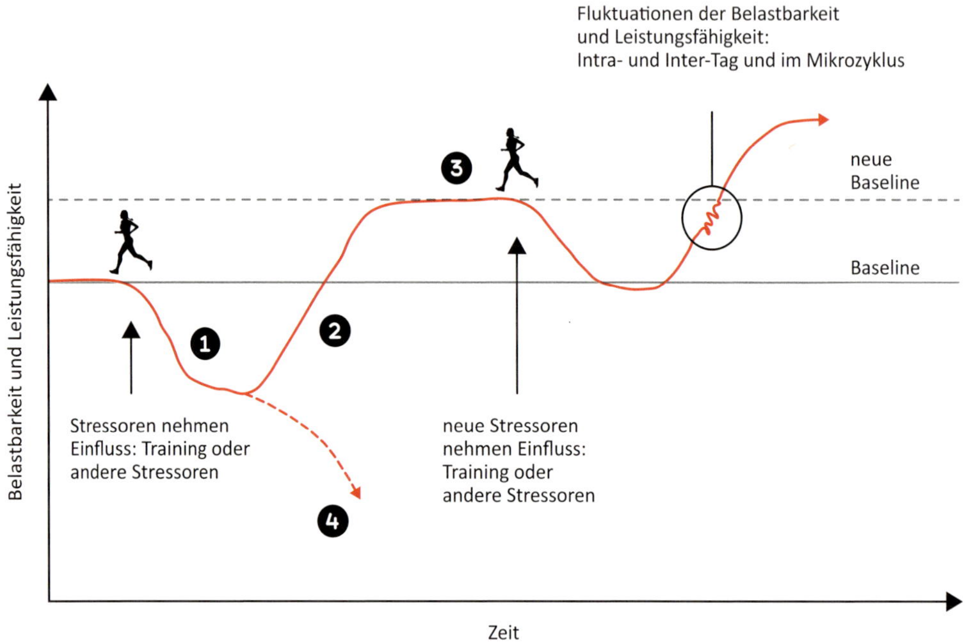

Die Darstellung zeigt die modellhafte Vorstellung des General Adaptation Syndrome (GAS) in Verknüpfung mit dem Superkompensationsmodell.[13]

Selye war es auch, der den neuen Begriff der Heterostase mit dem Begriff »heteros« (englisch *other*) erstmals als Gegenpart zur Homöostase und als Auslenkung des postulierten oszillativen Gleichgewichtszustandes prägte und somit sehr früh schon feststellte, dass Stress notwendig ist, um zielführende Umstellungs- und Anpassungsprozesse auszulösen. Es sollte dabei nicht der Eindruck entstehen, dass Belastung beziehungsweise Stress lediglich etwas Negatives darstellt. Belastung und die ständige Interaktion mit der Umwelt und veränderten situativen Bedingungen bildet die Grundlage für organismische Regulationsdynamik in Form von akuten Umstellungen und chronischen, funktionellen und strukturellen Anpassungsprozessen und die Fähigkeit, sich diesen Anforderungen überhaupt stellen zu können. Im Prinzip ist die Regulationsdynamik als ressourcenorientierter Ansatz zu verstehen, in dem Belastbarkeit und Leistungsfähigkeit aufgebaut werden müssen, um Belastungen zu bewältigen. Ist dies nicht der Fall oder in einem bestimmten Stadium des Kontinuums von Gesundheit zu Krankheit nicht mehr möglich, wird die Regulationsdynamik nicht mehr ausreichend gewährleistet sein. Weitere Stresskonzepte basieren auf ähnlichen Annahmen.[14] Das gesamte Konstrukt als psycho-physiologischer Regelungsmechanismus wurde letztendlich durch Norbert Wiener (1948)[15] aus einer mechanistischen Betrachtungsweise der klassischen **Kybernetik** initiiert, von der Wissenschaft aufgegriffen und mit einer modellhaften Feedback-Regulation in Bezug zu den jeweiligen Ausgangsbedingungen beschrieben.[16, 17]

Kybernetischer Regelungs- und Steuerungskreis

Der Begriff »Kybernetik« stammt von dem übersetzten griechischen Wort »Steuermann«. Die Kybernetik verbindet verschiedene wissenschaftliche Disziplinen und fokussiert auf die Beschreibung von Steuerungs- und Regelungsprozessen, jedoch im Sinne einer mechanistischen Betrachtungsweise. In einem dynamischen System wird die Steuerung zur Beeinflussung einer Regelgröße mittels Soll-Ist-Vergleich in Bezug zu einer Zielvorgabe vollzogen. Ein Beispiel hierfür ist eine Klimaanlage im Auto. Nach Eingabe einer bestimmten Gradzahl (Input) erreicht die Temperatur im Auto nach einer bestimmten Zeit, in Abhängigkeit von der Anfangstemperatur (Ausgangsbedingung) und der Umgebungstemperatur, die eingegebene Gradzahl (Output) durch die automatische Regulation der Lüftungsanlage. In einem kybernetischen Regelkreis sind Input und Output genau quantifizierbar.

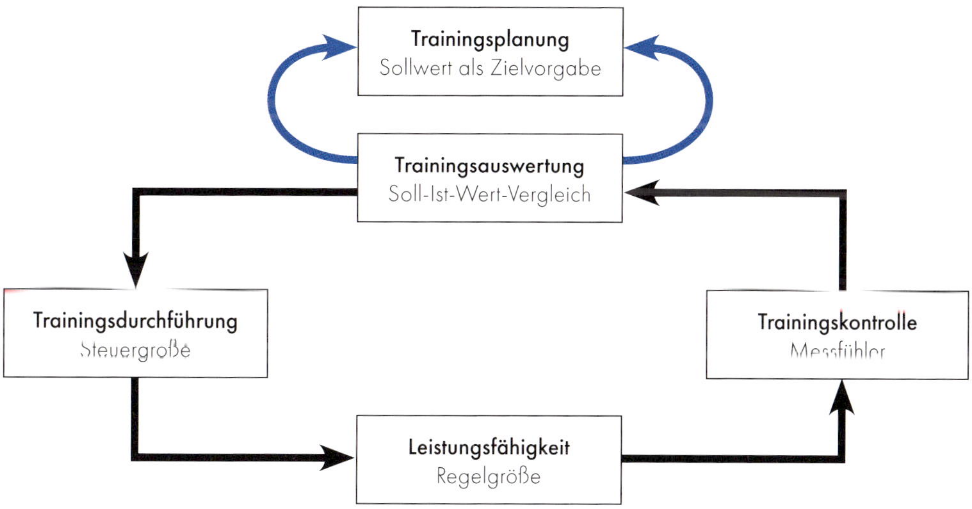

Zu sehen ist die beispielhafte Darstellung eines Modells für die Vorstellung eines kybernetischen Regelkreises zur Trainingssteuerung.[18]

Um die dynamischen Eigenschaften und die Umstellungsfähigkeit biologischer Systeme besser beschreiben zu können, wurde im Rahmen der Theorie offener dynamischer Biosysteme und abgeleitet von der allgemeinen Systemtheorie und der Existenz von biologischen Fließgleichgewichten[19, 20, 21] und der erweiterten Betrachtung zur Homöokinetik[22] ein komplexeres, nicht lineares Modell mit dem Begriff der **Homöodynamik** geprägt.[23, 24] Ein komplexes biologisches System wird dabei nunmehr als Ensemble nicht linearer, auf allen Organisationsebenen wechselseitig gekoppelter (Kopplung und Synchronisation im Sinne von Entrainment) oszillatorischer Prozesse aufgefasst, welches selbstorganisiertes und emergentes Verhalten aufzeigt. Die Homöodynamik im Rahmen der autonomen Regulation kann als Ausdruck der Systeminteraktion und Kommunikation von Subsystemen in Ruhe und während Akutbelastung gedeutet werden. Die Initiatoren schlussfolgern weiterhin, dass bei der Betrachtung eines nicht linearen und selbstorganisierten organismischen Systems auch die Interaktion zwischen den Subsystemen zu beachten ist, welche für das Systemverhalten als Ganzes entscheidend sein kann. Der Ansatz einer Regulationsdynamik in einer Art Fließgleichgewicht wurde auch schon von Cannon[25] erkannt, jedoch nie in dem Maße herausgestellt wie die Postulation von eher statischen Gleichgewichtszuständen.[26] Variabilität als Grundvoraussetzung für organismische Stabilität beschreibt Cannon indirekt durch einen Verweis auf eine Aussage des Physiologen Charles Richet, ein Student von Claude Bernard, um 1900:

> »The living being is stable […] it must be in order not to be destroyed, dissolved or disintegrated by the colossal forces, often adverse, which surround it. By an apparent contradiction it maintains its stability only if it is excitable and capable of modifying itself according to external stimuli and adjusting its response to the stimulation. In a sense it is stable because it is modifiable – the slight instability is the necessary condition for the true stability of the organism.«[27]

Ein komplexes System stellt mehr dar als die Summe seiner Teile

Emergentes Verhalten eines Systems ist das scheinbar sinnvolle Zusammenwirken von Komponenten, sodass die Fähigkeiten des Systems weit über die Fähigkeiten der Komponenten hinausgehen. Dieses Zusammenwirken wird dabei nicht durch ein hierarchisches System organisiert, sondern entsteht »von selbst« durch die Interaktion der Komponenten.

Durch die Verbindung und Interaktion von Komponenten werden Systemeigenschaften erst möglich, zum Beispiel das Verhalten des Menschen im Auto und in Stausituationen, das Verhalten von Vögeln im Schwarm, das Zusammenwirken von einzelnen Nervenzellen im Gehirn, welches zum komplexen Verhalten oder zu Emotionen führen kann. Es ist anzumerken, dass selbst eine einzelne Einheit schon ein komplexes System darstellen kann, zum Beispiel Einzelkomponenten eines Autos, ein lebender Organismus oder die physiologische Regulation einer Nervenzelle.

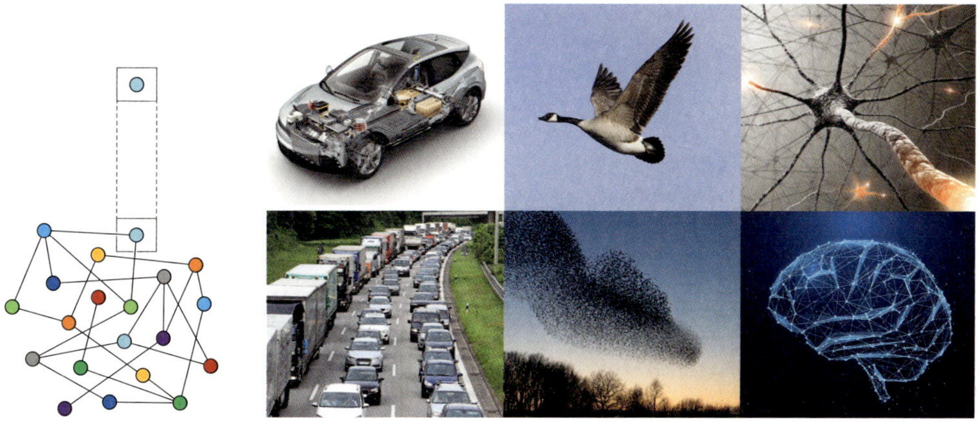

Dies ist eine Prinzipdarstellung von Komponenten und komplexen Systemen am Beispiel von Stausituationen, Vogelschwärmen und des Zentralnervensystems.

Kresh[28] stellt zudem fest, dass diese Regulationsdynamik und Organisation komplexer biologischer Systeme über hierarchische und heterarchische Funktionssysteme im Rahmen eines dynamischen Netzwerks eine anforderungs- und situationsabhängige Dynamik aufweist. Diese kann als variable Umstellungsfähigkeit des Organismus verstanden werden, welche im Zusammenhang von zentralnervaler Steuerung an der Schnittstelle zum ANS steht. Hottenrott und Neumann[29] ergänzen, dass diese Funktionsdynamik besonders bei der Analyse des ANS über Surrogatindikatoren wie die Herzfrequenzregulation zum Ausdruck kommt. Die Homöodynamik im Rahmen der autonomen Regulation kann somit als Ausdruck der Systeminteraktion und Kommunikation von Subsystemen in Ruhe und während sportlicher Akutbelastung interpretiert werden.

Was bedeutet dieses Verständnis der organismischen Regulation nun für die Sportpraxis? In erster Linie kann festgehalten werden, dass der Organismus als offenes System ständig verschiedensten Einflussfaktoren ausgesetzt ist. Demnach muss die Reaktion des Organismus zumeist individuell betrachtet werden – das gilt auch für das

Ausdauertraining. Trainingsbelastungen können in Abhängigkeit von anderen Einflussfaktoren zu interindividuell unterschiedlichen Reaktionen des Organismus führen und der Reiz, den wir setzen, kann dementsprechend unterschiedlich sein – diese Besonderheit wird im nächsten Abschnitt näher beleuchtet. Zudem ist zu beachten, dass der Organismus aus sehr vielen Subsystemen besteht, die miteinander in Verbindung stehen und interagieren, und das Training dadurch sehr komplex sein kann. Für das Ausdauertraining liefert dieser Umstand auch die Erklärung, warum möglichst spezifische Subsysteme und deren potenzielle Messgrößen ausgewählt werden sollten, um eine adäquate Steuerung der Trainingsreize durchführen zu können. Welche Messgrößen hier eine Rolle spielen, werden wir auf den folgenden Seiten vorstellen.

DAS PARADIGMA VON BELASTUNG UND BEANSPRUCHUNG

Das planmäßige Einwirken auf den Organismus durch ein Training sowie die Auslenkung seiner Funktionssysteme aus dem psycho-physischen Gleichgewichtszustand der Homöostase zielt darauf ab, die individuelle Leistungsfähigkeit zu steigern oder zu stabilisieren beziehungsweise zu erhalten.[30, 31] Die Komplexität des Trainingsprozesses wird in diesem Zusammenhang von vielen Faktoren beeinflusst. Um die Belastbarkeit und Leistungsfähigkeit zu steigern, muss ein wirksamer und regelmäßiger Reiz gesetzt werden.[32] Ein wirksamer Reiz ist dabei abhängig von einer Vielzahl an Faktoren, unter anderem der aktuellen individuellen Belastbarkeit und Leistungsfähigkeit des Individuums. Nur vor diesem Hintergrund kann eine zielführende Beanspruchung in den Funktionssystemen des Organismus erfolgen. Die Verbindung von Belastung und Beanspruchung im Trainingsprozess lässt sich jedoch nicht durch eine linear-funktionale Beziehung darstellen. Vielmehr zeichnet sich die Wechselbeziehung vor allem durch Nichtlinearität und einen systemdynamischen Zusammenhang aus.[33] Die Trainingsbelastung lässt sich unter anderem über methodische Steuergrößen, die als Belastungsnormative bezeichnet werden, beschreiben und planen. Die Wirkung der Trainingsbelastung wird über die Beanspruchung der Funktionssysteme (organismische Subsysteme) mittels der Messung von reproduzierbaren, spezifisch sensitiven und aussagekräftigen biologischen Parametern erfasst. Diese Parameter können zum Teil auch als Steuergrößen im Trainingsprozess verwendet werden. Zusätzlich wirken auf den Organismus viele weitere (Belastungs-)Faktoren und Modulatoren aus der Umwelt ein, welche die Reizsteuerung (Trainingssteuerung) und besonders das

Verhalten in Wettkampfsituationen beeinflussen können. Belastung, Beanspruchung und deren Modulatoren im Kontext organismischer Selbstregulation bilden hierbei den wesentlichen Rahmen für eine effektive Trainingssteuerung. Im Folgenden ist eine Übersicht relevanter Begrifflichkeiten zum Paradigma von Belastung und Beanspruchung dargestellt:[34, 35, 36, 37]

- Die **(Trainings-)Belastung** (englisch *external load*) umfasst die Gesamtheit der erfassbaren Einflüsse, die von außen auf den Menschen einwirken inklusive der vom Individuum geleisteten Arbeit – einschließlich biomechanischer und psychischer Faktoren – unabhängig von internen Charakteristika der Beanspruchung. Im Sinne der Trainingsbelastung kann unter anderem die Geschwindigkeit und die Dauer einer Laufsession inklusive äußerer Einflussfaktoren die Trainingsbelastung darstellen.
- Die **Beanspruchung** (englisch *internal load*) kennzeichnet die individuellen und akuten physiologischen, psychologischen, neuromuskulären und biomechanischen Reaktionen auf eine Belastung und die Einflussfaktoren, in Abhängigkeit ihrer Eigenschaften, wie Fähigkeiten, Fertigkeiten und die individuelle Belastbarkeit (inklusive Leistungsfähigkeit), – auch als Ressourcen beschrieben – vor, während und/oder nach Beendigung des Trainings. Die Beanspruchung kann auch als kurzfristige Umstellungsreaktion bezeichnet werden. Während einer Trainingsbelastung kommt es beispielsweise zu Umstellungsreaktionen im Herz-Kreislauf- und Atmungssystem, die Herzfrequenz und die Atemfrequenz steigen in Abhängigkeit der Belastungssituation.
- Die **Belastbarkeit** (englisch *capacity*) ist eine komplexe individuelle Fähigkeit der Tolerierung und Verarbeitung von (Trainings-)Belastungen, ohne den Organismus und das Stütz- und Bewegungssystem zu überfordern, zu gefährden oder zu schädigen. Sie kennzeichnet die Fähigkeit zur Mobilisierung physischer und psychischer Ressourcen einer Person, um auf Stressoren zu reagieren – auch im Sinne des Begriffs »Resilienz«.
- **Trainierbarkeit** (englisch *trainability*) ist eine komplexe Eigenschaft, auf (Trainings-)Belastungen mit funktionellen und strukturellen Anpassungen zu reagieren, die zur Funktionsstärkung und Leistungsverbesserung führen.

Die Trainingsbelastung wird über methodische Steuergrößen beziehungsweise sogenannte **Belastungsnormative** gesteuert und gestaltet. Zudem werden Variablen der Trainingsplanung festgelegt, die in Interaktion mit den angewendeten Trainingsprinzipien stehen (Kapitel 5, ab Seite 126). Die durch die Belastung ausgelöste Beanspruchung des Organismus kann mithilfe biologischer Messgrößen für verschiedene Funktionssysteme quantifiziert und kontrolliert werden. In Bezug auf das Ausdauertraining sind hierbei gängige Messgrößen wie die Herzfrequenz (HF), die Herzfrequenzvariabilität (HRV) oder die Blutlaktatkonzentration sowie psychometrische Skalierungsverfahren, wie die Borg-Skala (RPE), zu nennen.[38, 39] Die Interaktion aus Belastung, Beanspruchung und resultierender Adaptation ist in ihrer Komplexität nicht mit einfachen Modellen im Sinne der Reiz-Antwort-Reaktion (Input-Output) oder einem einfachen Regelkreismodell erklärbar.[40, 41] Das Verständnis sollte hierbei von einem reduktionistischen (deterministisch-kybernetischen) Ansatz hin zu einem systemdynamischen Ansatz erweitert werden. Die verschiedenen Belastungsfaktoren und organismischen Subsysteme stehen in einem komplexen Bedingungsgefüge. Dieses Gefüge kann als ein offenes System vielfältiger Rückkopplung sowohl in der Interaktion zwischen Organismus und Umwelt als auch im Organismus selbst sowie ständiger Korrektur und Neueinstellung der beteiligten Subsysteme betrachtet werden.[42, 43] Die individuelle Belastbarkeit des Organismus ist demzufolge kein statischer, sondern ein dynamischer Übergangszustand. Sie verändert sich ständig und wird durch die Teilsysteme des Organismus verschieden ausgeprägt. Diese Dynamik trifft auch für die individuelle Leistungsfähigkeit zu. Ein Grund dafür ist, dass auf der Basis der Selbstorganisation zentralnervaler und autonomer Prozesse und der davon abhängigen Funktionssysteme eine Vielzahl von Einflussgrößen miteinander korrespondieren.

Konkret ausgedrückt stehen Belastung und Beanspruchung in Wechselbeziehung zur individuellen Belastbarkeit und Leistungsfähigkeit. In diesem Zusammenhang kann eine gegebene Belastung einen Menschen mit hoher Belastbarkeit und Leistungsfähigkeit geringer beanspruchen, während die gleiche Belastung bei einem Menschen mit geringer Belastbarkeit und Leistungsfähigkeit zu einer höheren Beanspruchung führen kann.[44, 45] Interindividuell verschiedene Belastungen müssen nicht immer zu interindividuell unterschiedlichen Beanspruchungen führen. Interindividuell gleiche Belastungen hingegen lösen in der Regel unterschiedliche interindividuelle Beanspruchungen aus.[46]

Dementsprechend zentral ist es, die Zusammenhänge von Belastung, Beanspruchung und Anpassung, die multifaktoriell beeinflussbaren, individuellen, variablen und nicht linearen Reaktionen auf gleiche und vergleichbare Belastungsreize zu verstehen.[47] Dies zeigt sich experimentell unter anderem durch eine hohe interindividuelle Variabilität (Heterogenität) der Anpassungseffekte im Rahmen der Ausdauerleistungsfähigkeit trotz standardisierter Belastungsvorgabe.[48, 49] Zudem muss eine hohe Belastbarkeit des kardiovaskulären Systems nicht unmittelbar mit einer hohen

Belastbarkeit des Stütz- und Bewegungssystems einhergehen. Da die Belastbarkeit des Sportlers keine feste Größe ist, ändert sie sich während und nach spezifischen Trainingsbelastungen. Die belastungsbedingte akute Ermüdung führt in den Geweben, Organen und Funktionssystemen zu einer verminderten Belastbarkeit. Bleibt die äußere Belastung unverändert, dann nimmt die Beanspruchung aufgrund kumulierender (chronischer) Ermüdung zu. Die regelmäßige Belastung des Organismus und seiner Subsysteme führt spezifisch mittel- bis langfristig zur Adaptation der beanspruchten Funktionssysteme, welche wiederum die Grundlage für eine erhöhte Belastbarkeit des Organismus darstellt.[50, 51]

Inter- und intraindividuelle Variabilität organismischer Umstellungsreaktionen (Beanspruchungen) auf gleiche Trainingsbelastungen kann unter anderem durch den Einfluss verschiedener Modulatoren auf die »Response Matrix« im Organismus hervorgerufen werden – in der folgenden Abbildung dargestellt durch das Zahnrad in der Mitte. Die gleiche Belastung, hier beispielsweise über die Geschwindigkeit (Pace) gesteuert, kann bei verschiedenen Individuen zu unterschiedlichen Beanspruchungen führen. Zudem kann es intraindividuell bei wiederholter gleicher Belastung zu unterschiedlichen Beanspruchungen durch verschiedenste Faktoren kommen, zum Beispiel Ermüdung, Schlafqualität, Ernährung, Alkoholkonsum. Je niedriger die spezifische Beanspruchung bei gleicher Belastung ausfällt, desto höher ist zumeist die Ausdauerleistungsfähigkeit zu bewerten.

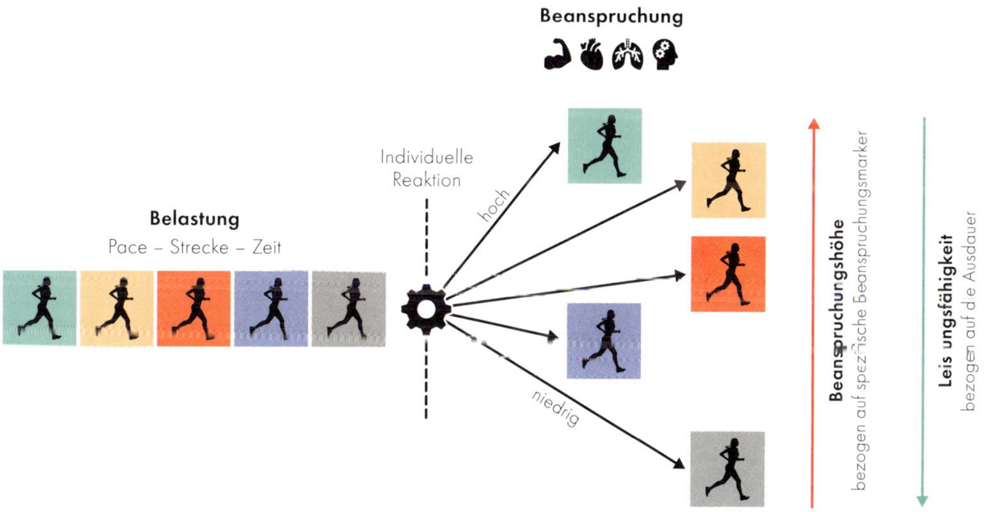

Diese Schemadarstellung veranschaulicht die inter- und intraindividuelle Variabilität organismischer Umstellungsreaktionen (Beanspruchungen) auf gleiche Trainingsbelastungen.

Trainingsprinzipien
- Individualisierung
- Spezifität
- Wirksamkeit
- Belastungssteigerung
- Regelmäßigkeit
- Variation
- Periodisierung

Anwendungsfelder für Ausdauertraining
- Therapie
- Rehabilitation
- Prävention
- Gesundheitssport
- Schulsport
- Fitness- und Breitensport
- Leistungssport

Ziel

Dosis

Belastung

Belastungsnormative

Intensität

Methodische Steuergrößen
- a) Geschwindigkeit
- b) Leistung
- c) Strecke
- d) Dauer
- e) Bewegungsfrequenz (z. B. Tritt-, Schritt-, Armzugfrequenz)
- f) Wiederholungen, Intervalle, Serien
- g) Dichte (z. B. Pausenzeiten bei Intervallen)

Trainingsvariablen
- h) Häufigkeit der Einheiten
- i) Dauer des Plans
- j) Dichte der Einheiten

Hinweis: Einige der Belastungsnormative stehen in Interaktion zueinander (z. B. für die Intensität a, b, d, e, f, g) oder können unter den generellen Begriffen Intensität (a, b) und Umfang (c, d, f) zusammengefasst werden.

Einflussfaktoren

Individuum
- Alter (chronologisches, biologisches und Trainingsalter)
- Geschlecht
- Konstitution, Anthropometrie
- Genetische Faktoren
- Aktuelle Belastbarkeit und Leistungsfähigkeit
- Gesundheits- und Regenerationsstatus
- Schlafqualität
- Ernährung und Wasserhaushalt
- Medikation inklusive Doping
- Hormonstatus (Phasen des Menstruationszyklus)
- Zirkadiane Rhythmiken
- Stress und Stressbewältigungsstrategien
- Motivation und Emotionen

Umwelt
- Klimatische und geografische Bedingungen (z. B. Temperatur, Luftfeuchtigkeit, Höhe)
- Bodenbeschaffenheit (z. B. Impact, Traktion)
- Sportartspezifische Umstände (z. B. Wettkampfkalender, Reisestress, Zeitumstellung, Equipment, Zuschauer)

Beanspruchung

Umstellungen

Biologische Steuergrößen
- Herz-Kreislauf-System (z. B. HF, HRV)
- Atmungssystem (z. B. VO_2, AF)
- Stoffwechselsystem (z. B. Laktat, Harnstoff)
- Hormonsystem (z. B. Testosteron, Kortisol)
- Neuromuskuläres System (z. B. Muskelaktivität, Muskeloxygenierung)
- Nervensystem (z. B. kortikale Aktivierung, kortikale Oxygenierung)
- Psychometrische Skalen (z. B. RPE, DOMS, Stimmung, Regeneration, Ermüdung)

Umstellungen können zu kurzzeitigen Veränderungen der Leistungsfähigkeit führen (z. B. Kognition, PAPE).

Anpassungen
Belastbarkeit und Leistungsfähigkeit

↑ Verbesserung
↔ Keine Veränderung
↓ Verschlechterung

FOR
NFOR
OT

Ergebnis

HF: Herzfrequenz

HRV: Herzfrequenzvariabilität

VO_2: Sauerstoffaufnahme

AF: Atemfrequenz

RPE: Anstrengungsempfinden (englisch *rating of perceived exertion*)

DOMS: Muskelkaterempfinden (englisch *delayed onset muscle soreness*)

PAPE: kurzfristige Steigerung der spezifischen Leistungsfähigkeit durch Aktivierung (englisch *post-activation performance enhancement*)

FOR: funktionelles »overreaching« (englisch *functional overreaching*)

NFOR: nicht funktionelles »overreaching« (englisch *non-functional overreaching*)

OT: Übertraining (englisch *overtraining*)

Die zuvor benannten Modellvorstellungen haben unmittelbaren Einfluss auf unser Verständnis von Trainingsprozessen, insbesondere für das Training der Ausdauerleistungsfähigkeit. Durch Belastungssituationen werden organismische Prozesse im Sinne von Umstellungsreaktionen der Funktionssysteme hervorgerufen, die auch als Beanspruchungen bezeichnet werden. Diese sind wiederum durch individuelle, personelle Faktoren (zum Beispiel Genetik und Belastbarkeit) und äußere Faktoren (zum Beispiel Bedingungen der Umwelt) beeinflusst. Eine Übersicht relevanter Faktoren der Belastung, Beanspruchung sowie weiterer einflussnehmender Faktoren findet sich in der Abbildung auf Seite 26. Die individuelle Belastungs- und Beanspruchungsplanung sowie -steuerung basiert auf spezifischen Zielsetzungen und dem jeweiligen Kontext in den unterschiedlichen Anwendungsfeldern des Ausdauersports sowie auf Grundsätzen der Trainingsplanung über die Trainingsprinzipien. Die Interpretation von Dosis und Wirkung (akuter Umstellung und chronischer Adaptation im Rahmen der Zielstellung) entspricht der Auffassung der Autoren.[52, 53] Die Beziehung von Dosis und Wirkung (Ausprägung eines oder mehrerer Ergebnisparameter) hängt von einer Vielzahl von Faktoren ab, beispielsweise Belastungsfaktoren des Trainings, Beanspruchungsindikatoren der organismischen Reaktionen sowie personellen und umweltspezifischen Einflussfaktoren. Letztlich bildet die Dosis die Schlüsselreizsetzung der verarbeiteten Trainingsbelastung sowie der einflussnehmenden Faktoren und sollte über einen oder mehrere spezifische Stellvertreter der Dosis mithilfe von Beanspruchungsindikatoren erfasst werden, um die Reizsetzung zu überprüfen. Als Beispiel dienen hier unter anderem die Herzfrequenz und das subjektive Anstrengungsempfinden. Der vorhergehende Überblick stellt diese Faktoren und Indikatoren schematisch dar.

Einflussfaktoren für das Zusammenspiel von Belastung und Beanspruchung

Der Zusammenhang von Belastung und Beanspruchung wird nicht allein durch die individuelle Belastbarkeit und die Leistungsfähigkeit eines Sportlers bestimmt. Weitere Einflussfaktoren beziehungsweise Modulatoren müssen bei der Trainingssteuerung beachtet werden. Einflussfaktoren können dabei alle Faktoren sein, die die Reize des Ausdauertrainings verstärken, stören oder verändern.[54, 55, 56] Unveränderliche Modulatoren wie das kalendarische Lebensalter, das Geschlecht, die Körperbaumerkmale und genetische Faktoren sowie die individuellen Leistungsvoraussetzungen bestimmen das Gefüge zwischen Belastung und Beanspruchung. Neben diesen Faktoren spielen Gegebenheiten der direkten Umgebung und Umwelt (zum Beispiel Hitze, Kälte, natürliche Höhenbedingungen wie Luftdruck und Hypoxie) eine große Rolle. Weitere Faktoren sind hierbei die sportartspezifische Ausrüstung, Sportgeräte (zum Beispiel Laufschuhe, Straßenrad) sowie Gelände und Bodenbeschaffenheiten. Aus biomechanischer Sicht wird unter Belastung die Einwirkung von äußeren und inneren mechanischen Kräften verstanden, die durch die Inanspruchnahme des Stütz- und Bewegungsapparats entstehen.[57, 58] Innere Kräfte der Muskulatur, der Sehnen, der Bänder, der Knochen und der Knorpel spielen eine Rolle. Äußere Kräfte sind geprägt durch die Gewichtskraft, die Schwerkraft und durch Bodenreaktions- und Fliehkräfte. Hierbei werden vor allem die aktiven und passiven Strukturen des Bewegungsapparats in Form von Zug-, Druck-, Biege-, Scher- und Verdrehkräften beansprucht. Dadurch kann es zu elastischen und plastischen Verformungen kommen oder sogar zu Rissen und Brüchen. Als weiteres Beispiel bestimmt die sportartspezifische Bewegungsausführung über ihre Art und Qualität in hohem Maße die Belastung und Beanspruchung von Funktionssystemen mit. Weitere Modulatoren entstehen durch psychosoziale Faktoren, unter anderem durch Zeitdruck, Stress, sozialen Druck und eingeschränkte Handlungsspielräume in der sportspezifischen Situation. Veränderte Umgebungsbedingungen, wie Sauerstoffmangel (Hypoxie), Hitze, Kälte, Luftverschmutzung, Wellengang im Freiwasser sowie ein unbekanntes Geländeprofil können zum psychischen Druck beitragen. Zusätzlich führen diese Faktoren zu erhöhter Beanspruchung der Funktionssysteme im Organismus und können in ihrer Auswirkung oftmals nicht hinreichend abgeschätzt werden. Nimmt während einer Belastung beispielsweise die Ermüdung stark zu oder besteht bereits eine hohe Vorbelastung des Organismus, kann die Belastung neben den physischen Anforderungen als psychischer Stress erlebt werden. Es können Stresssituationen entstehen, welche die Leistungsfähigkeit negativ beeinflussen. In einem ressourcenorientierten Ansatz entwickelt sich Stress in einer sportartspezifischen Situation aus der subjektiven Widerspiegelung der Anforderungen, die an den Athleten gestellt werden, und der Bewertung der vorhandenen Ressourcen.[59] Stress entsteht vor allem dann, wenn die Bedrohungsbewertungen, die sich aus der Anforderung ergeben, die eigene Ressourcenbewertung übersteigen.[60] Individuelle Bewältigungsstrategien (englisch *coping*) können dabei helfen, die Bedrohung durch die situativen Anforderungen zu minimieren, beispielsweise durch positive Selbstinstruktionen. Weitere psychische Faktoren stellen Emotionen sowie Stimmungen, subjektives Empfinden und Motivation des Athleten dar.[61] Über dieses Verständnis des Paradigmas von Belastung und Beanspruchung wird auch deutlich, dass der Kontext (zum Beispiel Umweltfaktoren) einen Schlüsselfaktor darstellt für die Standardisierung von leistungsdiagnostischen Testungen und der Trainingssteuerung im Ausdauertraining als solches.

Dieser Zusammenhang kann für verschiedene Anwendungsfelder in Training, Therapie und Rehabilitation im Rahmen einer beanspruchungsorientierten Steuerung genutzt werden, beispielsweise durch die Änderung des Trainingsumfangs, der Intensität und/oder der mechanischen Belastung in Abhängigkeit der spezifischen Beanspruchung.

Faktoren der Belastung und Beanspruchung

Um Trainingsbelastungen und -beanspruchungen zu planen und zu steuern, ist es erforderlich, methodische Steuergrößen der Belastung und biologische Messgrößen der Beanspruchung zu definieren. Auf der Ebene der Belastung dienen die sogenannten Belastungsnormative beziehungsweise -kenngrößen dazu, die Mikroebene der Umsetzung des Trainings zu beschreiben, aber auch die Meso- und Makroebene in der Trainingsplanung zu quantifizieren. Diese Parameter sind die Stellschrauben für den Belastungsreiz, mit dem trainiert wird. Sie sind in ihrer Wirkung nicht gänzlich voneinander abzugrenzen. Optimal auf das Trainingsziel abgestimmte Normative bilden die Grundlage für ein effizientes und effektives Training. Wichtige Belastungsnormative sind im Folgenden aufgeführt:

- **Belastungsintensität:** Höhe des einzelnen Reizes (Reizstärke) pro Zeiteinheit (zum Beispiel Geschwindigkeit, Leistung, Beschleunigung)
- **Belastungsdauer:** Zeit der Belastungseinwirkung (zum Beispiel Sekunden, Minuten, Stunden)
- **Belastungsumfang:** Quantität oder Volumen der Belastung pro Zeiteinheit (zum Beispiel Distanz, Wiederholungen, Intervalle)
- **Belastungshäufigkeit:** Anzahl der Trainingseinheiten in einer Woche beziehungsweise in einem Mikro-, Meso- oder Makrozyklus
- **Belastungsdichte:** Zeitliche Abfolge der Belastung in Relation von Belastung und Erholung (zum Beispiel Pausenzeiten zwischen Intervallen oder zwischen Trainingseinheiten)
- **Bewegungsfrequenz:** Geschwindigkeit zyklischer Bewegungsausführung (zum Beispiel Schritt-, Tritt-, Schlag- oder Armzugfrequenz)

Auf der Ebene der Beanspruchung ist der individuelle strukturelle und funktionelle Zustand der Subsysteme des Organismus (zum Beispiel Herz-Kreislauf-, Atmungs-, Stoffwechselsystem) der entscheidende Faktor für dessen Belastbarkeit. Entsprechend kann anhand spezifischer und sensitiver Messgrößen dieser Subsysteme die Beanspruchung des Organismus quantifiziert und zur Trainingssteuerung und -analyse genutzt werden. Der spezifischen Beanspruchung kommt eine Schlüsselrolle in der Planung und Steuerung zu, da sie den entscheidenden Reiz für akute Umstellungen und chronische Anpassungen darstellt.[62, 63, 64, 65]

Das Prinzip der Reizspezifik

Die Definition eines Reizes (Stimulus) beziehungsweise von Reizarten im Kontext einer Betrachtung von Belastung und Beanspruchung erscheint notwendig, um eine begriffliche Einordnung vorzunehmen und auch dem Prinzip der Reizspezifik gerecht zu werden. Folgt man aktuellen Überblicksbeiträgen zur Thematik, wird der Begriff terminologisch oft unspezifisch eingeordnet. So unterscheiden Zinner und Sperlich[66] zwischen diversen Reizen, ordnen diese jedoch rein den Belastungsparametern zu. In einem weiteren Überblicksbeitrag von Weineck et al.[67] werden die klassischen »Belastungsnormative« präziser als »Reiznormative« dargestellt (unter anderem Reizintensität, Reizhäufigkeit, Reizdichte, Reizdauer). Es wird zudem angemerkt, dass der Begriff Belastungsintensität synonym für Reizintensität nicht adäquat erscheint, da dieser lediglich die Ebene der Belastungsparameter widerspiegelt und nicht die organismische Reaktion als Beanspruchung und Stimulus einer Reizkomposition für akute Umstellungen; das heißt die Beeinflussung verschiedener Reize untereinander. Ein Beispiel aus der Praxis: Die Wattleistung beim Radfahren ist nur eine Komponente der Reizintensität, die zusätzlich unter anderem durch die Trittfrequenz und die Dauer der Belastung moduliert wird und durch die Umstellungsreaktionen spezifischer Beanspruchungsparameter. Die Reizintensität kann also über Belastungs- als auch Beanspruchungskenngrößen abgebildet werden und erhält ihre Spezifik erst durch die Betrachtung der organismischen Reaktion der Umstellung.

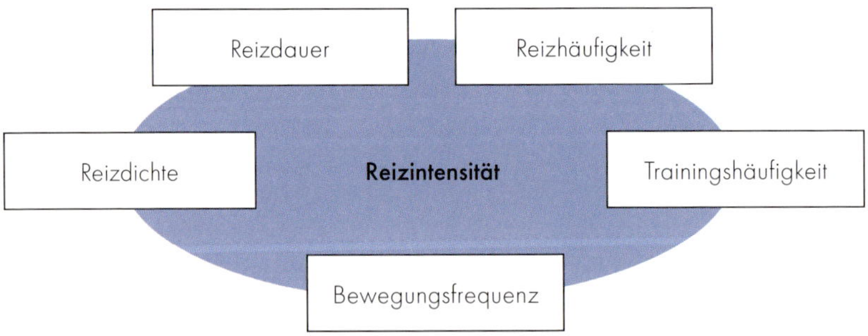

Die Reizintensität wird maßgeblich durch andere Normative beeinflusst und hier im Zusammenhang von Reiznormativen dargestellt.[68]

Die präzise Belastungs- und Beanspruchungsplanung sowie -steuerung von Ausdauertraining ist ein Schlüsselelement für die praktische Anwendung, aber auch für wissenschaftliche Studien, um Training zu individualisieren oder/und vergleichbar zu machen. Dabei können Parameter der Belastung (zum Beispiel Laufen mit einer Geschwindigkeit von 10 Kilometern (km) pro Stunde (h) oder Schwimmen mit einer Geschwindigkeit von 65 Sekunden (s) pro 100 Meter (m) oder Parameter der Beanspruchung (zum Beispiel Laufen oder Schwimmen mit 70 Prozent (%) der maximalen Herzfrequenz) zur Planung und Steuerung der Intensität des Ausdauertrainings verwendet werden. Insofern kann eine belastungsorientierte von einer beanspruchungsorientierten Planung und Steuerung des Ausdauertrainings abgegrenzt werden. Für einen beanspruchungsorientierten Ansatz ist es sinnvoll, möglichst spezifische und universelle Beanspruchungsindikatoren für eine Steuerung zu nutzen, um einer möglichst genauen »Dosis« im Sinne der Reizsetzung zu entsprechen.[69, 70] Die Limitation besteht darin, dass wenige Kenngrößen zur Verfügung stehen, die valide und zeitkontinuierlich während der sportlichen Belastung gemessen und analysiert werden können. Die Herzfrequenz bildet hierbei einen Kompromiss aus Genauigkeit, Spezifität und Praktikabilität für eine beanspruchungsorientierte Steuerung im Ausdauertraining.

In einem Beispiel einer belastungs- und beanspruchungsorientierten Steuerung eines Lauftrainings über die Geschwindigkeit (bei 12 km/h) und die Herzfrequenz (bei 160 Schlägen pro Minute) wird der Zusammenhang deutlich: Durch die Beanspruchungsorientierung über die Herzfrequenz sinkt die Geschwindigkeit im Laufe der Trainingseinheit, während mit einer Belastungsorientierung die Herzfrequenz ansteigt.

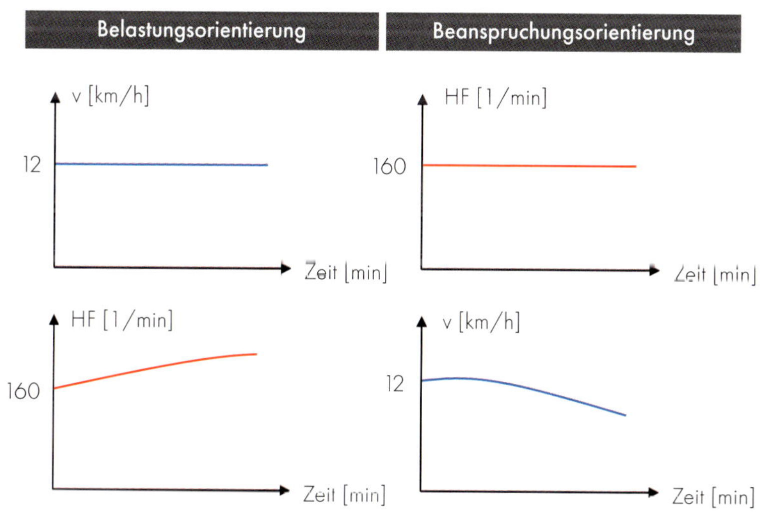

Beispiel einer belastungs- und beanspruchungsorientierten Steuerung eines Lauftrainings.

Der spezifischen Ausprägung von Umstellungsreaktionen im Sinne der Beanspruchung liegt zu Grunde, dass für das Ausdauertraining sensitive und einfach messbare Biomarker herangezogen werden sollten, um die Reizantwort des Organismus während der Belastung oder unter Ruhebedingungen evaluieren zu können. Nach aktuellem Forschungsstand gehören zu den evidenzbasierten und praxisrelevanten Beanspruchungsmarkern folgende:[71, 72]

- **Kardiopulmonales Subsystem:** zum Beispiel Ruheherzfrequenz, Belastungs- und Nachbelastungsherzfrequenz, Erholungsherzfrequenz, HRV, Blutdruck
- **Metabolisches Subsystem:** zum Beispiel Laktat- und Glukosekonzentration im Blut, Kreatinkinase-Werte, Sauerstoffsättigung im Blut und im Muskel, Körpertemperatur
- **Biochemisches oder hormonelles Subsystem:** zum Beispiel Serumharnstoff, Kortisol, Testosteron
- **Muskuläres Subsystem:** zum Beispiel Elektromyografie, Tensiomyografie, Ultraschall
- **Subjektive Indikatoren:** zum Beispiel subjektives Anstrengungsempfinden, Tagebücher und Fragebögen zum Schlafverhalten, Qualität und Dauer, Erholung, Stress

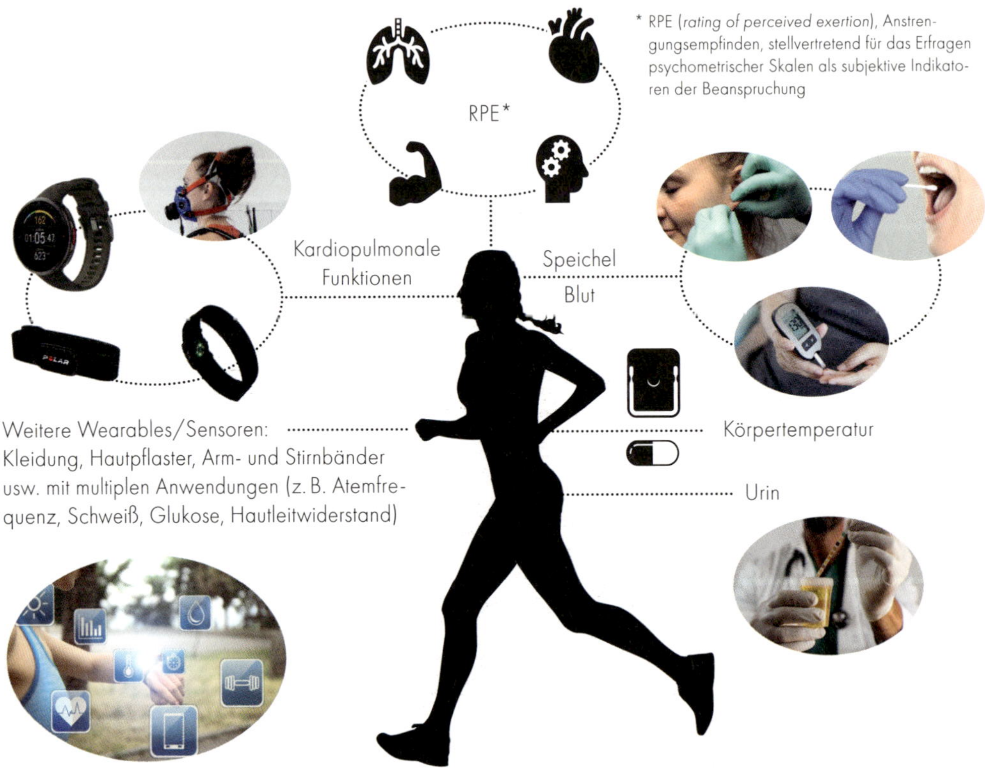

* RPE (*rating of perceived exertion*), Anstrengungsempfinden, stellvertretend für das Erfragen psychometrischer Skalen als subjektive Indikatoren der Beanspruchung

Die Übersicht auf Seite 32 zeigt Möglichkeiten, physiologische Beanspruchungsmarker im oder am Organismus über Blut- (zum Beispiel Laktat), Speichel- (zum Beispiel Kortisol), Urin- (zum Beispiel Harnstoff), Körpertemperaturmessungen oder über kardiopulmonale Anwendungen (zum Beispiel Herzfrequenz, HRV, Atemfrequenz, Sauerstoffaufnahme) zu erfassen.

Zudem werden häufig weitere subjektive Parameter wie Schmerzempfinden (zum Beispiel Muskelschmerz, Muskelkater) oder äußerliche Merkmale (zum Beispiel Hautfärbung, Schweißrate, Hyperventilation, Konzentrations- und Stimmungsabfall, Bewegungsqualität beziehungsweise -ausführung und Koordination) zur Einschätzung des Beanspruchungsgrades eingesetzt, welche jedoch weitreichende Limitationen und intra- sowie interindividuelle Variabilität aufweisen können. Bei der Erfassung von Beanspruchungsindikatoren sollten zudem spezifische (Güte-)Kriterien beachtet werden, bevor diese erhoben beziehungsweise analysiert werden:

- Messbarkeit des Indikators (zum Beispiel Messprinzip und die jeweiligen Limitationen und Besonderheiten)
- Spezifität (Validität) und Sensitivität des Indikators in Bezug zur sportartrelevanten Zielstellung und Auslenkung durch Belastungs- und Einflussfaktoren – Leistungsfähigkeit, Regeneration
- Kontext der Erfassung im Sinne von Standardisierung und Reproduzierbarkeit (Reliabilität)
- Einsetzbarkeit im Training hinsichtlich des zeitlichen Aufwands (Praktikabilität) und zusätzliche Belastung durch die Messung (keine zusätzliche Ermüdung) – Testökonomie
- Art der Rückmeldung an die Athleten (idealerweise in Echtzeit)
- Finanzieller Aufwand einer kontinuierlichen beziehungsweise regelmäßigen Messung
- Verfügbarkeit einer nicht technischen Alternative
- Grad der Akzeptanz durch die Athleten und/oder Trainer
- Methode der Datenerfassung und Ausmaß der Invasivität
- Usability und Verfügbarkeit im Rahmen von Softwarelösungen
- Anspruchsniveau in der methodischen Nutzung, Verständlichkeit der Anwendung und Analyse des Beanspruchungsindikators

PHYSIOLOGISCHE GRUNDLAGEN UND ANPASSUNGEN DES AUSDAUERTRAININGS

Um die Wirkung des Ausdauertrainings sowie damit assoziierte Themenfelder besser verstehen zu können, ist ein grundlegendes physiologisches Verständnis der wichtigsten biologischen Mechanismen vorteilhaft. Physiologische Gesetzmäßigkeiten und Erkenntnisse zur Reaktion und Anpassung des Organismus auf körperliche Belastungen bilden häufig die Basis in der Diagnostik, für die Trainingssteuerung sowie die Trainingsmethodik. Aufgrund dessen werden nachfolgend in einem komprimierten Überblick wichtige physiologische Grundlagen beschrieben, die im weiteren Verlauf des Buches immer wieder aufgegriffen und auf die praktische Anwendung transferiert werden.

Warum dreht sich im Ausdauertraining alles um Sauerstoff?

Das lebensnotwendige Element Sauerstoff (O_2) wird von jeder Zelle unseres Körpers benötigt. Ohne Sauerstoff ist das Überleben und im erweiterten Sinne auch die Leistungsfähigkeit unseres Organismus nicht möglich, da erst durch Sauerstoff der Organismus kontinuierlich mit Energie versorgt werden kann – und somit auch mit Energie für die Muskulatur beim Ausdauertraining. Von diesem Standpunkt aus ist es für die Betrachtung der Ausdauerleistungsfähigkeit von unabdingbarer Bedeutsamkeit, die physiologische Grundlage der Sauerstoffversorgung und der Energieversorgung unseres Organismus zu kennen. In einem vereinfachten und somit veranschaulichten Modell nach dem amerikanischen Physiologen Prof. Karlman Wasserman, sind insbesondere drei Organsysteme für den Gasaustausch – Transport von Sauerstoff zu den Zellen und Abtransport von Kohlenstoffdioxid (CO_2) von den Zellen weg aus dem Organismus heraus – von Bedeutung:

1. Atmungssystem (Lunge)
2. Herz-Kreislauf-System (Herz- und Blutkreislauf)
3. Muskeln und Zellen

Diese drei Organsysteme greifen wie Zahnräder ineinander, woher das Modell seinen Namen hat: das **Drei-Zahnrad-Modell** (englisch *the three gears*).

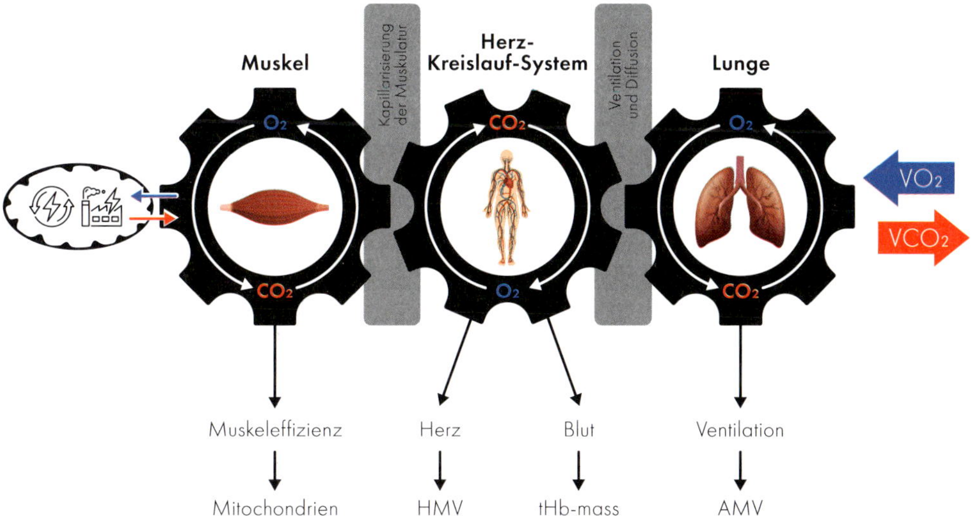

AMV: Atemminutenvolumen
CO_2: Kohlenstoffdioxid
HMV: Herzminutenvolumen
O_2: Sauerstoff
tHb-mass: Gesamthämoglobinmasse (englisch *total hemoglobin mass*)
VO_2: Sauerstoffaufnahme
VCO_2: Kohlenstoffdioxidabgabe

Das Drei-Zahnrad-Modell nach K. Wasserman stellt die drei ineinandergreifenden Organsysteme dar, die für den Gasaustausch von Sauerstoff sowie Kohlenstoffdioxid und damit für die Ausdauerleistungsfähigkeit von Bedeutung sind.[73]

Die Aufnahme des Sauerstoffs beginnt mit der Einatmung der Umgebungsluft (Sauerstoffanteil: 20,95 %), wodurch Sauerstoffmoleküle in die **Lunge** und zu den Lungenbläschen – den Alveolen als strukturelles Ende des Respirationstraktes – gelangen. Für die Menge an Luft, die aufgenommen werden kann, ist das Atemminutenvolumen (AMV) entscheidend. Dieses ergibt sich aus der Atemfrequenz und dem Atemzugvolumen (Volumen an Luft, welches mit einem Atemzug aufgenommen werden kann). Ist die Luft von der Lunge aufgenommen (Ventilation) und in den Alveolen angekommen, gelangt der Sauerstoff mittels Diffusion (passiver Austausch von Stoffen zwischen zwei Orten entsprechend dem Konzentrationsgefälle) in den Blutkreislauf.

Im **Blut** wird der Sauerstoff vom Hämoglobin in den roten Blutkörperchen aufgenommen. Die Sauerstoffaufnahmekapazität des Blutes wird von der Gesamthämoglobinmasse (englisch *total hemoglobin mass*, tHb-mass) definiert. Während junge aktive Frauen eine tHb-mass von circa 650 Gramm (10,5 g/kg) aufweisen, haben junge aktive Männer eine tHb-mass von circa 1000 Gramm (14 g/kg).[74] Bei Leistungssportlern kann die tHb-mass um 30 bis 50 % höher sein.

Das **Herz** wirkt nun als Pumpe, die das Blut durch den Blutkreislauf des Organismus pumpt. Hierbei wird unter Ruhebedingungen bei einem durchschnittlichen **Schlagvolumen** (SV) des Herzens von 70 bis 90 Milliliter (ml) und einer Herzfrequenz von durchschnittlich 65 Schlägen in der Minute eine Pumpleistung (auch als **Herzminutenvolumen** [HMV = SV × HF] bezeichnet) von circa 4,5 bis 5,8 Litern (l) in einer Minute erreicht. Unter Belastung steigt sowohl das Schlagvolumen als auch die Herzfrequenz, wodurch in Verbindung einer gesteigerten Atmung eine natürliche Regulation des Mehrbedarfes an Sauerstoff realisiert werden kann. Bei Normalpersonen beträgt das Schlagvolumen dann durchschnittlich 110 ml (ausdauertrainierte Personen bis zu 180 bis 200 ml). Die Herzfrequenz steigt unter anderem in Abhängigkeit vom Alter auf ein individuelles Maximum von 180 bis zu 230 Schlägen in der Minute (mehr Informationen zur HF_{MAX} in Kapitel 2 auf Seite 62). Nehmen wir eine Herzfrequenz von 190 Schlägen pro Minute bei einer intensiven Belastung an, ist mit einem Schlagvolumen von 110 ml somit ein Herzminutenvolumen von über 20 l in der Minute möglich. Bei einem Blutvolumen von durchschnittlich 5 bis 6 l (individuell circa 8 % des Körpergewichtes) wird unter Berücksichtigung dieser Parameter das Blutvolumen in Ruhe etwa 1-mal und unter Belastung 4- bis 5-mal je Minute im Organismus umgewälzt. Die Zirkulation des Blutes ist hierbei gleichzeitig für den Abtransport des Kohlenstoffdioxids aus der Muskulatur von Bedeutung.

Im letzten der benannten Organsysteme, dem **Muskel**, befinden sich Muskelzellen, in denen wiederum die Energiekraftwerke unseres Körpers lokalisiert sind – die Mitochondrien. In diesen wird nun der Sauerstoff benötigt, um Energie für die Muskelkontraktion zu erzeugen. Damit der Sauerstoff möglichst gut zum Muskel gelangt, ist dessen Kapillarisierung (kleine Blutgefäße, die von den Arterien zum Muskel führen) ein leistungsentscheidender Faktor. Für jede Bewegung und somit auch für sportliche Aktivitäten wie das Ausdauertraining ist die Energiebereitstellung für die Realisierung von Muskelkontraktionen von zentraler Bedeutung. Unsere Muskeln benötigen hierfür Energie in Form von Adenosintriphosphat (ATP). ATP steht der Muskelzelle jedoch nur in einem begrenzten Maße zur Verfügung – circa 5 Millimol (mmol) ATP pro Kilogramm (kg) Muskelmasse – und muss entsprechend für eine repetitive muskuläre Beanspruchung fortlaufend wiederaufgebaut (resynthetisiert) werden. Dieser Prozess wird als Energiestoffwechsel beziehungsweise Metabolismus bezeichnet. Dieser hat im Wesentlichen die Funktion, ATP für den Vorgang der Muskelkontraktion zu generieren. Hierbei gibt es drei ATP-Resynthesewege, die in Abhängigkeit der Zeit und Belastungsintensität stehen:[75]

1. **Anaerob-alaktazid:** Bei sehr kurzen Belastungszeiten mit einem hohen Energiebedarf erfolgt die Resynthese aus unmittelbar an der Muskelzelle lokalisierten und vergleichsweise kleinen Speichern von ATP und Kreatinphosphat (der Kreatinphosphatspeicher dient der unmittelbaren ATP-Resynthese und sichert bei sehr hohen Belastungsintensitäten für bis zu 15 Sekunden primär die Energiebereitstellung).
2. **Anaerob-laktazid:** Mit einer geringeren ATP-Resyntheserate folgen die Energiebereitstellungswege der Glykolyse, wobei Kohlenhydrate als Energiequelle dienen (Speicherkapazität zur ATP-Resynthese von 1 bis 4 Minuten bei hohen bis mittleren Belastungsintensitäten).
3. **Aerob:** Oxidation von Kohlenhydraten (Speicherkapazität zur ATP-Resynthese von circa 90 Minuten bei mittleren bis niedrigen Belastungsintensitäten) und Fetten (Speicherkapazität zur ATP-Resynthese von mehr als 90 Minuten bei niedrigen Belastungsintensitäten).

Generell laufen alle Energiebereitstellungswege unabhängig des Grades der Beanspruchung parallel ab, es ändern sich nur deren Anteile am benötigten Gesamtenergiebedarf. Somit ist die Gesamtmenge der benötigten Energie gleich die Summe der einzelnen beschriebenen ATP-Resynthesewege. Hierbei ist die maximale Rate der ATP-Resynthese sowie das Verhältnis der drei Energiebereitstellungswege zueinander aufgrund genetischer und physiologischer Faktoren definiert und kann durch Trainingsreize innerhalb eines gewissen Rahmens individuell verändert werden.

$E_{total} = E_{alac} + E_{lac} + E_{aer}$

E_{total} = Gesamtenergiebedarf
E_{alac} = anaerob-alaktazide Energie (Kreatinphosphatspeicher)
E_{lac} = anaerob-laktazide Energie (Glykolyse)
E_{aer} = aerobe Energie (Oxidation von Kohlenhydraten und Fetten)

Während die ersten beiden ATP-Resynthesewege (anaerob-alaktazid und anaerob-laktazid) ohne den Verbrauch von Sauerstoff im Zellplasma (Zytoplasma) ablaufen, kann der letzte nur unter der Verwendung von Sauerstoff (aerob) in den Mitochondrien erfolgen. Im Ausdauersport ist für die Leistungserbringung insbesondere das Leistungsvermögen der aeroben Energiebereitstellung bedeutsam, da diese den größten Anteil der benötigen Energie bei längeren Belastungen liefert – um genau zu sein ab einer Belastung von circa 2 Minuten.

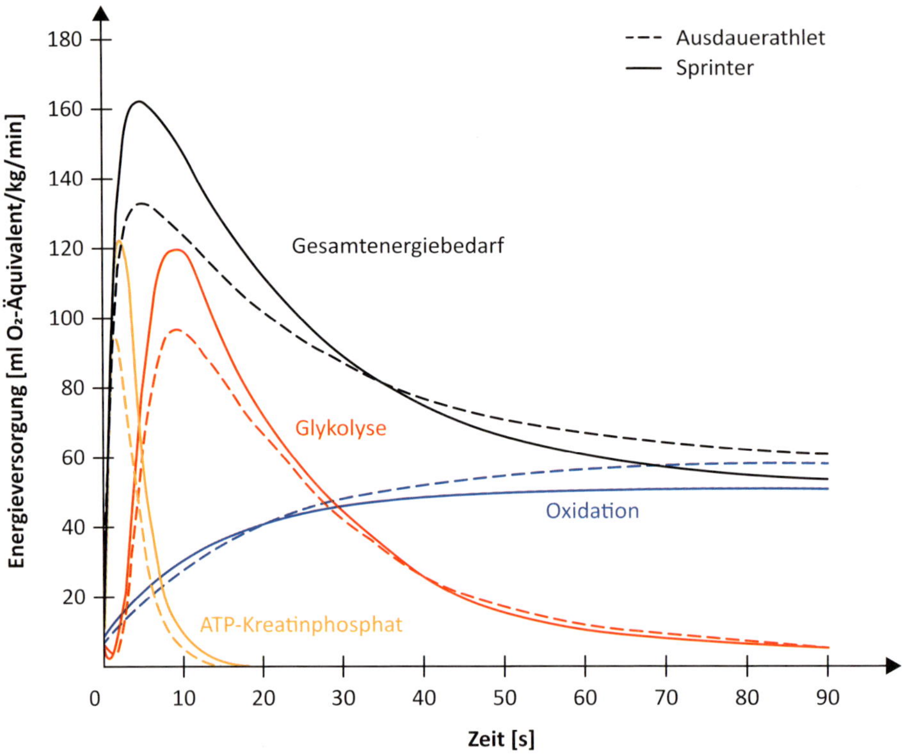

Die Beispieldarstellung zeigt das Verhältnis der drei Energiebereitstellungswege zur Deckung des Gesamtenergiebedarfs während einer maximalen Belastung über 90 Sekunden auf einem Radergometer.[76]

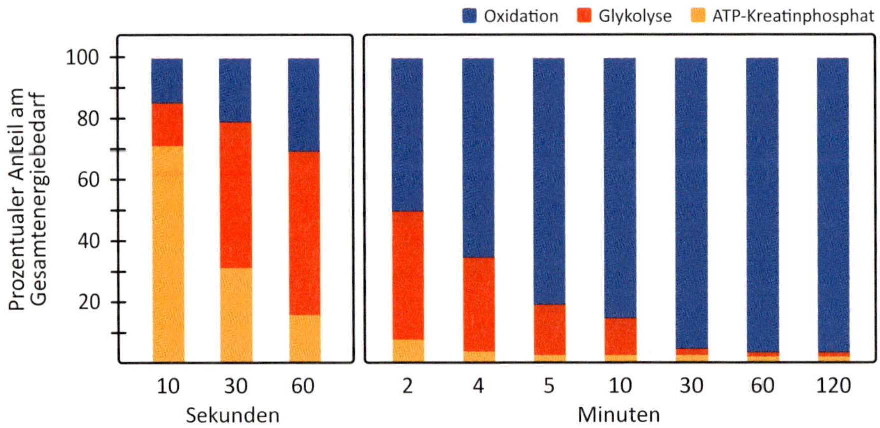

Es sind die Anteile der drei Energiebereitstellungswege am Gesamtenergiebedarf in Abhängigkeit der Belastungszeit aufgeführt. Die Darstellung ist eine Abschätzung der Anteiligkeit, welche sich noch einmal in Abhängigkeit der Person, beispielsweise der Genetik, des Muskelfaserspektrums und/oder des Trainingszustands, sowie der Aufgabe, beispielsweise in Abhängigkeit der Sportart, individuell gestaltet.[77]

Wiederum nimmt in diesem Gefüge der anaerob-laktazide Energiebereitstellungsweg, die **Glykolyse**, eine besondere Stellung ein, da diese den aeroben Energiebereitstellungsweg direkt beeinflussen kann. Der Stoffwechselprozess der Glykolyse beinhaltet zehn Schritte, wobei Glukose innerhalb dieser Schritte enzymatisch zu Pyruvat abgebaut wird. Hierbei ist das wichtigste Enzym der Glykolyse die **Phosphofruktokinase** (PFK). Dieses Enzym wird durch Adenosindiphosphat (ADP), Adenosinmonophosphat (AMP) und Fruktose-6-Phosphat aktiviert und wiederum durch ATP und Wasserstoff (H^+)-Ionen gehemmt.[78] Für die gesamte Reaktionskette der Glykolyse wird zunächst Energie in Form von zwei ATP benötigt. Insgesamt werden bis zum Vorliegen des Pyruvats aber vier ATP gebildet und somit in der Energiebilanz zwei ATP-Moleküle auf anaerob-laktazidem Weg generiert. Mit dem Pyruvat fällt gleichfalls das Coenzym Nicotinamid-Adenin-Dinukleotid-Hydrid (NADH) sowie H^+ an. Um den weiteren Ablauf der Glykolyse aufrechterhalten zu können, muss dieses Coenzym jedoch in seiner oxidierten Form als NAD^+ vorliegen. Indem Pyruvat mittels des Enzyms Laktatdehydrogenase (LDH) zu **Laktat** reduziert wird (durch die Aufnahme von zwei Wasserstoffionen), findet die Oxidierung von NADH zu NAD^+ statt.[79, 80]

Reaktionsgleichung: Glukose + 2 ADP + 2 P_i + 2 NAD^+ → 2 Pyruvat + 2 ATP + 2 NADH + 2 H^+ → 2 Laktat + 2 NAD^+

Damit entsteht das Laktatmolekül auf der Grundlage des Pyruvatmoleküls und der zwei zusätzlichen Wasserstoffatome. Aufgrund dieser Reaktion wird der Ablauf der Glykolyse gesichert und Laktat liegt als Endprodukt der Glykolyse vor.[81] Aus einer chemischen Betrachtungsweise heraus ist das Laktat jedoch nicht als Endprodukt, sondern vielmehr als Stoffwechselzwischenprodukt zu definieren, da dieses weiterverarbeitet werden kann. Im Rahmen des Energiestoffwechsels kann es beispielsweise als Energieträger wieder in den Prozess der Energiegewinnung eingespeist werden (durch die Rückführung zu Pyruvat mittels der LDH).

Pyruvat kann nicht nur zu Laktat umgewandelt werden, es dient gleichfalls dem aeroben Energiestoffwechsel. Über diesen Weg wird Glukose über den aeroben Weg der Energiebereitstellung verstoffwechselt. Hierzu muss das Pyruvat zunächst chemisch umgewandelt werden. Dabei kommen mehrere Enzyme und Coenzyme zum Einsatz (zusammengefasst als Pyruvatdehydrogenase-Komplex), die es zu einer aktivierten Essigsäure überführen, die **Acetyl-CoA**.[82, 83]

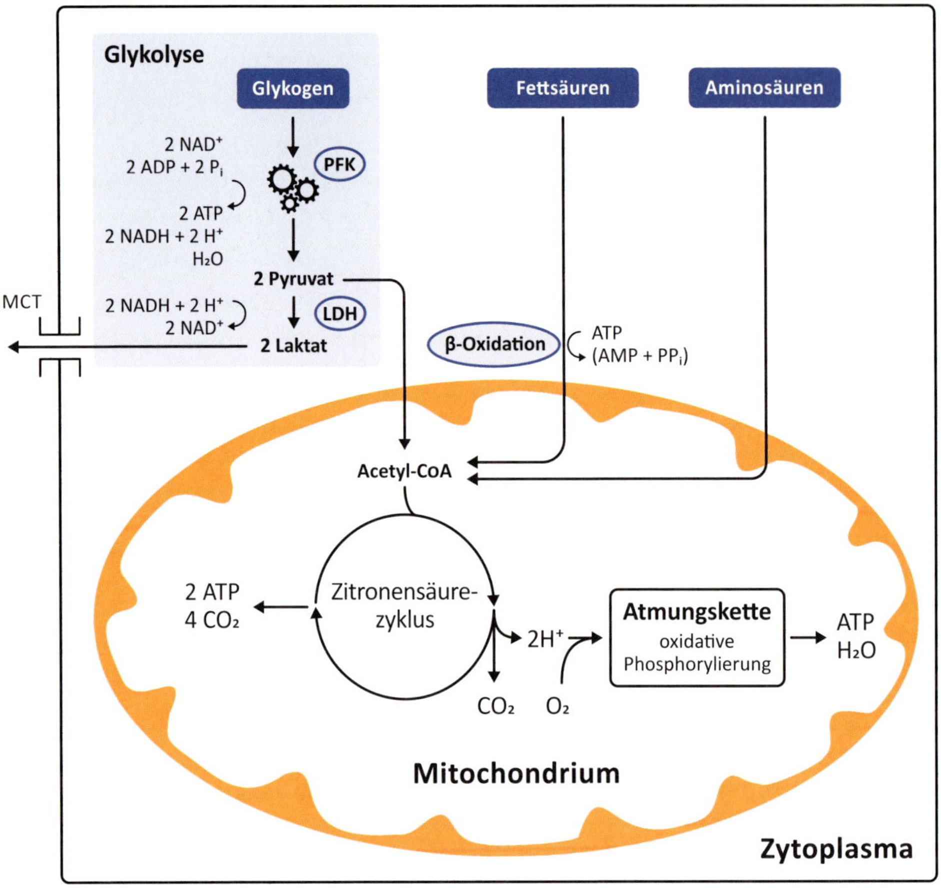

Die Abbildung zeigt eine vereinfachte Übersicht über den anaeroben (Glykolyse im Zytoplasma) und aeroben Energiestoffwechsel (Oxidation von Kohlenhydraten in Form von Glykogen, Fetten und Aminosäuren im Mitochondrium).[84]

Reaktionsgleichung: Pyruvat + CoA + NAD^+ + H_2O → Acetyl-CoA + NADH + H^+ + CO_2

Auf die gleiche Art und Weise werden auch Fettsäuren und Aminosäuren (Eiweißbausteine) über Acetyl-CoA in den aeroben Energiestoffwechsel eingebracht und dann gemeinsam weiterverarbeitet. Fettsäuren können jedoch nicht direkt in Acetyl-CoA überführt werden, hierzu benötigt es zunächst deren Abbau über die β-Oxidation, bei der sie an das Coenzym A gebunden werden. Für diesen Prozess, der in der äußeren Mitochondrienmembran stattfindet, wird Energie aus der Spaltung von ATP zu AMP verwendet, wodurch das Molekül Acetyl-CoA entstehen kann. Da nur Acetyl-CoA für den weiteren aeroben Stoffwechselprozess im Mitochondrium verwertet werden kann, ist dies eine zentrale Schlüsselreaktion für den oxidativen Abbau von Nährstoffen. Acetyl-CoA kann nun im sogenannten **Zitronensäurezyklus** (so benannt, da im ersten Zyklusschritt Zitrat gebildet wird) beziehungsweise Krebszyklus (so benannt, da sein Entdecker Adolf Krebs hieß) innerhalb der Mitochondrien enzymatisch in acht Schritten abgebaut werden. Hierbei entstehen zwei Moleküle Kohlenstoffdioxid (CO_2) und acht Wasserstoffatome (H^+). Der durch diesen Zyklus entstandene Wasserstoff wird in der Atmungskette mit Sauerstoff in Verbindung gebracht (oxidiert), wodurch im Zusammenhang weiterer chemischer Prozesse (oxidative Phosphorylierung) letztlich ATP generiert wird. Somit wird erst ganz am Ende des aeroben Energiestoffwechsels Sauerstoff zur Erzeugung von ATP benötigt. Durch den Zitratzyklus und die Atmungskette zusammen werden 30 beziehungsweise 32 ATP-Moleküle über den Abbau eines Glukosemoleküls generiert (die Menge der gebildeten ATP-Moleküle ist vom Transportmechanismus für den Wasserstoff des NADH + H^+ abhängig). Eine weitaus höhere Energiebilanz wird bei der Oxidation von Fettsäuren erzeugt. Hierbei können bis zu 120 ATP-Moleküle aus einem Fettsäuremolekül (zum Beispiel Stearinsäure) gebildet werden. Dafür wird dann jedoch im Vergleich zur Verstoffwechselung von Glukose mehr Sauerstoff und Zeit je gebildetem ATP-Molekül benötigt.[85, 86]

Wird nun aufgrund einer höheren muskulären Beanspruchung (zum Beispiel Steigerung der Bewegungsgeschwindigkeit und/oder der muskulären Leistung) mehr Energie benötigt, muss die ATP-Resyntheserate gesteigert werden. Dies gelingt insbesondere über den anaerob-laktaziden Weg der Energiebereitstellung, da hier die Zeit für die Resynthese eines ATP-Moleküls im Vergleich zum aeroben Weg kürzer ist. Somit kann je Zeiteinheit mehr ATP über den anaerob-laktaziden Weg, als über den aeroben Weg bereitgestellt werden. Die absolut zu resynthetisierende Menge an ATP ist jedoch über den aeroben Weg größer (insbesondere durch die Verstoffwechselung von Fetten) als über den anaerob-laktaziden Weg, da je Nährstoffmolekül mehr ATP gebildet werden kann. Ein höherer Energiebedarf lässt die Aktivität des anaerob-laktaziden Energiestoffwechsels steigen. Dadurch fällt auch mehr Pyruvat an, welches nun verstärkt zu Laktat umgewandelt wird. Vor diesem Hintergrund ist die Aktivität der Glykolyse durch die **Laktatbildung** repräsentiert. Entsprechend kann die maximale Laktatbildungsrate (vLa_{MAX}) auch als Parameter zur quantitativen Charakterisierung der maximalen anaeroben Leistungsfähigkeit herangezogen werden.[87] Es zeigt sich ab dieser Belastungsintensität ein über den in Ruhe gemessenen ansteigender Laktatwert. Die Belastungsintensität, bei der dieses Phänomen auftritt, wird auch als **aerobe Schwelle** bezeichnet. Problematisch ist hierbei jedoch, dass Laktat fast vollständig dissoziiert (Dissoziation = Aufspaltung einer chemischen Verbindung) und somit die zuvor aufgenommenen H^+-Ionen nun den pH-Wert beeinflussen. H^+-Ionen sind sauer und reduzieren dadurch den pH-Wert (der pH-Wert des Blutes ist normalerweise leicht basisch und liegt zwischen 7,35 und 7,45). Das Abfallen des pH-Wertes bedingt eine Übersäuerung (Azidose), weshalb aufgrund des Verursachers – des Laktats – auch von der **Laktatazidose** gesprochen wird.[88] Das saure Milieu in der Muskelzelle hat wiederum einen direkten Einfluss auf die Aktivität der Phosphofruktokinase, wodurch die Glykolyse gehemmt wird und somit nicht mehr hinreichend ATP entsprechend dem Bedarf bereitgestellt werden kann. Mittelfristig ist dies ein Aspekt, weshalb eine Leistung in höheren Intensitätsbereichen nicht länger aufrechterhalten werden kann. Der Organismus hat hinsichtlich des Abweichens des pH-Werts sogenannte Puffersysteme. Entscheidender Bestandteil dieses Puffersystems ist das Kohlensäure-Bikarbonat-Puffersystem. Dieses reguliert einen sauren pH-Wert, indem das im Blutkreislauf frei zirkulierende Bikarbonat (HCO_3^-) H^+-Ionen bindet und somit zu Kohlensäure (H_2CO_3) wird. Diese zirkuliert über den Blutkreislauf zur Lunge, wo sie zu Wasser und CO_2 zerfällt und das CO_2 durch die Atemtätigkeit abgeatmet werden kann. Da CO_2 sauer ist, entledigt sich der Organismus somit der Säure. Das Laktat wiederum kann mit seinem gebundenen Wasserstoff in anderen Muskelzellen auch wieder zu Pyruvat zurückgebildet und über die Oxidation verstoffwechselt werden. Dieser Prozess beschreibt den Abbau von Laktat, die sogenannte **Laktatelimination**, welche ebenso zur Regulation des pH-Werts beiträgt. Die Laktatelimination findet insbesondere in anderen Organen wie beispielsweise der Leber, dem Gehirn oder den Nieren sowie in nicht beanspruchter Muskulatur statt.[89] Der absolute Laktatwert im Blut wird also entscheidend von der Laktatbildung und -elimination geprägt, wobei auch weitere beeinflussende Faktoren wie etwa der Blutfluss oder Laktattransportarten, unter anderem mittels spezieller Proteine, den Monocarboxylat-Transportern (MCT, Abbildung Seite 40), entscheidend sein können.[90] Mit weiter steigender Belastungsintensität verschiebt sich nun das Verhältnis zwischen Laktatbildung und Laktatelimination. Solange die Laktatelimination die Laktatbildung überwiegt, sind zwar leicht erhöhte Laktatkonzentrationen im Blut zu messen (da Laktat vom Muskel zunächst in den Blutkreislauf gelangt und an anderen Orten erst wieder eliminiert wird), diese bedingen jedoch noch keine zu hohe Laktatazidose, sodass die Ausdauerleistungsfähigkeit nicht bedeutend beeinflusst wird. An dem Punkt, wo die Laktatbildung und Laktatelimination im Gleichgewicht sind, wird vom sogenannten **maximalen Laktat-Steady-State** (MLSS oder maxLass) gesprochen.[91] Dieser Punkt wird auch als **anaerobe Schwelle** bezeichnet, da nun die anaerob-laktazide Energiebereitstellung die aerobe Energiebereitstellung überwiegt. An diesem Punkt ist eine Dauerleistung über eine längere Zeit ohne Leistungseinbußen noch möglich. Beanspruchungen oberhalb dieser führen zu einer größeren Laktatbildung im Vergleich zur Laktatelimination. Da sich die Laktatbildungsrate linear zur Zeit darstellt, kommt es also bei Belastungen oberhalb des MLSS zu einer kontinuierlichen Steigerung des Laktats.[92, 93]

Steady State: temporäres Gleichgewicht unter Belastungsbedingungen

Im Kontext von Umstellungsprozessen konnten während spezifischer Akutbelastungen zeitlich begrenzte Gleichgewichtszustände herausgestellt werden (englisch *steady state*). Diesem Verhalten liegen komplexe selbstorganisierte Verhaltensweisen des menschlichen Organismus und seiner Subsysteme zugrunde, in dem die Subsysteme miteinander interagieren und einen (quasi) stabilen und temporär begrenzten Gleichgewichtszustand von einzelnen Funktionssystemen unter Akutbelastung herstellen können. Das Sich-Einstellen von funktionellen Gleichgewichtszuständen unter Belastung wurde schon 1922 vom Physiologen und Nobelpreisträger Archibald V. Hill beschrieben.[94] Aus der Laktat-Leistungsdiagnostik ist beispielsweise der Zustand des maximalen Laktat-Steady-State bekannt, in dem sich die Blutlaktatkonzentration in Bezug zu einer bestimmten Belastung (zum Beispiel Leistung, Geschwindigkeit) über einen begrenzten Zeitraum nur marginal verändert. Steady-State-Zustände können jedoch auch für andere Sub- beziehungsweise Funktionssysteme beschrieben werden, wie zum Beispiel für die Herzfrequenz und die Sauerstoffaufnahme während Akutbelastung.[95, 96] Aber auch hier sollte, ähnlich wie für den Begriff der Homöostase, herausgestellt werden, dass es ein echtes physiologisches Gleichgewicht auch unter Belastungsbedingungen nicht geben kann und jeweils die zeitliche Begrenztheit und der Einfluss von inneren und äußeren Faktoren eine Rolle spielen. Ein *steady state* kann sich durch adäquat gesteuerte Reizsetzung auf einem immer höheren Leistungsniveau durch Anpassungserscheinungen einstellen.

In der nachfolgenden Abbildung ist dieser Sachverhalt exemplarisch dargestellt. Hierbei sind mehrere Laktatverläufe für unterschiedliche Belastungsintensitäten in Bezug auf die maximale Leistungsfähigkeit für eine Dauerleistung aufgeführt. Über die unterschiedlichen Belastungsintensitäten ist eine kontinuierliche Zunahme der Aktivität des anaerob-laktaziden Stoffwechsels zu sehen (Anstieg der Laktatkonzentration im Blut). Bis zu einer Belastungsintensität von 60 % kommt es zu einem leichten Anstieg des Laktatwertes, der sich aber auf einem konstanten Niveau hält. Das bedeutet, dass die Laktatelimination noch größer als die Laktatbildung ist. Belastungsintensitäten höher als 60 % führen zu einer kontinuierlichen Zunahme der Laktatkonzentration – die Laktatbildung ist also größer als die Laktatelimination. In der Abbildung darunter sind einzeln die Laktatbildungsrate sowie die Laktateliminationsrate in Abhängigkeit der Beanspruchungsintensität in kontinuierlichem Verlauf dargestellt. Der Schnittpunkt beider Kurven kennzeichnet das MLSS.

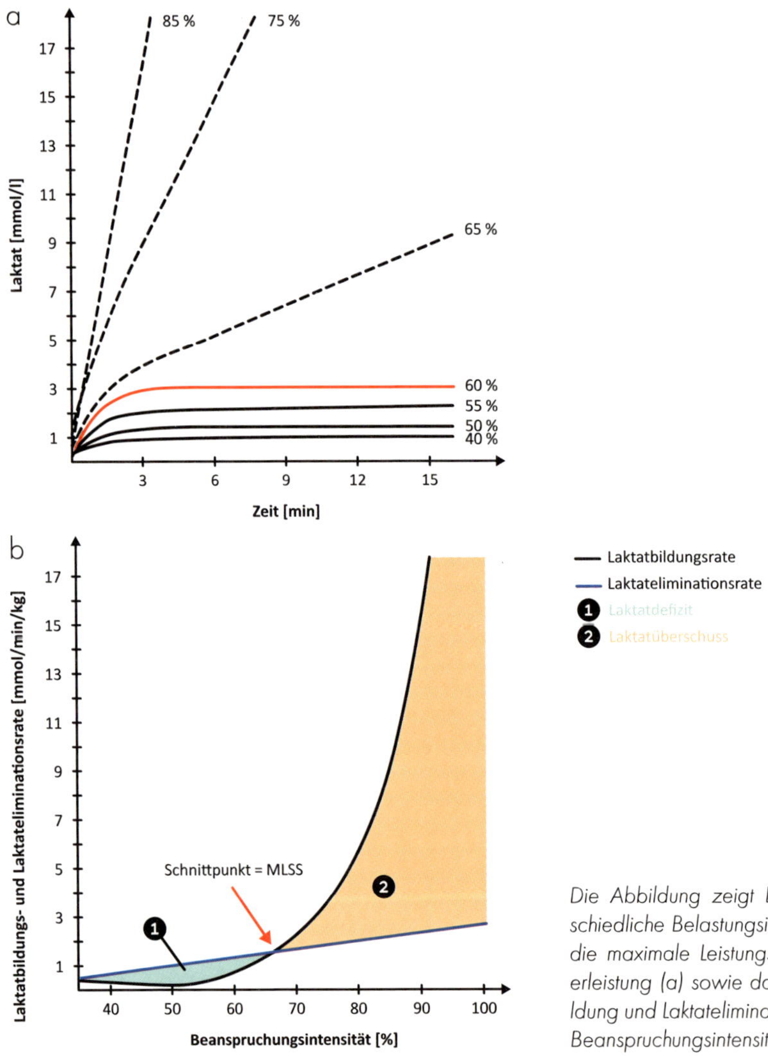

Die Abbildung zeigt Laktatverläufe für unterschiedliche Belastungsintensitäten in Bezug auf die maximale Leistungsfähigkeit für eine Dauerleistung (a) sowie das Ausmaß von Laktatbildung und Laktatelimination in Abhängigkeit der Beanspruchungsintensität (b).[97, 98]

Aufgrund des Zusammenhangs zwischen der Blutlaktatkonzentration und der Aktivität der Glykolyse ist das Laktat einer der bedeutsamsten – insbesondere in der Leistungsdiagnostik (Seite 76 ff.) –, aber auch am kritischsten diskutierten Parameter im Ausdauersport.[99, 100, 101] Die beschriebene Charakteristik des Laktats bei unterschiedlichen Belastungsintensitäten lässt Rückschlüsse auf die Aktivität des Energiestoffwechsels zu, die für die Bewertung der Ausdauerleistungsfähigkeit und der Steuerung des Ausdauertrainings von hohem Stellenwert sind.

Das Ineinandergreifen der drei Zahnräder und die damit beschriebenen Subsysteme – Lunge, Herz-Kreislauf-System, Muskel/Zelle – können in einem Parameter zusammengefasst dargestellt und damit die Leistungsfähigkeit als Gesamtsystem bewertet werden. Dieser eine Parameter ist die **maximale Sauerstoffaufnahme** (VO_{2MAX}).* Diese wird auch als das Bruttokriterium der (aeroben) Ausdauerleistungsfähigkeit beschrieben und ist durch folgende physiologische Formel charakterisiert:[102]

$$VO_{2MAX} = SV \times HF \times a\text{-}vO_2diff$$

SV = Schlagvolumen
HF = Herzfrequenz
$a\text{-}vO_2diff$ = arteriovenöse Sauerstoffdifferenz

Im ersten Teil dieser Gleichung findet sich das Herzminutenvolumen wieder (SV × HF). Im zweiten Teil ist mit der $a\text{-}vO_2diff$ der Unterschied des Sauerstoffgehalts des arteriellen Bluts (sauerstoffreich) zum venösen Blut (sauerstoffarm) beschrieben. Diese Formel ist die umgestellte Formel von Adolf Fick, der das Herzminutenvolumen durch den Quotienten der VO_2 und der $a\text{-}vO_2diff$ berechnete (Ficksches Prinzip). Nach der VO_2 umgestellt und auf das Maximum bezogen ergibt sich die benannte Formel. In dieser ist sowohl die Sauerstoffaufnahme über die Lunge, die Sauerstofftransportkapazität des Herz-Kreislauf-Systems sowie die maximale Verstoffwechselung von Sauerstoff im Muskel beziehungsweise der Muskelzelle repräsentiert. Damit handelt es sich bei der VO_{2MAX} eigentlich nicht nur um das Maximum der Sauerstoffaufnahme, sondern eher um das Maximum an Sauerstoff, das aufgenommen (Lunge), transportiert (Herz-Kreislauf-System) und verstoffwechselt (Muskel/Zelle) werden kann. Da es sich bei der VO_{2MAX} um einen »Bruttoparameter« handelt (Brutto, lateinisch: brutus = unrein; beschrieben als eine zusammengesetzte Größe), kann durch dessen

* VO_{2MAX}: Das V steht hier für die Flussrate an Sauerstoff (O_2). Ein Punkt über dem V gibt an, dass die VO_2 nach der Zeit abgeleitet wird. Die VO_{2MAX} wird somit entweder absolut in l/min beziehungsweise ml/min oder relativ zum Körpergewicht in kg in ml/min/kg angegeben. In diesem Buch wird aus Gründen der Lesbarkeit auf den Punkt über dem V verzichtet.

Bestimmung keine Aussage darüber getroffen werden, wie leistungsfähig jedes einzelne Subsystem ist beziehungsweise, aus einer anderen Perspektive gesprochen, welches Subsystem das schwächste und somit der »Flaschenhals« oder das stärkste für die Ausdauerleistungsfähigkeit ist. Um dies zu ermitteln, muss eine differenziertere sportmedizinische Diagnostik durchgeführt werden. Da die VO_{2MAX} aber das Gesamtsystem repräsentiert, ist damit auch die Ausdauerleistungsfähigkeit in direkten Zusammenhang zu bringen.[103, 104, 105] Vor diesem Hintergrund findet sich heutzutage in vielen Wearables auch die indirekte Bestimmung der VO_{2MAX} wieder – so auch beispielsweise in Herzfrequenzmessgeräten. Die VO_{2MAX} wird hierbei anhand von Formeln bestimmt, die auf der Grundlage von Normwerten ermittelt wurden. Die Wearables bieten die Bestimmung der VO_{2MAX} sowohl durch Messungen in Ruhe als auch durch Belastungstests an. Auf Basis der Herzfrequenz kann in Ruhe beispielsweise die recht einfache Formel von Uth et al.[106] zur Anwendung kommen:

$$VO_{2MAX} = 15 \times (HF_{MAX} / HF_{RUHE})$$

HF_{MAX} = maximale Herzfrequenz
HF_{RUHE} = Ruheherzfrequenz

Ebenso kann die etwas komplexere Formel von Rexhepi und Brestovci[107] angewendet werden, die auch Einflussfaktoren der VO_{2MAX} berücksichtigt, wie Alter und Körpermasse:

$$VO_{2MAX} = 3{,}542 + (-0{,}014 \times \text{Alter [Jahre]}) + (0{,}015 \times \text{Körpermasse [kg]}) + (-0{,}011 \times HF_{RUHE})$$

Hinsichtlich Belastungstests wird von Wearables häufig auch die Herzfrequenz unter Belastung für die Berechnung der VO_{2MAX} genutzt. Hierfür kann beispielsweise die Formel von George et al.[108] verwendet werden, die die Laufzeit für eine Meile sowie die Herzfrequenz am Ende der Belastung (HF_{End}) einbezieht:

Frauen:

$$VO_{2MAX} = 108{,}844 - 0{,}1636 \times \text{Körpermasse [kg]} - 1{,}438 \times \text{Zeit [min]} - 0{,}1928 \times HF_{End}$$

Männer:

$$VO_{2MAX} = 100{,}5 - 0{,}1636 \times \text{Körpermasse [kg]} - 1{,}438 \times \text{Zeit [min]} - 0{,}1928 \times HF_{End}$$

Die von George et al.[109] vorgenommene Differenzierung nach dem Geschlecht ist bedeutsam, da geschlechterspezifische Unterschiede insbesondere in der Muskelmasse, der Gesamthämoglobinmasse sowie dem Schlagvolumen auftreten. Diese spielen unter Berücksichtigung der physiologischen Formel für die VO_{2MAX} eine entscheidende Rolle für deren Ausprägung. Die unberücksichtigte Geschlechterdifferenzierung kann für die zuvor benannten Formeln als nachteilhaft angemerkt werden.

Um die VO_{2MAX} genau und direkt zu bestimmen, ist als Goldstandard ein Belastungstest in Verbindung mit einer Spirometrie (Atemgasanalyse) definiert. Hierbei wird durch ein Ergometer (zum Beispiel Laufband oder Fahrrad) die Belastung kontinuierlich gesteigert, bis es zu einer Ausbelastung kommt. Parallel zur Belastung steigt ebenfalls kontinuierlich die VO_2 und flacht nahe der Ausbelastung nach und nach ab, bis ein Plateau festzustellen ist. Der VO_2-Wert, der sich zur Ausbelastung eingepegelt hat (das Plateau bildet), wird als VO_{2MAX} definiert. In der aktuellen wissenschaftlichen Diskussion wurde der Stellenwert der VO_{2MAX} als stellvertretender Parameter der Ausdauerleistungsfähigkeit kritisch diskutiert.[110] In der Praxis ist festzustellen, dass beispielsweise zwei Personen mit der gleichen VO_{2MAX} eine unterschiedliche Ausdauerleistungsfähigkeit aufweisen können – beispielsweise im Ergebnis eines 10-km-Laufes. Weiterhin ist zu beobachten, dass auch Personen mit einer niedrigeren VO_{2MAX} eine höhere Ausdauerleistungsfähigkeit haben können als Personen mit einer höheren VO_{2MAX}. Das Ausmaß der VO_{2MAX} kann somit nicht generell und alleinstehend zur Bewertung der Ausdauerleistungsfähigkeit herangezogen werden. Die Begründung dafür findet sich in der unterschiedlichen Profilierung weiterer für die Ausdauerleistung bedeutsamer Parameter. Diesbezüglich ist beispielsweise das zuvor beschriebene MLSS oder auch die Bewegungsökonomie (definiert durch die benötigte Energie für eine definierte Belastungsintensität) zu nennen. Weiterhin sind insbesondere für den Bereich der Langzeitausdauer auch die Verfügbarkeit von Nährstoffen sowie die Größe ihrer Speicherdepots entscheidend.

Vor dem Hintergrund dieser physiologischen Grundlagen zur Ausdauerleistungsfähigkeit ist für das Ausdauertraining festzuhalten, dass dieses die Anpassung von Organsystemen adressiert, die mittel- und langfristig die Veränderung der Ausdauerleistungsfähigkeit begründen. Somit kann das Ausdauertraining auch als die trainingsmethodische Übersetzung von physiologischen Reizen, die für diese Anpassungen nötig sind, verstanden werden. Hinsichtlich der Trainingsmethodik hat damit deren Gestaltung unmittelbaren und direkten Einfluss auf die Stärke und Qualität des physiologischen Reizes (Seite 132 ff.).

Anpassung: Resultat regelmäßiger Umstellung

Physiologen haben sich seit über 150 Jahren mit dem Phänomen der Anpassung (alternativ Adaptation) befasst und den Begriff der funktionellen Anpassung geprägt. Wilhelm Roux prägte dabei schon Ende des 19. Jahrhunderts die Definition der Anpassung von Organismen an Funktionen durch die Ausübung derselben (Funktionen). Diese Definition entspricht der weit verbreiteten Vorstellung des SAID-Prinzips (englisch *specific adapation to imposed demands*), in dem beschrieben wird, dass Anpassungen dort stattfinden, wo regelmäßig Funktionen in ihren Umstellungsprozessen gefordert werden. Durch regelmäßige, spezifische und progressive Reizsetzungen wird ein höheres Niveau der Anpassung von Funktionssystemen erreicht, welches dem Organismus die Möglichkeit einräumt, Umstellungsprozesse für dieselben Anforderungen geringer ausfallen zu lassen (GAS-Modell, Seite 18). Es werden strukturelle beziehungsweise morphologische von funktionellen Anpassungen unterschieden. Dieses Konstrukt wird auch mit dem Begriff der Trainierbarkeit umschrieben. In der folgenden Schemadarstellung werden diese Anpassungsprozesse durch regelmäßige Umstellungen in einem homöodynamischen Regulationsverständnis vereinfacht dargestellt.

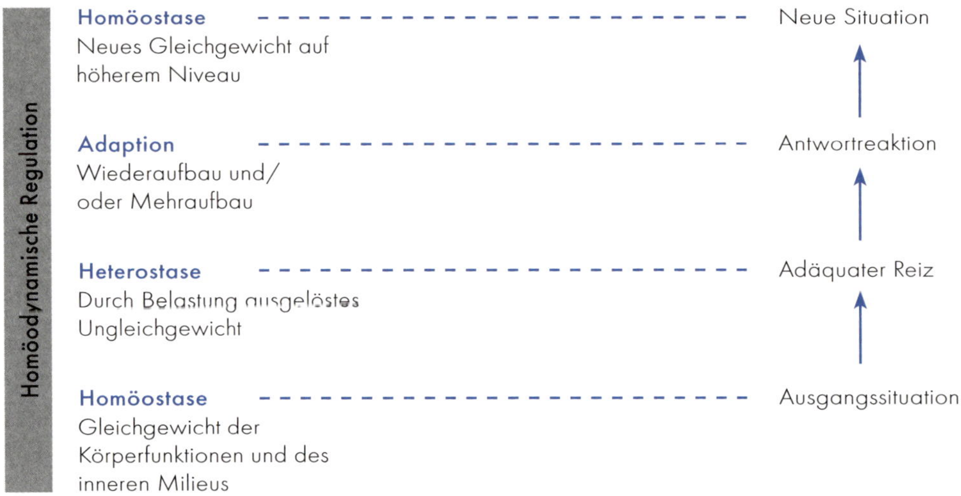

Anpassungsprozesse werden häufig einem Qualitäts- und Quantitätsgesetz zugeschrieben.[111, 112] Dem zu Grunde liegen die geklärten Begrifflichkeiten der Homöostase, Heterostase und Homöodynamik sowie einer angenommenen Regulationsbreite in einem Fließgleichgewicht zwischen Ruhezuständen und Anforderungssituationen durch Reize verschiedenster Herkunft, wie Umwelt oder Trainingsbelastung. Hieraus ergibt sich eine Funktionskapazität auf Subsystem- und Systemebene mit einer einhergehenden Adaptationsreserve – dieser Begriff wird nachfolgend näher erläutert.

Unter Einhaltung eines **Qualitätsgesetzes** des Ausdauertrainings bestimmt die Art des Trainingsreizes auch die Wirkungsrichtung der Anpassung im Sinne der Spezifität. Hohmann et al.[113] halten fest: Je höher das Leistungsniveau von Athleten ist, desto spezifischer muss nach dem Schlüssel-Schloss-Prinzip das Training inhaltlich und methodisch konzipiert werden, um die Zielsetzungen beziehungsweise Leistungskomponenten zu verbessern. Welche Anpassungsreaktionen ablaufen und welche Aspekte der körperlichen Leistungsfähigkeit verbessert werden, hängt also von Art, Intensität und Volumen (inklusive Häufigkeit) des Ausdauertrainings ab. Dabei werden hauptsächlich Prozesse ablaufen, die dem Trainingsreiz entsprechende Aspekte der Leistungsfähigkeit verbessern, also beispielsweise eine Steigerung der Fähigkeit zum Sauerstofftransport und zur mitochondrialen Energiebereitstellung als Folge von Trainingsreizen, die strukturelle und funktionelle Adaptationen auslösen.

Das **Quantitätsgesetz** des Trainings besagt, dass kein linearer Zusammenhang zwischen der Reizsetzung und der Anpassung (spezifischen Leistungsfähigkeit) besteht und dass zu Beginn eines Trainingsprozesses bei zunächst geringem Leistungsniveau durch adäquate, in Teilen auch unspezifische Trainingsbelastungen große Leistungsfortschritte pro Zeitintervall realisiert werden können. Auf höherem und höchstem Leistungsniveau können nur noch geringe Leistungszuwächse pro Zeitintervall erzielt werden und somit müssen Belastungen und die Spezifik des Trainings zunehmen – das wird als asymptotischer Zusammenhang bezeichnet.[114]

Die biologische Adaptation und damit vor allem die konditionelle und konstitutionelle Seite der Leistungsentwicklung nähert sich langfristig einem individuellen Grenzwert, der von der vermutlich genetisch festgelegten Adaptionskapazität beziehungsweise **Adaptationsreserve** des Individuums abhängig ist. Aufgrund der immer geringeren Zuwachsraten in der Leistungsentwicklung müssen deshalb die adaptionswirksamen Trainingsbelastungen langfristig kontinuierlich gesteigert, genauer aufeinander abgestimmt und immer enger an den spezifischen Wettkampfanforderungen orientiert werden – das Linearitäts- oder Kontinuitätsproblem.[115] Unterstützend kann im Grenzbereich einer Adaptationskapazität beziehungsweise auch schon früher durch die Verbesserung von Rahmenbedingungen die trainingsbedingte Leistungsfähigkeit positiv beeinflusst werden, zum Beispiel mittels einer adäquaten Regeneration, durch hinreichend und qualitativ guten Schlaf, bedarfsgerechte Ernährung, Vermeidung von negativem Stress in Beruf, Freizeit, Privatleben. Es können folgende Merkmale von Anpassungsprozessen festgehalten werden:

- Anpassungsprozesse in Folge körperlicher Belastungen sind dynamisch, das heißt in ihrer zeitlichen Abfolge sehr unterschiedlich.
- Anpassungsvorgänge an sportliche Belastungen werden nur dann ausgelöst, wenn die Belastung einen auf die individuelle Leistungsfähigkeit und Belastbarkeit bezogenen wirksamen Reiz erreicht.
- Anpassungen erfolgen immer in der durch die Belastung vorgegebenen Richtung.
- Reizreplikationen induzieren aufgrund eines veränderten Zustandes der Belastbarkeit und Leistungsfähigkeit kaum identische Beanspruchungsreaktionen.
- Anpassungsprozesse sind das Ergebnis eines adäquaten Wechsels von Belastung und Erholung.
- Anpassungsprozesse weisen eine hohe inter- und intraindividuelle Variabilität auf und der Einfluss von zahlreichen Modulatoren ist noch weitgehend ungeklärt, zum Beispiel durch epigenetische Zusatzreize der Umweltbedingungen.
- Anpassungsmechanismen werden nur selten isoliert ausgelöst, das heißt, Trainingsinterventionen wirken auf das »Gesamtsystem« des Individuums und damit zeitgleich auf unterschiedliche Sub- beziehungsweise Funktionsebenen.
- Der Umschlag von Trainingsbelastung in erhöhte Leistungsfähigkeit erfolgt nur bei Trainingsanfängern relativ schnell und kontinuierlich.
- Anpassungsprozesse erhöhen die Belastbarkeit gegenüber gleichartigen Belastungen.
- Die Ermüdungs-, Regenerations- und Anpassungsgeschwindigkeit pro Zeiteinheit ist in verschiedenen Funktionssystemen unterschiedlich und hängt entscheidend von der Dauer und der Intensität sowie der Art der Beanspruchung ab – zudem von weiteren Modulatoren wie der individuellen Belastbarkeit und Leistungsfähigkeit, dem Alter oder der genetischen Disposition.
- Ein mittel- bis langfristiges Ausbleiben der Belastung oder eine Reduzierung der Reizanforderungen führt nach und nach zur Rückbildung (Deadaptation) trainingsbedingter Anpassungen.

Als wesentliche funktionelle und strukturelle Anpassungserscheinungen können je nach Reizspezifik des Ausdauertrainings zahlreiche Parameter und Sub- beziehungsweise Funktionssysteme benannt werden. Hierbei ist hervorzuheben, dass funktionelle Anpassungen (zum Beispiel Erhöhung des Schlagvolumens und damit die Reduktion der Ruheherzfrequenz durch eine Ökonomisierung der Herz-Kreislauf-Tätigkeit) häufig aus einer strukturellen Anpassung resultieren. Ein Beispiel hierfür wäre die Zunahme der Herzwanddicke, auch als Hypertrophie des Myokards bezeichnet. Übergeordnet lässt sich jedoch sagen, dass insbesondere die Subsysteme eine Anpassung erfahren, die für die Ausdauerleistungsfähigkeit – insbesondere die Energiebereitstellung – bedeutsam ist. Im Herz-Kreislauf-System und den angrenzenden Subsystemen der Atmungskette sowie des Metabolismus sind folgende Anpassungen durch ein regelmäßiges Ausdauertraining zu erwarten:[116, 117, 118]

- Vergrößerung der Herzkammern und Vorhöfe sowie eine Zunahme der Herzwanddicke. Mehrjährig trainierende Ausdauerathleten erreichen eine absolute Herzgröße von 1200 ml und Athletinnen von 850 ml.
- Zunahme des Herzminutenvolumens und Erhöhung der Sauerstofftransportkapazität.
- Ein Zeichen der veränderten vegetativen Innervation des Herzens ist die verminderte Ruheherzfrequenz sowie die verminderte Herzfrequenz bei submaximalen Belastungen ausdauertrainierter Athleten. Um trotzdem die benötigte Sauerstoffversorgung zu erreichen, wird diese durch ein höheres Schlagvolumen sowie durch eine verbesserte periphere Ausschöpfung kompensiert.
- Durch den erhöhten Energieumsatz der arbeitenden Muskulatur steigt bei körperlicher Aktivität immer auch der Sauerstoffbedarf des Körpers. Um diesen Mehrbedarf an Sauerstoff zu decken, muss mehr Blut durch den Körper gepumpt und/oder mehr Sauerstoff aus dem Blut entnommen werden.
- Blutvolumen und – in geringerem Umfang – rote Blutkörperchen sowie die Gesamthämoglobinmasse nehmen zu, wodurch es zu einer erhöhten Sauerstofftransportkapazität bei gleichzeitig guter Fließfähigkeit des Bluts einhergehend mit arterieller Gefäßerweiterung kommt.
- Eine Vermehrung der Kapillaren vergrößert die Austauschfläche für Sauerstoff in der Muskulatur. Mehr Mitochondrien und höhere Konzentrationen von Enzymen des Energiestoffwechsels beschleunigen die Verstoffwechselung in den Muskelzellen.
- Die VO_{2MAX} steigt.
- Die Fähigkeit zur Aufnahme energiereicher Substrate (Glukose, Fettsäuren) in die Muskelzelle und ihre Speicherung (Glykogenbildung, wahrscheinlich auch intrazelluläre Fettspeicherung) sind erhöht, dadurch wird neben der abrufbaren Leistung auch die Regenerationsfähigkeit erhöht.

In der nachfolgenden Abbildung ist ein Beispiel für Beanspruchungsindikatoren während eines leistungsdiagnostischen Stufentests auf einem Radergometer (Start: 100 Watt, Steigerung: 20 Watt alle 3 Minuten) und der Vergleich zwischen einem trainierten (in Grün, Alter: 33 Jahre, Körpergewicht: 86,5 Kilogramm, Körpergröße: 192 cm, Körperfett: 14 %) und einem untrainierten Athleten dargestellt (in Rot,

Alter: 33 Jahre, Körpergewicht: 86,5 Kilogramm, Körpergröße: 178 cm, Körperfett: 26,5 %). Das Ergebnis ist eindeutig: Der untrainierte Athlet bricht den Stufentest deutlich früher bei geringerer Wattleistung und niedrigerer maximaler Sauerstoffaufnahme ab. Zudem kann für die Herzfrequenz eine deutliche Ökonomisierung für den trainierten Athleten festgestellt werden – für die gleiche Wattleistung werden weniger Herzschläge pro Minute benötigt, auch in Abhängigkeit der maximalen Herzfrequenz (Daten aus dem Diagnostiklabor von Prof. Dr. Kuno Hottenrott, MLU Halle-Wittenberg).

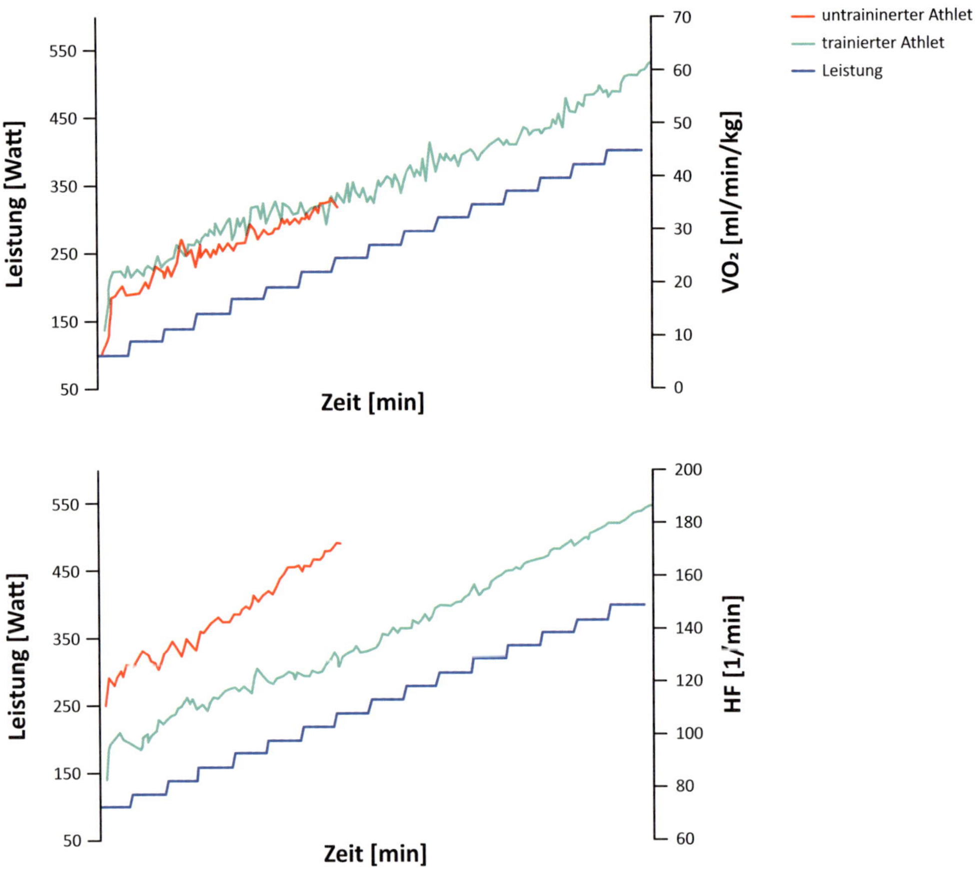

Beispiel für Beanspruchungsindikatoren während eines Stufentests auf einem Radergometer.

Zudem werden in einer zweiten Abbildung Beispieldaten einer Radergometrie eines 40-jährigen Einsteigers vor und nach einem 12-wöchigen Ausdauergrundlagentraining dargestellt. Bei gleicher maximaler Herzfrequenz von 173 Schlägen pro Minute werden nach dem Grundlagentraining auf dem Rad bei maximaler Ausbelastung 70 Watt mehr bewältigt, zudem zeichnet sich eine große Ökonomisierung der Herzfrequenz bei submaximalen Belastungen ab. Letzteres bedeutet, dass für die gleiche Leistung deutlich weniger Herzschläge benötigt werden. Für die Sauerstoffaufnahme ist ein ähnlicher Verlauf zu sehen, die maximale Sauerstoffaufnahme erhöht sich jedoch von 43 ml/min/kg vor dem Training auf 49 ml/min/kg nach dem Trainingsprogramm.

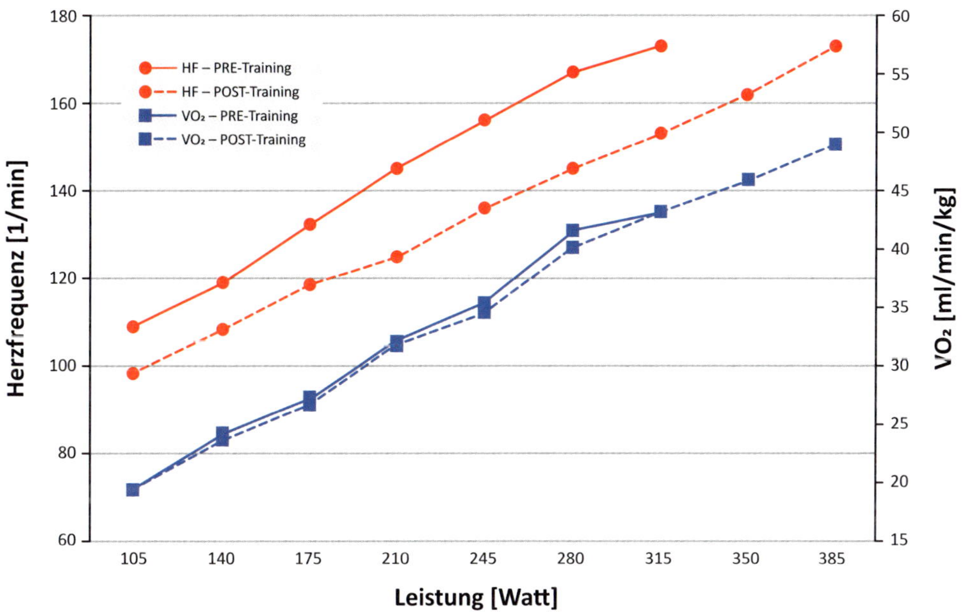

Beispieldaten einer Radergometrie eines 40-jährigen Einsteigers im Labor vor und nach einem 12-wöchigen Ausdauergrundlagentraining. In Rot ist der Herzfrequenz- und in Blau der Sauerstoffaufnahmeverlauf vor (PRE) und nach (POST) dem Training abgebildet.[119]

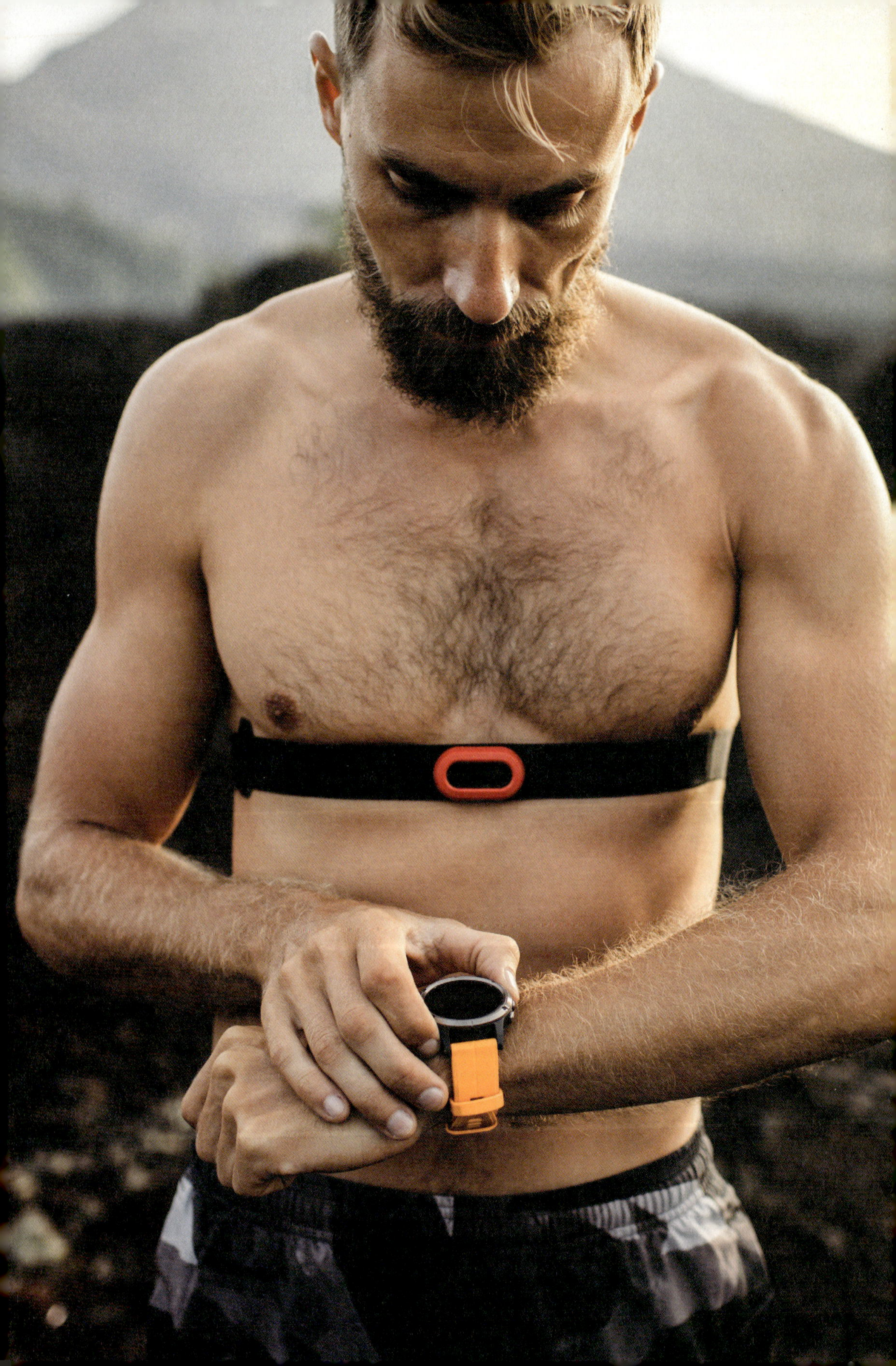

2

WIE BELASTUNG UND BEANSPRUCHUNG ERFASST UND FÜR DAS TRAINING GENUTZT WERDEN KÖNNEN

BELASTUNGS- UND BEANSPRUCHUNGS-FAKTOREN UND MÖGLICHKEITEN DER ERHEBUNG

Ein Teil der Belastung als Gesamtheit der erfassbaren Einflüsse, die von außen auf den Menschen einwirken, kann unabhängig von den organismischen Umstellungsreaktionen der Trainingsbelastung zugeordnet werden. Einfache Beispiele und Möglichkeiten zur Operationalisierung der sogenannten Belastungsnormative sind nachfolgend aufgelistet und können zum größten Teil mit einfachen Messverfahren und Gerätschaften erfasst werden. Dafür eignen sich zum Beispiel eine Stoppuhr, eine abgemessene Strecke, eine Zählung oder ein GPS-Signal in einer Smartwatch oder dem Smartphone.[120, 121]

- **Belastungsintensität:**
  - Bewegungsgeschwindigkeit: in km/h, in m/s
  - Zeit pro Strecke: in min/km, in s/m
  - Strecke pro Zeit: in m/Zeit, in km/Zeit
  - Leistung: in Watt
- **Belastungsdauer:** Zeit unter Belastung in s, min, h
- **Belastungshäufigkeit:** Anzahl an Wiederholungen, Intervallen oder Serien
- **Belastungsumfang:** in m, km (Anmerkung: Auch die Belastungsdauer und -häufigkeit kann eine Größe für den Belastungsumfang darstellen.)
- **Belastungsdichte:** Pausenzeiten zwischen Intervallen, Serien oder Trainingseinheiten in s, min, h, Tagen, Wochen
- **Trainingshäufigkeit:** Trainingseinheiten pro Tag, Woche, Monat

Die Beanspruchung kennzeichnet die spezifischen, individuellen und akuten physiologischen, psychologischen, neuromuskulären und biomechanischen Reaktionen auf eine Belastung inklusive der benannten Einflussfaktoren wie auf Seite 27 ff. genannt. Einfache Möglichkeiten zur Operationalisierung der Beanspruchung zur Beurteilung der Reizintensität im Ausdauertraining sowie für den Einsatz im Monitoring sind nachfolgend aufgelistet:

Reizintensität

- Belastungsherzfrequenz: in Schlägen pro Minute (1/min)
- Blutlaktatkonzentration: in Millimol pro Liter (mmol/l)
- Skalen für das subjektive Anstrengungsempfinden: 6–20, 0–10 (Seite 73 ff.)

Monitoring

- Ruheherzfrequenz: in 1/min
- Belastungsherzfrequenz: in 1/min
- Erholungsherzfrequenz nach Belastung: in 1/min
- Herzfrequenzvariabilität (HRV) in Ruhe: Zeitbereichsparameter in Millisekunden
- Skalen für das subjektive Anstrengungsempfinden bei Belastung: 6–20, 0–10
- Blutlaktatkonzentration in Ruhe, bei Belastung und in der Erholung: in mmol/l
- Psychometrische Skalen in Ruhe: Muskelkatersymptome (englisch *delay onset muscle soreness*, DOMS), Stimmung, Ermüdung etc.

DER RHYTHMUS DES HERZSCHLAGS – DEINE INNERE UHR

Das Herz arbeitet autonom ein Leben lang ohne Pause. Die Herzfrequenz ist ein Vitalzeichen, wie oft dein Herz in der Minute schlägt, oft auch als Puls bezeichnet. Bei gesunden Menschen schlägt das Herz unter Ruhebedingungen mit einer durchschnittlichen Frequenz von 60 bis 70 Schlägen pro Minute circa 100 000-mal am Tag, und das 365 Tage im Jahr – je nach Gesundheitszustand, Geschlechtsspezifik und Leistungsniveau. Das Herz hat einen eigenen Schrittmacher (den sogenannten Sinusknoten), der elektrische Potenziale erzeugt, die die Kontraktionen der Herzmuskulatur einleiten. Wenn es keinen anderen Mechanismus zur Modulation des Herzrhythmus gäbe, würde unser Herz mit etwas über 100 Schlägen pro Minute schlagen. In einem Zustand ohne Modulation des Herzrhythmus gäbe es fast keine Variabilität zwischen den Herzschlägen und der Sinusknoten würde nahezu wie ein Metronom arbeiten. Neben diesem Schrittmacher wird das Herz jedoch unter anderem durch das ANS und seine primären Stränge **Sympathikus** und **Parasympathikus** moduliert. Der Sympathikus ist für die Stimulierung »Fight or Flight« des Organismus verantwortlich und kann die Herzfrequenz nach oben regulieren. Er überträgt Impulse mithilfe des Neurotransmitters Noradrenalin. Das parasympathische Nervensystem, allen voran der Vagusnerv, ist hauptsächlich für die Ruhefunktionen »Rest or Digest« des Organismus zuständig und kann die Herzfrequenz nach unten regulieren. Er überträgt Impulse mithilfe des Neurotransmitters Acetylcholin. Die beiden Stränge stehen für die kurz- und langfristige Modulation der Herzfrequenz, wobei zu berücksichtigen ist, dass das parasympathische Subsystem schnell und kurzlebig ist, während das sympathische Subsystem tonisch aktiviert werden kann und in der Lage ist, den Einfluss des Parasympathikus abzuschwächen.[122, 123]

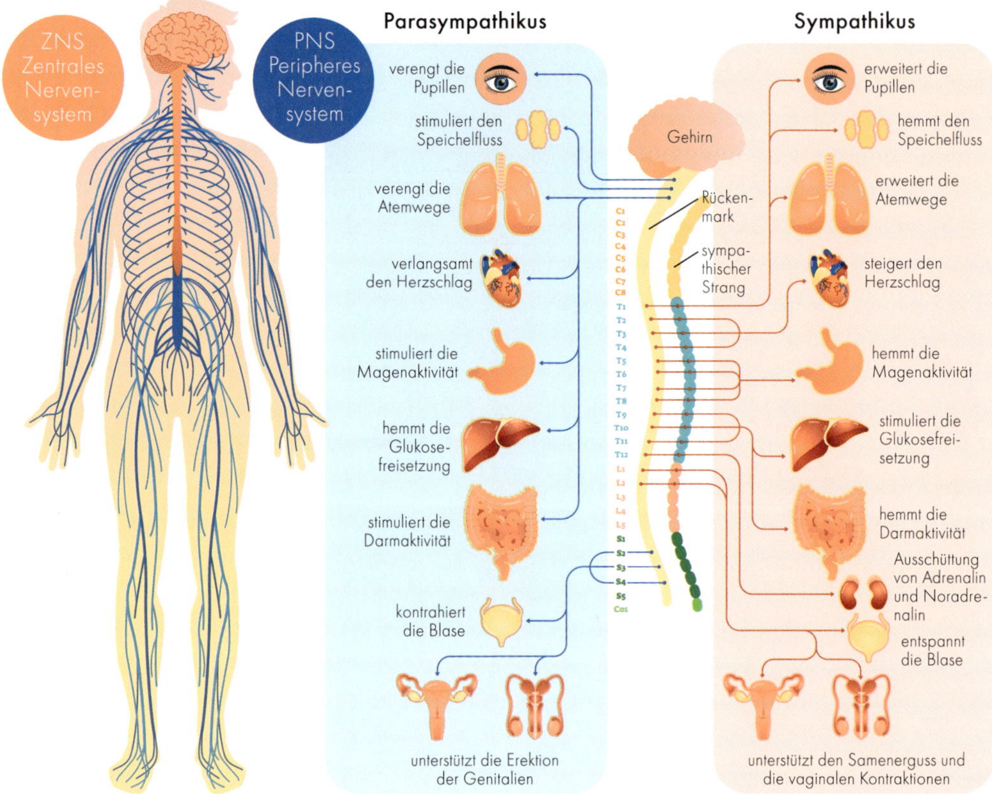

Die Modulation durch das ANS und dessen Stränge Parasympathikus und Sympathikus als Teil des Nervensystems hat zahlreiche Funktionen in vielen Subsystemen des Organismus.

Der Schrittmacher des Herzens

Unter normalen Bedingungen fungiert der Sinuatrial-Knoten (SA-Knoten) oder Sinusknoten als Schrittmacher des Herzens. Er gibt normalerweise eine Rate von circa 60 bis 100 Depolarisationen pro Minute vor oder eine Herzfrequenz von ungefähr 60 bis 100 Schlägen pro Minute, wenn jede Depolarisation durch das Herz geleitet wird und zu einer Kontraktion führt. Es gibt jedoch auch in anderen Bereichen des Herzens autorhythmisches Gewebe, darunter der Atrioventrikularknoten (AV-Knoten) und die Purkinje-Fasern. Der AV-Knoten gibt eine Frequenz zwischen 40 und 60 Schlägen pro Minute vor, während die Purkinje-Fasern eine Frequenz von 15 bis 40 Schlägen pro Minute aufweisen. Der AV-Knoten und die Purkinje-Fasern können als Backup-Systeme betrachtet werden, falls der SA-Knoten ausfällt.

Sie stören den SA-Knoten nicht, weil die Entladungsrate des SA-Knotens viel höher ist und eine Depolarisation sowohl des AV-Knotens als auch der Purkinje-Fasern stattfindet, bevor deren eigene Autorhythmie einsetzen kann.

Es ist jedoch möglich, dass das Herz einen so genannten ektopischen Schrittmacher entwickelt. Dies geschieht, wenn ein Teil des Herzgewebes eine Entladung entwickelt, die schneller ist als die des SA-Knotens. Der AV-Knoten und die Purkinje-Fasern können zu einem ektopischen Schrittmacher werden und eine anormale Kontraktionssequenz verursachen – sowohl unter Ruhe als auch unter Belastungsbedingungen. Es ist auch möglich, dass sich die Herzmuskelfasern zu ektopischen Schrittmachern entwickeln. Ektopische Schrittmacher können sowohl den Herzrhythmus beeinträchtigen, was zu Herzrhythmusstörungen führt, als auch die Pumpleistung und die Pumpfunktion des Herzens beeinträchtigen, was zu einer Verringerung der Herzleistung führt.[124, 125]

Kontrolle der Herzfrequenz

Das Herz wird durch das autonome Nervensystem innerviert. Der Parasympathikus innerviert über den Vagusnerv vor allem den SA- und AV-Knoten. Der Vagus innerviert in gewissem Umfang die Vorhöfe, aber nur in sehr geringem Maße direkt die Herzkammermyozyten. Das sympathische System ist auf die meisten Teile des Herzens verteilt, einschließlich der SA- und AV-Knoten, aber mit weitreichenden Innervationsmöglichkeiten der Herzkammer. Unter normalen Umständen steht der SA-Knoten bei gesunden Menschen sowohl unter dem Einfluss des Parasympathikus als auch des Sympathikus; in Ruhe überwiegt jedoch der Parasympathikus. Dies wurde durch die Erzeugung eines Vagusblocks (Blockierung der Vagusaktivität mit dem Medikament Atropin) nachgewiesen, der die Herzfrequenz um etwa 30 bis 40 Schläge pro Minute erhöht. Umgekehrt führt die Blockade des Sympathikus (mit einem Betablocker wie Propranolol) zu einer Verringerung der Ruheherzfrequenz um nur 10 Schläge pro Minute. Wenn sowohl der Sympathikus als auch der Parasympathikus blockiert sind, liegt die Herzfrequenz in der Regel zwischen 100 und 120 Schlägen pro Minute, je nach Alter und Gesundheitszustand der Person. Diese Herzfrequenz wird als intrinsische Herzfrequenz bezeichnet, das heißt als die Frequenz, mit der das Herz schlägt, wenn es nicht durch das ANS innerviert beziehungsweise moduliert wird. Die intrinsische Herzfrequenz wird bei Herztransplantationen beobachtet, da die Nerven während der Transplantation durchtrennt werden; diese Patienten haben in der Regel eine Ruheherzfrequenz von über 100 Schlägen pro Minute. Obwohl Anstieg und Abfall der Herzfrequenz durch wechselseitige Veränderungen der sympathischen und parasympathischen Stimulation verursacht werden können – zum Beispiel kann eine Erhöhung der Herzfrequenz durch eine Verringerung der vagalen Erregung und eine Erhöhung der sympathischen Stimulation verursacht werden –, kann jeder der Stränge des ANS auch unabhängig voneinander Einfluss nehmen, ohne dass eine wechselseitige Wirkung des anderen Stranges vorliegt. Ein weiterer wichtiger Aspekt der autonomen Kontrolle der Herzfrequenz ist die unterschiedliche Geschwindigkeit, mit der Sympathikus- und Parasympathikus-Stimulation die Herzfrequenzregulation beeinflussen. Wenn der Vagusnerv stimuliert wird, reagiert die Herzfrequenz sofort, das heißt, die Herzfrequenz sinkt sofort. Wenn die vagale Stimulation beendet wird, kehrt die Herzfrequenz ebenfalls sofort auf das Ausgangsniveau zurück. Diese unmittelbare Wirkung ist wahrscheinlich auf eine direkte Kopplung von Rezeptoren und Ionenkanälen zurückzuführen, die eine unmittelbare Änderung ermöglicht. Im Gegensatz dazu bewirkt die Stimulation durch den Sympathikus einen allmählicheren Anstieg der Herzfrequenz und eine allmähliche Rückkehr zu den Ausgangswerten. Dies hängt wahrscheinlich mit der größeren Menge an Noradrenalin zusammen, die im Vergleich zu Acetylcholin erforderlich ist, um eine Veränderung der Herzfrequenz zu bewirken. Außerdem ist Noradrenalin nicht direkt mit einem der Ionenkanäle gekoppelt, die am Aktionspotenzial beteiligt sind, sondern wirkt über ein Second-Messenger-System, das mehr Zeit benötigt. Wenn also ein rascher Anstieg der Herzfrequenz erforderlich ist, zum Beispiel zu Beginn einer Akutbelastung, wird dieser zunächst durch einen vagalen Rückzug und anschließend durch eine sympathische Stimulation verursacht. Nach Beendigung der Belastung hängt die Geschwindigkeit, mit der die Herzfrequenz auf den Ausgangswert zurückkehrt, vom Ausmaß der vagalen Reaktivierung und dem Ausmaß der verbleibenden sympathischen Stimulation ab, einschließlich der Menge des verfügbaren Noradrenalins.[126, 127]

Im Ruhezustand ist der Körper überwiegend parasympathisch moduliert. Das bedeutet, dass bei der Messung der Ruheherzfrequenz fast ausschließlich die parasympathische Aktivität erfasst wird und somit kein Gleichgewicht zwischen den beiden Strängen des ANS herrscht. Die Herzfrequenz ist im Verhältnis zur intrinsischen Innervierungsrate des Sinusknotens stark reduziert. Die Konfrontation mit einem Stressor (zum Beispiel Trainingsbelastung) löst eine spezifische Reaktion aus, die in der Regel aus einer erhöhten Sympathikusaktivität und einer reduzierten Aktivität des Parasympathikus besteht. Das antagonistische Verhalten dieser beiden Stränge des ANS im

Rahmen einer sympathovagalen Kontrolle ohne On-/Off-Schwellen bleibt vermutlich während des gesamten Intensitätsspektrums erhalten und ist notwendig, um die systemdynamische Selbstregulation an der Schnittstelle vieler Subsysteme aufrechtzuerhalten. Neben den beiden Hauptsträngen des ANS sind zusätzlich weitere Faktoren für die Regulation der Herzfrequenz unter Ruhe- und Belastungsbedingungen zuständig, wie zum Beispiel Steuerungselemente höherer Gehirnareale sowie der Baro(Druck)-Reflex über Baro(Druck)-Rezeptoren zur Steuerung des Blutdrucks und anforderungsgerechten Versorgung von Organsystemen.[128, 129] Die resultierende Herzfrequenz stellt letztendlich die Anzahl der Herzschläge pro Zeiteinheit dar und wird zumeist in Schlägen pro Minute (1/min) oder BPM (englisch *beats per minute*) angegeben.

In der nachfolgenden Abbildung ist das antagonistische Verhalten der parasympathischen Aktivität und der sympathischen Aktivität des ANS während ansteigender Belastungsintensität dargestellt. Der Abfall der parasympathischen Aktivität erreicht einen Nadir bei circa 50 bis 60 % der maximalen Sauerstoffaufnahme – der weitere Anstieg der Herzfrequenz ist dominant durch die sympathische Aktivität gesteuert, die parasympathische Aktivität ist jedoch weiterhin vorhanden, um die systemdynamische Regulationsteuerung auch bei sehr hohen Intensitäten aufrechtzuerhalten.

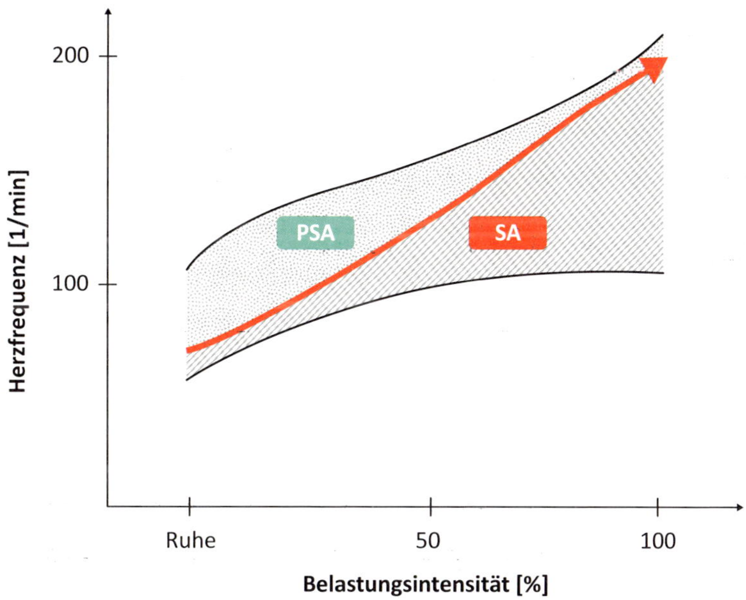

Abgebildet ist die schematische Darstellung des inversen (antagonistischen) Zusammenhangs des modulierenden Einflusses der parasympathischen Aktivität (PSA) und der sympathischen Aktivität (SA) des ANS während ansteigender Belastungsintensität. Die zentrale rote Linie kennzeichnet die steigende Herzfrequenz.[130]

Ruheherzfrequenz: HF_{RUHE}

Die Ruheherzfrequenz ist die niedrigste Herzfrequenz in maximal entspanntem Zustand. Sie steht in Abhängigkeit vom Alter, der Genetik (Vererbung), dem Fitnesslevel, dem Geschlecht, dem Stresslevel und dem Gesundheitszustand. Die Ruheherzfrequenz sinkt mit kardio-pulmonaler Anpassung. Frauen, Kinder und Jugendliche haben generell betrachtet eine höhere Ruheherzfrequenz als Männer beziehungsweise Erwachsene – determiniert durch die geringere Herzgröße.[131] Eine geringe Erhöhung bei stabilem Leistungsstand kann auf eine chronische Überlastung (Ermüdung) oder einen Infekt hindeuten.

HF_{RUHE} Normalperson: 60–80 1/min
HF_{RUHE} Leistungssportler: 40–60 1/min, mitunter bis zu < 30 1/min

Die Ruheherzfrequenz wird in liegender oder sitzender Position am Morgen sofort nach dem Erwachen und einer kurzen Standardisierungsphase (1 bis 2 Minuten) ohne den Einfluss von Stressoren erfasst – alternativ auch während des Nachtschlafs. Weitere Empfehlungen, unter anderem zur Ermittlung einer individuellen Baseline, werden in Kapitel 5 erläutert.

Durchschnittliche Herzfrequenz während Belastung: $HF_{BELASTUNG}$

Die durchschnittliche Herzfrequenz stellt den Mittelwert in einer Trainingseinheit, einem Trainingsabschnitt oder einer akuten Belastungs- beziehungsweise Nachbelastungsphase (aktive Erholung) über einen spezifischen Messzeitraum dar. Sie kann durch standardisierte Erhebung im Vergleich zur Belastungssituation (zum Beispiel bei 10 km/h Laufgeschwindigkeit) im nicht ermüdeten oder ermüdeten Zustand erhoben werden, um Ableitungen für Diagnostik und Trainingssteuerung treffen zu können. Die durchschnittliche Herzfrequenz kann durch Training im Sinne einer Ökonomisierung der Herz-Kreislauf- und Atmungstätigkeit abgesenkt werden. Spezifische Besonderheiten zur Interpretation von Veränderungen werden in Kapitel 5 erläutert.

Maximale Herzfrequenz: HF_{MAX}

Die maximale Herzfrequenz stellt die höchste Herzfrequenz unter willensmäßiger Mobilisierung aller Leistungsreserven dar, die willkürlich bei maximaler Ausbelastung erreicht werden kann.[132] Sie ist unter anderem abhängig vom kalendarischen Alter – sinkt im Alternsgang –, der Genetik (Vererbung), dem Trainingsalter und der Belastungsart beziehungsweise Sportart (Masse der beanspruchten Muskulatur). In Bezug auf den zuletzt benannten Fakt kann eine Person auf einem Laufband eine höhere Herzfrequenz erreichen als beispielsweise auf einem Radergometer, da beim Laufen mehr Muskulatur involviert ist.[133] Weniger beeinflusst wird die maximale Herzfrequenz von der Leistungsfähigkeit beziehungsweise durch Anpassungsprozesse. Sie kennzeichnet einen Istzustand. Unter dem Einfluss von Vorermüdung (zum Beispiel intensives Training am Vortag) kann es vorkommen, dass eine maximale Aktivierung über das ANS nicht möglich ist und die maximale Herzfrequenz nicht erreicht werden kann – das gilt auch für die Herzfrequenz im Wettkampf. Medikamente wie zum Beispiel Betablocker können die maximale Herzfrequenz ebenfalls beeinflussen und in dem Fall deutlich absenken.

Um die maximale Herzfrequenz zu bestimmen, kann ein kontinuierlich gesteigerter Ausbelastungstest durchgeführt werden (Seite 110). Indirekt kann die maximale Herzfrequenz auch mittels Berechnungsformeln bestimmt werden. Diese indirekte Art der Bestimmung ist aber eher als grobe Schätzung anzusehen und weniger zu empfehlen, da der berechnete Wert den tatsächlichen Wert deutlich verfehlen kann,[134, 135] was in der Folge einen bedeutsamen Einfluss auf die Trainingssteuerung sowie die Bewertung der Beanspruchung haben kann, wenn die maximale Herzfrequenz als Bezugsgröße herangezogen wird.

Beispielformeln zur Berechnung der HF_{MAX}

- Fox und Haskell:[136] 220 – Lebensalter
- Miller et al.:[137] 217 – (0,85 × Lebensalter)
- Tanaka et al.:[138] 208 – (0,7 × Lebensalter)

Nachfolgend sind diese drei Beziehungen der maximalen Herzfrequenz und des Lebensalters berechnet mit den angegebenen Formeln dargestellt. Ersichtlich ist die Heterogenität der Ergebnisse über die Lebensspanne. Der grau unterlegte Bereich markiert die approximierte interindividuelle Variabilität, welche über Regressionsformelbeziehungen nicht abgebildet werden kann. Aus zahlreichen Analysen ist ersichtlich, dass Individuen im gleichen Alter deutlich unterschiedliche maximale Herzfrequenzen aufweisen können und zudem Individuen mit deutlich unterschiedlichem Lebensalter vergleichbare Werte aufweisen können.

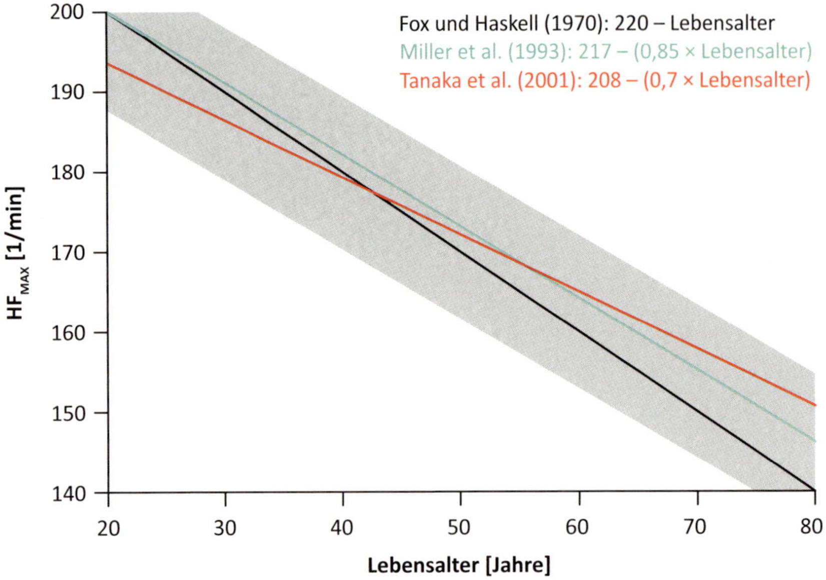

Die Darstellung zeigt die Beziehung der maximalen Herzfrequenz und des Lebensalters, berechnet mit den angegebenen Formeln.

Herzfrequenzreserve: $HF_{RESERVE}$

Die Herzfrequenzreserve stellt das Delta zwischen der maximalen Herzfrequenz und der Ruheherzfrequenz dar. Sie kann durch trainingsbedingte Anpassungen erhöht werden, indem sich die Ruheherzfrequenz im Rahmen der Ökonomisierung der Herz-Kreislauf- und Atmungstätigkeit absenkt.[139]

Erholungsherzfrequenz: $HF_{ERHOLUNG}$

Die Erholungsherzfrequenz ist definiert als die Herzfrequenz, die nach dem Ende einer Belastungsphase, nach einer Trainingseinheit oder einem Trainingsabschnitt, und einem definierten Zeitintervall vorherrscht. Wenn beispielsweise nach einem 5-minütigen Dauerlauf die Herzfrequenz von 148 Schlägen pro Minute nach 3 Minuten passiver Pause auf 94 Schläge pro Minute sinkt, ist die Herzfrequenz von 94 als Erholungsherzfrequenz definiert. Alternativ kann das Delta berechnet werden (54 1/min). Typische Zeitintervalle zur Messung der $HF_{ERHOLUNG}$ nach Belastungsende sind 1 oder 3 Minuten.

Das Absinken der Herzfrequenz hängt funktionell mit der vagalen Reaktivierung sowie dem sympathischen Rückzug zusammen.[140] Je schneller das Absinken der Herzfrequenz erfolgt, desto höher kann die Erholungsfähigkeit und Leistungsfähigkeit eingeschätzt werden. Der Abfall der Herzfrequenz ist von der vorangegangenen Intensität und Dauer der Belastung abhängig. Besonders aussagekräftig ist die Erholungsherzfrequenz, wenn diese nach vergleichbaren Trainingseinheiten erhoben wird (Seite 163). Ist die Herzfrequenz nach dem Training über mehrere Stunden deutlich erhöht, spricht dies für eine starke Beanspruchung und Erschöpfung des Organismus – Flüssigkeitsmangel (Dehydratation) kann ebenfalls dazu beitragen. Weitere Faktoren für eine verringerte Erholungsherzfrequenz und dauerhaft erhöhte Herzfrequenz nach der Trainingsbelastung können der allgemeine Gesundheitszustand, die psychische Beanspruchung im Alltag und Beruf, erhöhte Körpertemperatur oder/und Umgebungstemperatur sein.[141] Die Erholungsherzfrequenz kann auch für eine beanspruchungsorientierte Pausengestaltung im Intervalltraining eingesetzt werden – zum Beispiel Start des nächsten Intervalls, wenn 70 % der HF_{MAX} in einer passiven (zum Beispiel Stehen) oder aktiven (zum Beispiel Gehen) Pausengestaltung erreicht sind. Steigt die Ermüdung während des Trainings an, so verlängert sich automatisch auch die Pausenzeit.

Herzfrequenzvariabilität: Qualitative Informationen der Herzfrequenzregulation

Als essenzielle Steuer- und Regulationsebene zur Verarbeitung von internen und externen Einflüssen und Informationen gilt das ANS in Verbindung mit dem zentralen Nervensystem (ZNS). Die Herzfrequenzvariabilität (englisch *heart rate variability*, HRV) als Parameter der Endorganantwort des Herzens an der Schnittstelle dieser Steuersysteme ist aktuell eine der bedeutendsten nicht invasiven Informationsquellen, welche Aussagen über den physiologischen Status eines Organismus zulässt.[142] Im Rahmen dieses Buchs wird die HRV und deren Verwendung für die Trainings- und Regenerationssteuerung ausschließlich über Ruheanalysen morgens nach dem Aufwachen, alternativ über Analysen des Nachtschlafs – wie für die Ruheherzfrequenz empfohlen – sowie für Erholungsmessungen nach Akutbelastung – wie für die Erholungsherzfrequenz empfohlen – implementiert.

Die HRV kennzeichnet die zeitliche Änderung (Variation) der Herzperiode beziehungsweise Schlag-zu-Schlag-Variabilität der Herzfrequenz über einen definierten Messzeitraum (1 Minute bis zu 24 Stunden). Maßgeblich für die Kalkulation der HRV ist die Zeit zwischen zwei aufeinanderfolgenden Herzschlägen, bezeichnet als R-R-Intervall in der Einheit Millisekunden. Die HRV ist eine Messgröße der neurovegetativen Aktivität und autonomen Funktion des Herzens und beschreibt die Fähigkeit des Herzens, den zeitlichen Abstand von Herzschlag zu Herzschlag an den situativen Bedarf laufend anzupassen, um sich in Reaktion auf wechselnde Anforderungen schnell umzustellen. Die HRV ist damit eine Kenngröße für die Umstellungsfähigkeit des menschlichen Organismus auf exogene und endogene Belastungssituationen. Das komplexe Zusammenspiel von intrinsischer Herzleistung und bedarfsorientierter Regulation der Herzfunktion durch das ANS sowie das Endokrinium führt zur Anpassung des Herzminutenvolumens an den situativen Bedarf. Allgemein kann festgehalten werden, dass eine höhere HRV für einen guten Gesundheitszustand steht und die Variabilität unter Belastungsbedingungen stark abnimmt.[143] Umstellungsfähigkeit und Funktionalität der Herzfrequenzregulation werden vor allem über die schon erwähnte Einflussnahme der positiv chronotropen Wirkung des Sympathikus sowie der negativ chronotropen Wirkung des Parasympathikus und deren Neurotransmitter auf die intrinsische Aktivität der Schrittmacherzellen bestimmt.[144, 145] Die HRV operationalisiert dabei die Fluktuationen der Herzperiodendauer in einem festgelegten Zeitraum und wird aus der Zeitreihe der aufeinanderfolgenden R-R-Intervalle mithilfe verschiedener Kenngrößen bestimmt.[146, 147, 148] Häufig wird dabei von der HRV gesprochen, was nicht ganz zutreffend ist. Bei der Analyse der HRV wird immer Bezug auf konkrete HRV-Indizes genommen, die zum Teil ganz unterschiedliche HRV-Komponenten und deren Interpretation erfassen können. Die traditionellen HRV-Indizes werden methodisch in Metriken des Zeitbereichs, des Frequenzbereichs und des nicht linearen Bereichs eingeteilt.

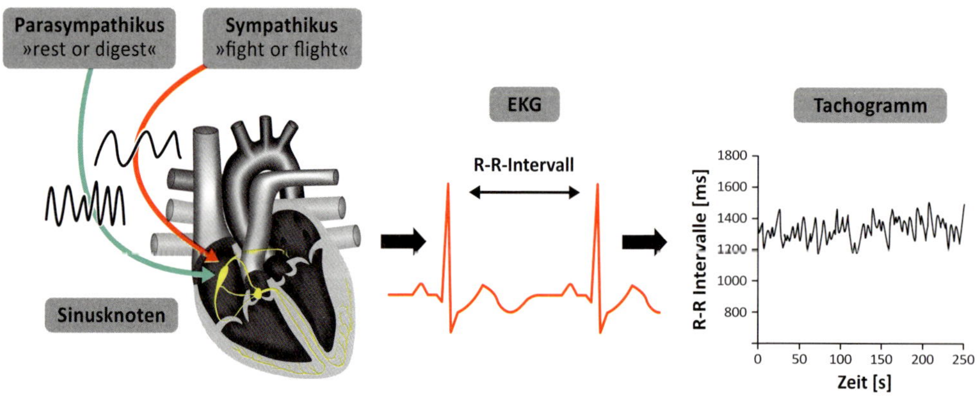

Ein R-R-Intervall von 1200 Millisekunden (ms) entspricht zum Beispiel einer Herzfrequenz von 50 Schlägen pro Minute:
1200 ms = 1,2 s
1 min = 60 s
Herzfrequenz = 60 / 1,2 = 50 1/min

Die Schemadarstellung zeigt die Modulation der Sinusknotenaktivität unter anderem durch Parasympathikus und Sympathikus sowie die Operationalisierung der Herzfrequenz und Herzfrequenzvariabilität vom Elektrokardiogramm (EKG) bis zu den R-R-Intervallen, abgetragen im Tachogramm.

Die elektrische Selbsterregung des Herzens geht auf eine charakteristische Eigenschaft des kardialen Taktgebers, des Sinusknotens, zurück. Der Sinusknoten kann als Multi-Inputsystem angesehen werden, dessen intrinsische Aktivität sowohl durch mechanische Faktoren wie Zug, Druck und Temperatur als auch durch Hormone wie etwa Katecholamine (Adrenalin, Noradrenalin) oder Kortikosteroide beeinflusst werden kann. Über Sympathikus- und Vagusfasern steht das Herz als zentrales Effektororgan des Kreislaufsystems unter unmittelbarer Kontrolle des ANS, das den stärksten modulierenden Effekt auf die Sinusknoten-Depolarisation ausübt.[149] Auf diese Weise können wichtige Kreislaufgrößen, wie der arterielle Blutdruck und die Herzfrequenz, rasch auf die Bedürfnisse des Gesamtorganismus umgestellt werden. Physiologisch gesehen schlägt das Herz nicht gleichmäßig wie ein Metronom, sondern unregelmäßig. Dies ist Folge der permanenten autonomen Modulation der intrinsischen Sinusknoten-Aktivität. Über diese Regulierung kann sich das System in der Bandbreite seiner Regulationsdynamik situativ auf die Belastungsgegebenheiten einstellen. Obwohl die intrinsische Herzfrequenz deutlich über 100 Schlägen pro Minute liegt, kann die Ruheherzfrequenz bei Sportlern deutlich unter 50 Schlägen pro Minute liegen, weil in Ruhe die efferente Vagusaktivität am Sinusknoten überwiegt. Die Stärke der Vagusaktivität lässt sich aus den aufgezeichneten R-R-Intervallen durch die Berechnung spezieller HRV-Metriken ermitteln.[150] Bewährt haben sich für das regelmäßige Monitoring sowie die Belastungs- und Regenerationssteuerung parasympathisch dominierte Metriken, die folgend aufgeführt sind. Der Zeitbereichsparameter RMSSD ist hierbei die Metrik mit der höchsten Evidenz und weitverbreitetsten Anwendung:[151, 152]

- **RMSSD** (englisch *root mean square of successive differences*): Zeitbereichsparameter, der Auskunft über kurzfristige Veränderungen der R-R-Intervalle (Kurzzeitvariabilität) gibt
- **SD1** (englisch *standard deviation 1*): Breite der Punktwolke aus dem Poincaré-Plot zur Analyse der Kurzzeitvariabilität
- **HF-Power** (englisch *high-frequency power*): Spektralleistung im HF-Band von 0,15 bis 0,4 Hz (für Ruheanalysen) geprägt durch vagal modulierte respiratorische Sinusarrhythmie und nicht neurale mechanische Faktoren (zum Beispiel Atmungsbewegung)

Ein Beispiel für einen Herzfrequenz- und R-R-Intervallverlauf, aufgenommen mit einer Polar V800 und einem H10-Sensor über einen Brustgurt unter verschiedenen Bedingungen, ist nachfolgend dargestellt – die Bedingungen ändern sich von Liegen über

Sitzen und Stehen zum Gehen (6 km/h) sowie Laufen (10 km/h) – es folgt eine aktive Regenerationsphase wiederum beim Gehen (6 km/h). Es kann sehr gut nachvollzogen werden, wie die Variabilität in der Zeitreihe mit steigender Intensität und Lagewechsel abnimmt. Grün gekennzeichnet sind Orthostasereaktionen, die durch den Lagewechsel vom Liegen zum Sitzen und vom Sitzen zum Stehen zu erkennen sind. Rot gekennzeichnet ist ein einzelner Artefakt durch Bewegung des Brustgurtes oder

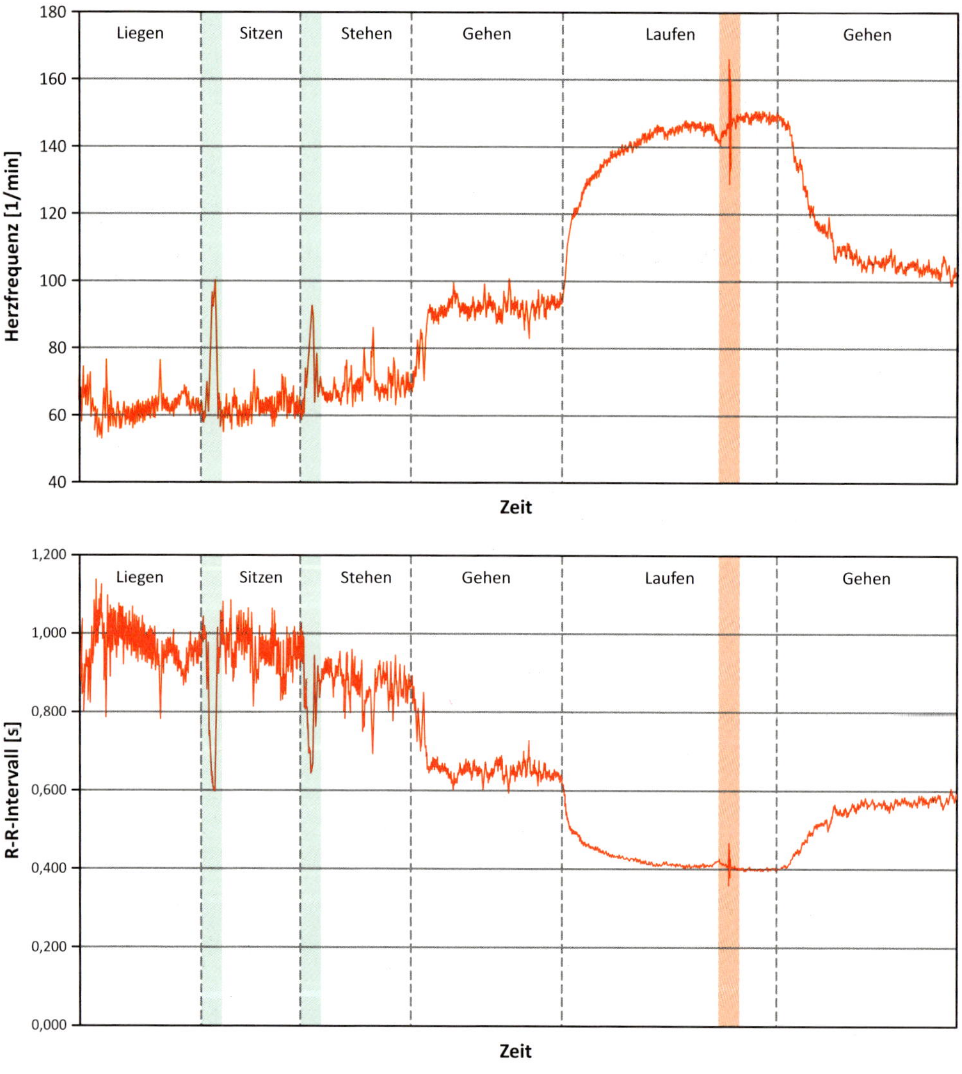

Die Abbildungen zeigen den Herzfrequenz- und R-R-Intervallverlauf, aufgenommen mit einer Polar V800 und einem H10-Sensor über einen Brustgurt unter verschiedenen Bedingungen.

durch eine Extrasystole. Eine Extrasystole stellt sich durch ein kurzes R-R-Intervall dar, gefolgt von einer kompensatorisch verlängerten Pause (verlängertes R-R-Intervall). Dieser Artefakt hat wenig Einfluss auf das mittlere R-R-Intervall sowie die Herzfrequenz eines 60-sekündigen Analyseintervalls, jedoch erheblichen Einfluss auf den RMSSD beispielsweise (ohne Artefaktkorrektur = mittleres R-R-Intervall: 404 ms, HF: 148 1/min, RMSSD: 13,9 ms versus mit Artefaktkorrektur = mittleres R-R-Intervall: 405 ms, HF: 148 1/min, RMSSD: 3,1 ms).

EINFLUSSFAKTOREN DER HERZFREQUENZREGULATION

Im Sinne eines homöodynamischen Verständnisses von Organismen als informationell offenes, selbstorganisiertes und mit der Umwelt interagierendes System können eine Vielzahl von internen und externen Faktoren auf die Regulation der Herzfrequenz und der HRV Einfluss nehmen – sowohl unter Ruhebedingungen als auch während einer Akutbelastung. Hierbei kann man sowohl akute und chronische Effekte nennen. Eine Standardisierung von Messbedingungen beziehungsweise eine Berücksichtigung von Einflussfaktoren bei der Interpretation der erhobenen Daten – auch in Bezug zur eigenen Datenhistorie (Seite 177) – ist daher unabdingbar. Die Auflistung hat keinen Anspruch auf Vollständigkeit – weitere Daten und Erläuterungen zu Einflussfaktoren finden sich in der einschlägigen Literatur.[153, 154, 155, 156, 157] Zu diesen eher physiologisch determinierten Faktoren kommen Einflussgrößen des Messgeräts hinzu, zum Beispiel im Sinne der Gütekriterien Validität und Reliabilität des gewählten Messprinzips, die in Kapitel 3 näher betrachtet werden.

Akute Einflussfaktoren

- Koffeineinnahme
- Nikotinabusus und Alkoholkonsum
- Medikamenteneinnahme (zum Beispiel wirkt eine Asthmamedikation stimulierend, eine Bluthochdruckmedikation drosselnd)
- Blasenfüllung und Flüssigkeitshaushalt
- Energiereserven
- Nahrungs- und Getränkeeinnahme (zum Beispiel Verdauung und Zeitpunkt der Messung)
- Tageszeitpunkt der Messung (zum Beispiel morgens versus abends)
- Jahreszeit (zum Beispiel saisonale Effekte)

- Körperlage während der Messung (zum Beispiel liegend versus stehend)
- Gesundheitszustand (zum Beispiel viraler Infekt)
- Stress (zum Beispiel Beruf, Reisen, Zeitumstellungen, Privatleben)
- Alltagsaktivität und Bewegungsmangel
- (Trainings-)Belastung (zum Beispiel akute Ermüdung) inklusive Belastungsnormative (zum Beispiel Intensität, Dauer, Bewegungsfrequenz)
- Verletzungen (zum Beispiel eingeschränkte Mobilität nach Achillessehnenruptur)
- Schlaf (zum Beispiel Dauer, Qualität)
- Atmung (zum Beispiel Frequenz, Tiefe)
- Umgebungsbedingungen (zum Beispiel Temperatur, Luftfeuchtigkeit, Sonneneinstrahlung, natürliche oder künstliche Höhenbedingungen und dadurch bedingter Sauerstoffmangel)

Chronische Einflussfaktoren

- Lebensalter und Geschlecht
- Genetik
- Leistungsfähigkeit/Fitnesslevel
- Menstruationszyklus
- Schwangerschaft
- Körperzusammensetzung (zum Beispiel Körpergewicht, Fettmasse)
- Chronische Erkrankung (zum Beispiel Bluthochdruck, Entzündungen, Depression)
- Chronische Schmerzzustände
- Chronischer Stress (zum Beispiel Berufs-, Privatleben)
- Chronische (Trainings- oder Wettkampf-)Belastung ohne adäquate Regenerationsphasen (zum Beispiel chronische Ermüdung)

Anhand der aufgeführten Einflussfaktoren wird ersichtlich, welche Faktoren zu einer Einschränkung und Verbesserung der Herzfrequenzregulation im Sinne des Gesundheitszustandes und der Leistungsfähigkeit führen können. Für eine Beeinträchtigung sind vorwiegend Erkrankungen und gesundheitliche Einschränkungen (zum Beispiel Verletzungen, Infekte), mentaler Stress, dauerhaft hochintensive Trainingsinhalte oder Wettkampfphasen ohne adäquate Regenerationsphasen, Reisestressoren und Schlafmangel zu nennen. Für eine Verbesserung der Herzfrequenzregulation sind vorwiegend Faktoren wie niedrigintensives Ausdauertraining, regenerationsfördernde Maßnahmen und Entspannungsinterventionen (zum Beispiel über Atmungsregulation, Yoga, Meditation) sowie das individuelle Wohlbefinden im Zusammenhang mit Selbstwirksamkeit, Zufriedenheit und Ausgeglichenheit zu nennen. Die zuletzt genannten Faktoren können im Übrigen mit zum Teil anspruchsvollen Phasen in Berufs- und Privatleben mit positiv assoziiertem Stress verbunden sein.

Als ein Beispiel für den Einfluss der Ausdauerleistungsfähigkeit ist nachfolgend der Vergleich eines Ausdauersportlers und eines Nichtsportlers gleichen Alters dargestellt. Eine Vielzahl von Studien konnte belegen, dass ein moderates Ausdauertraining zur Wiederherstellung einer auf Alter und Geschlecht bezogenen normalen HRV und HF-Dynamik beitragen kann. Gezeigt werden konnte dies für alle Altersbereiche, von Kindern bis zu sehr alten Menschen. Deutliche Unterschiede manifestieren sich im gezeigten Beispiel in der niedrigeren Ruheherzfrequenz (HF_{RUHE}) beziehungsweise den längeren R-R-Intervallen (mean RR), der hohen Gesamtvariabilität der Zeitreihe sowie der hohen Kurzzeitvariabilität (RMSSD) durch den starken vagalen Einfluss bei der trainierten Person.

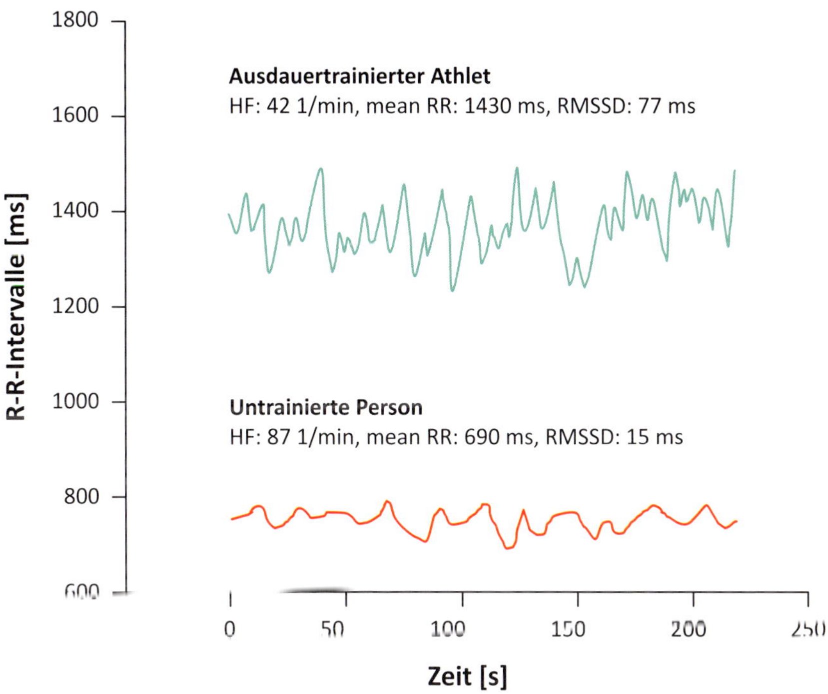

Die Unterschiede sind mehr als deutlich: ein Tachogramm mit R-R-Intervallen eines Ausdauersportlers und eines Nichtsportlers gleichen Alters.[158]

Ein zweites Beispiel wird über die akute Einflussnahme durch die respiratorische Sinusarrhythmie (RSA) ersichtlich. In Abhängigkeit von der zyklischen Regulation der Atmung ist unter Ruhebedingungen eine erhebliche neurophysiologische Beeinflussung der Herzaktivität gegeben, die sich in spontanen Änderungen der R-R-Intervalle (Herzperiodendauer) äußert. Die sogenannte RSA ist gekennzeichnet durch eine Herzfrequenzzunahme (Verkürzung der R-R-Intervalle) während der Einatmung und eine Herzfrequenzabnahme (Verlängerung der R-R-Intervalle) während der Ausatmung. Dies führt zu einer synchronen Schwingung von Herzfrequenz und Atemfrequenz. Die RSA wird vor allem nerval über den Vagusnerv vermittelt und daher auch als Maß des parasympathischen Funktionszustandes interpretiert. Weiterhin ist der direkte mechanische Einfluss der Atembewegung auf das Herz bedeutsam. Druckschwankungen im Thorax während der Atembewegungen führen zu Veränderungen des Blutangebots im Herzen und damit zu Vor- und Nachlaständerungen (siehe auch Frank-Starling-Mechanismus) und zu Verlagerungen der Herzachse. Somit werden auf nicht neuralem Wege atemsynchrone Schwankungen der R-R-Intervalle vermittelt. Solche Kopplungseffekte – auch als Entrainment bezeichnet – führen zu einer Ökonomisierung der beteiligten Sub- beziehungsweise Funktionssysteme. Autonome Kopplungen lassen sich beispielweise durch Entspannungsverfahren in Form von Biofeedback-Übungen trainieren. Akute Effekte in Form einer Einflussnahme auf die Kopplung lassen sich so relativ schnell erreichen. Chronische Effekte durch eine dauerhaft verbesserte Aktivierung des Parasympathikus unter Ruhebedingungen können so ebenfalls moduliert werden.

Ein konkretes Beispiel ist nachfolgend dargestellt. Der Einfluss der Taktatmung auf die Herzfrequenzregulation inklusive HRV wird anhand der benannten Parameter durch eine verringerte Herzfrequenz beziehungsweise verlängerte R-R-Intervalle (mean RR) sowie erhöhter Variabilität über die HRV-Analysegröße RMSSD während der akuten Intervention deutlich. Es zeigt sich im Herzfrequenztachogramm ein kohärenter Herzrhythmus. Kohärenz ist die Voraussetzung für alle Interferenzphänomene. Bei gleicher Wellenlänge und gleichem Takt verstärkt sich die Amplitude, bei verschobenem Takt beziehungsweise verschobener Phase verschwindet die Welle. Je mehr rhythmische Subsysteme mit gleicher Wellenlänge auf den Sinusknoten einwirken, desto stärker wird die Resonanz.[159]

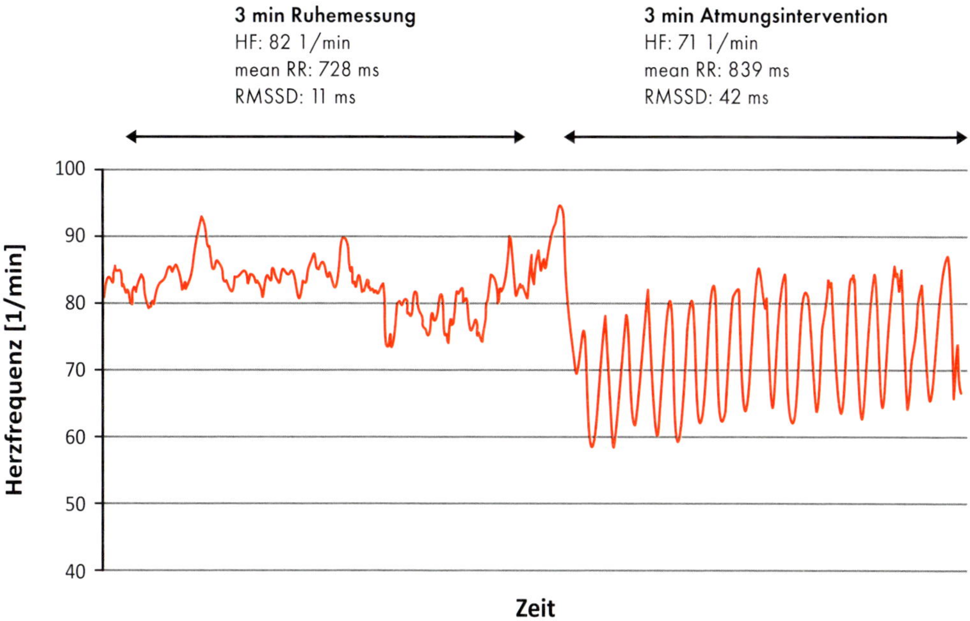

Dieses Herzfrequenz-Tachogramm zeigt die vagale Stimulation – auch als HRV-Biofeedback bezeichnet – eines 35-jährigen männlichen Probanden während einer 3-minütigen Ruhemessung im Stehen sowie einer 3-minütigen Taktatmung (englisch paced breathing) mit 6 Atemzügen pro Minute (4 Sekunden Inspiration, 6 Sekunden Exspiration) im Stehen. Der Kopplungseffekt zwischen Atmung und Herzfrequenzregulation wird auch als respiratorische Sinusarrhythmie (RSA) bezeichnet.

DAS ANSTRENGUNGSEMPFINDEN ALS SUBJEKTIVE UND WERTVOLLE BEANSPRUCHUNGSKENNGRÖSSE

Die Individualisierung des Trainings setzt voraus, dass man den Unterschied zwischen hoher und niedriger Anstrengung erkennen kann. Jeder von uns kann subjektiv zwischen schweren und leichten Aufgaben unterscheiden.[160] Bevor telemetrische Herzfrequenzmessgeräte das Erfassen der Herzfrequenz möglich gemacht haben, war das subjektive Anstrengungsempfinden, wie es in der sogenannten Borg-Skala dargestellt wird, der Standard zur subjektiven Einschätzung von schwerer und leichter körperlicher Anstrengung. Die ursprüngliche 15-stufige Skala zur Bewertung des subjektiven Anstrengungsempfindens (englisch *rate of perceived exertion*, RPE) in einer Range von 6 bis 20 geht auf den Physiologen Gunnar Borg zurück und wird daher auch als Borg-Skala bezeichnet.[161] Die ursprüngliche Skala wurde entwickelt, um den linearen

Anstieg der Herzfrequenz mit zunehmender Intensität darzustellen. Dabei soll RPE 6 einer Herzfrequenz von circa 60 Schlägen pro Minute in Ruhe und RPE 20 einer maximalen Herzfrequenz von circa 200 Schlägen pro Minute entsprechen. Obwohl die Borg-Skala nützlich ist, handelt es sich um ein willkürliches System, da sie keine objektive Möglichkeit zur Messung der Anstrengung bietet. Weitere Skalen wurden für das Verhältnis mit einem 0-10-System entwickelt,[162] um die nicht linearen physiologischen Schwellenwerte besser abzubilden. Mitunter werden diese Skalen auch als OMNI-Skalen (lateinisch »omnis« für alles oder jeder) oder als CR10-Skalen (englisch *category ratio*, CR) bezeichnet.[163] Aufgrund der hohen Konstruktvalidität zwischen den 0-10-Skalen und der RPE-Skala von 6 bis 20 finden beide Ansätze in der Praxis ihre Anwendung.[164, 165] Zwischen dem subjektiven Anstrengungsempfinden und Beanspruchungsparametern, wie der Herzfrequenz, der Sauerstoffaufnahme sowie der Laktatkonzentration,[166, 167, 168, 169] sowie Belastungsparametern[170] besteht ein hoher bis sehr hoher statistischer Zusammenhang, weshalb die Verwendung solcher Skalen als ausreichend valide zur Quantifizierung der Reizintensität beschrieben wird.[171, 172, 173]

In den folgenden Tabellen sind die RPE-Skala zur Schätzung des Anstrengungsempfindens nach Borg[174] mit einer Übersetzung des allgemeinen Gefühls der Anstrengung[175] sowie darunter die CR10-Skala nach Foster et al. (ins Deutsche übersetzt)[176] dargestellt. Das subjektive Anstrengungsempfinden als mehrdimensionales Konzept ganzheitlicher Beanspruchung beruht auf der Wahrnehmung der Athleten und vereinigt die Informationen, welche die verschiedenen Subsysteme des Organismus liefern, und kann ideal als Steuerungsinstrument ergänzt durch die Herzfrequenz eingesetzt werden. Analysen haben gezeigt, dass die beiden oben angeführten Skalen untereinander austauschbar in der Anwendung eingesetzt werden können[177] – eine Gewöhnung an die jeweilige Skala (Familiarisierung) ist zu empfehlen.

6		Keine körperliche Belastung, bequemes Liegen oder Sitzen
7	sehr, sehr leicht	Kaum spürbares Gefühl der Anstrengung
8		
9	sehr leicht	Sehr einfach, man könnte das unbegrenzt fortsetzen und es ist immer noch sehr bequem zu sprechen.
10		
11	recht leicht	Spürbare Anstrengung, aber es fühlt sich leicht an und es ist angenehm zu sprechen.
12		
13	etwas anstrengender	Spürbare Anstrengung, die Atmung ist jetzt tiefer und häufiger. Wahrscheinlich letzte Phase, in der man bequem sprechen kann.
14		
15	anstrengend	Du fühlst dich atemlos. Es ist unangenehm, ein Gespräch zu führen.
16		
17	sehr anstrengend	Du fühlst dich sehr atemlos. Du kannst das nicht lange durchhalten. Es ist sehr unangenehm zu sprechen.
18		
19	sehr, sehr anstrengend	Du bist extrem atemlos. Du kannst das nicht aufrechterhalten. Du musst jetzt oder sehr bald aufhören.
20		

0	Ruhe
1	sehr, sehr leicht
2	leicht
3	moderat
4	etwas hart
5	hart
6	
7	sehr hart
8	
9	
10	maximal

DIE LAKTATLEISTUNGSDIAGNOSTIK ALS LABOR- ODER FELDTESTUNG – DER STANDARD IM AUSDAUERSPORT

Mit Blick auf die dargestellten physiologischen Grundlagen in Kapitel 1 ab Seite 34 ist der Energiestoffwechsel die entscheidende Regelgröße für das Leistungsvermögen im Ausdauersport. Je mehr Energie in Form von ATP der Organismus der Muskulatur zur Verfügung stellen kann, desto leistungsfähiger ist er. Da sich der Anteil der unterschiedlichen Wege der ATP-Resynthese am Gesamtenergiebedarf in Abhängigkeit der Zeit und Belastungsintensität verändert, ist für die Trainingssteuerung von Interesse, wie hoch die metabolische Beanspruchung während einer Belastung ist. Hierzu kann die Laktatleistungsdiagnostik (LLD) als Untersuchungsstandard eingesetzt werden. Weiterhin ist anhand der LLD auch die maximale Ausdauerleistungsfähigkeit objektivierbar. Im Labor- sowie im Feldtest wird hierzu in der Regel ein Stufentest durchgeführt. Die stufenförmige Belastungssteigerung erlaubt, dass sich je Stufe die Beanspruchung an die Belastung anpassen kann (beispielsweise der Laktatwert, die Herzfrequenz, das Anstrengungsempfinden). Die Stufendauer beträgt üblicherweise 2 bis 3 Minuten – Stufendauern von 1 bis 5 Minuten werden jedoch auch angewendet (die Auswahl der Stufendauer findet in Abhängigkeit der Testperson statt). Am Ende jeder Belastungsstufe wird Laktat mittels einer kleinen Blutprobe am Ohrläppchen oder der Fingerbeere gemessen. Weitere Parameter können parallel gemessen beziehungsweise automatisch erfasst werden (beispielsweise durch den parallelen Einsatz einer Spirometrie können kontinuierlich ventilatorische und respiratorische Parameter wie die Atemfrequenz oder die Sauerstoffaufnahme bestimmt werden). Die Belastung wird nun so lange stufenweise gesteigert, bis die Testperson den Test ermüdungsbedingt abbrechen muss. Beim Testabbruch wird nochmals die Laktatkonzentration gemessen. Da die Laktatkonzentration auch noch über das Testende hinaus weiter ansteigen und der maximal zu erreichende Laktatwert hinsichtlich der Bewertung der Laktatazidose von Interesse sein kann, können auch nach Testabbruch weitere Laktatproben entnommen werden – zum Beispiel in der 1., 3., 5., 7. und 10. Minute nach Testabbruch. Um die Qualität der LLD insgesamt abzusichern, sind die folgenden Aspekte zu beachten:[178]

- Der Qualitätsstandard hinsichtlich der eingesetzten Geräte sowie des Personals ist sicherzustellen. Beispielsweise haben die auf dem Markt erhältlichen mobilen Laktatmessgeräte einen unterschiedlichen Messfehler im Hinblick auf Genauigkeit, weshalb es sich lohnt, bei der Anschaffung vorab Validierungsuntersuchungen[179] zu sichten. Gleiches gilt für Spirometriesysteme.[180]

- Eine einheitliche Untersuchungs- und Messmethodik ist für eine Standardisierung essenziell, um insbesondere bei längsschnittlichen Analysen die Vergleichbarkeit abzusichern.
- Die Bewertung von einzelnen Laktatwerten ist eher problematisch, da diese einer gewissen biologischen und untersuchungsmethodischen Variabilität unterliegen. Somit eignet sich die Analyse der Laktatleistungskurve als Ganzes besser. In diesem Zusammenhang ist auch die Betrachtung von fixen im Vergleich zu individuellen Laktatschwellen entscheidend für das Ergebnis der Analyse. In Studien konnte hierzu gezeigt werden, dass fixe Laktatschwellen mehr von der beschriebenen Variabilität beeinflusst werden als individuelle Laktatschwellen.

Um eine möglichst hohe Testqualität erreichen zu können, bedarf es für die LLD einer gewissenhaften Planung, Vorbereitung und Durchführung. Dies potenziert sich, wenn die Testung im Feld und mit mehreren Testpersonen gleichzeitig durchgeführt werden soll. Das folgende Equipment ist für einen Laktatstufentest unter Feldbedingungen mit mehreren Athleten nötig.

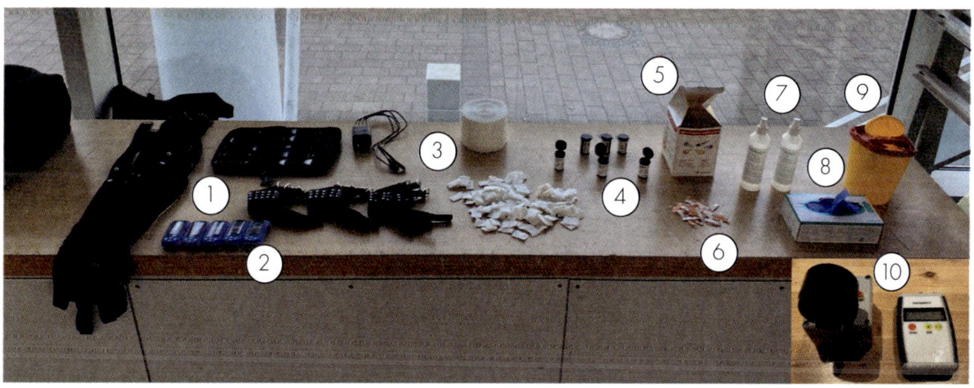

① Herzfrequenzmessgeräte bestehend aus Brustgurt, Sensoren und einem Messgerät mit Anzeige als Armbandempfänger
② Mobiles Laktatmessgerät zur Analyse der Blutlaktatkonzentration
③ Zelltupfer
④ Messtreifen für das mobile Laktatmessgerät
⑤ Sicherheitslanzetten für die Punktierung des Ohrläppchens oder der Fingerbeere
⑥ Pflaster
⑦ Desinfektionsmittel
⑧ Einweghandschuhe
⑨ Sicherheitsabfallbehälter
⑩ Impulsgeber mit Lautsprecher zur Vorgabe der Stufengeschwindigkeit über ein akustisches Signal

Damit der Laktatanstieg über die Belastungssteigerung hinweg korrekt interpretiert werden kann, sind mindestens vier Messzeitpunkte (vier absolvierte Stufen) nötig. In der Abschätzung der maximalen Ausdauerleistungsfähigkeit kann darauf die Stufendauer und das Inkrement der Belastungsstufen ausgerichtet werden. Damit die kontinuierlich eintretende Ermüdung die maximale Ausdauerleistungsfähigkeit nicht zu stark beeinflusst, sollte die Testdauer nicht länger als 25 bis 30 Minuten betragen (8 bis 9 Stufen bei einer Stufendauer von 3 Minuten).[181] Zur Generierung der Laktatleistungskurve werden die Laktatwerte (Y-Achse) gegenüber der Belastung (X-Achse, zum Beispiel Geschwindigkeit oder Leistung) in einem Diagramm abgetragen und interpoliert, wodurch der typische exponentielle Kurvenverlauf entsteht.

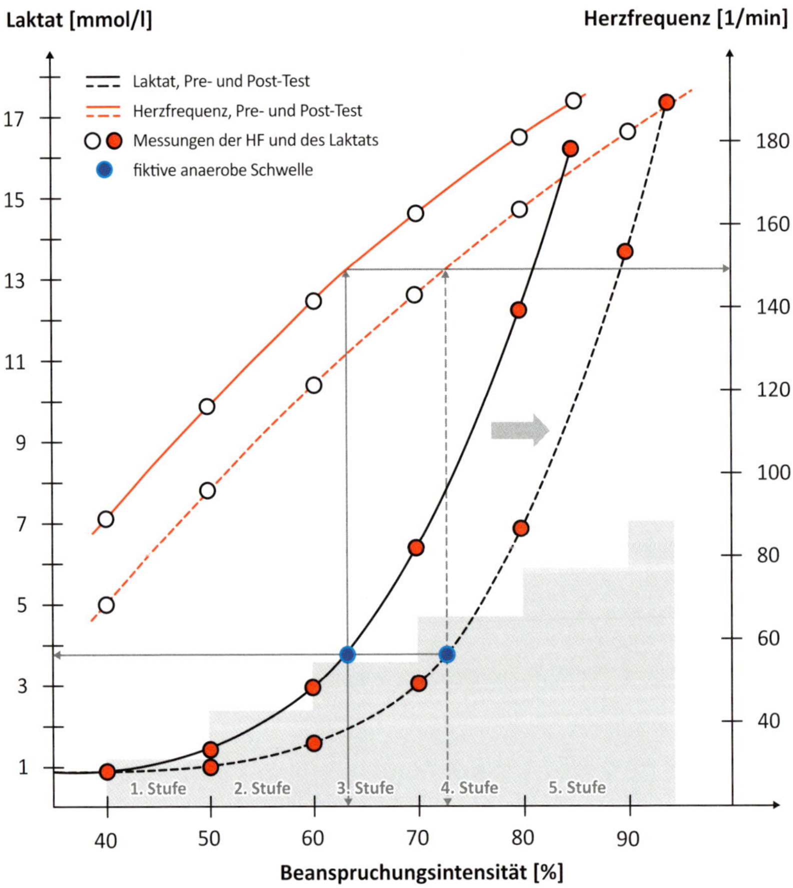

Längsschnittdarstellung einer Laktatleistungskurve: Die erste Messung wurde zu Beginn (Pre) eines Trainingszyklus und die zweite Messung nach Abschluss des Trainingszyklus (Post) durchgeführt.

Zentraler Interpretationsansatz bei der Auswertung der Laktatleistungskurve ist, je höher die realisierte physische Leistung im Verhältnis zum Anstieg der Laktatwerte ist, umso höher ist das Ausdauerleistungsniveau.[182] Höhere Leistungen sind eher rechts- und niedrigere Leistungen sind eher linksgelagert im Diagramm. Vor diesem Hintergrund wird bei wiederholten Messungen (Längsschnittanalysen) auch von einer Rechts- oder Linksverschiebung gesprochen, was die Steigerung oder Verschlechterung der Ausdauerleistungsfähigkeit kennzeichnet. In der Abbildung auf Seite 78 ist exemplarisch der Längsschnitt einer LLD dargestellt. Die Laktatleistungskurve hat eine Rechtsverschiebung erfahren, was für die Verbesserung der Ausdauerleistungsfähigkeit spricht – die Testperson kann nun höhere Belastungen bei einer niedrigeren Aktivität der Glykolyse absolvieren. Somit tritt auch die Ermüdung später ein.

Neben der Kurve als Ganzes bietet die Laktatleistungskurve weitere Referenzpunkte, die für die vertiefende Interpretation der Ausdauerleistungsfähigkeit sowie die Trainingssteuerung von Interesse sind – allen voran die aerobe und die anaerobe Schwelle (Kasten Seite 80/81). Dabei erfahren die aerobe und anaerobe Schwelle besonderes Interesse hinsichtlich der Abgrenzung und Definition von Belastungszonen für die Trainingssteuerung (Seite 98 ff.). Die anaerobe Schwelle steht jedoch zusätzlich als leistungsentscheidende Komponente des Ausdauerleistungsprofils im besonderen Fokus.[183, 184] Je höher die anaerobe Schwelle ist, desto höher ist die Ausdauerleistung. Diese kann sich in Relation zum maximalen Leistungsvermögen (zum Beispiel bewertet anhand der VO_{2MAX}) individuell ausprägen. So bedingt beispielsweise eine anaerobe Schwelle bei 90 % der VO_{2MAX}-Leistung eine höhere Ausdauerleistung, als wenn diese bei 85 % verortet ist.

Auf der Grundlage der Ergebnisse der LLD kann nun die Trainingssteuerung erfolgen. Da eine kontinuierliche Messung des Laktatspiegels aktuell noch nicht möglich ist und punktuelle Messungen der Blutlaktatkonzentration mit einem gewissen Aufwand und Kosten verbunden sind, bietet es sich an, die aerobe und anaerobe Schwelle als metabolische Referenzpunkte über die Herzfrequenz zu ermitteln. Somit kann die metabolische Beanspruchung auf die kardiale Beanspruchung übertragen und mittels der Herzfrequenz angezeigt werden. Ist beispielsweise ein Training im intensiven Bereich an der anaeroben Schwelle geplant, so kann in der Trainingspraxis durch die Kenntnis der Herzfrequenz an der anaeroben Schwelle die Belastung entsprechend auf diese Herzfrequenz angepasst werden. In der Abbildung auf Seite 78 ist dies für eine fiktive anaerobe Schwelle bei circa 63 % der maximalen Belastungsintensität exemplarisch dargestellt (Pre-Test). An der anaeroben Schwelle hat diese Person eine Herzfrequenz von circa 150 Schlägen pro Minute.

Konzepte zur Bestimmung der aeroben und anaeroben Schwelle

Die Analyse metabolischer Schwellen mittels der Laktatleistungsdiagnostik (umgangssprachlich Laktatschwellen) hat in den 1970er-Jahren in Deutschland an der Deutschen Sporthochschule in Köln ihren Ursprung. Während dieser Zeit fanden Untersuchungen statt, bei denen mittels eines Belastungsprotokolls mit stetig steigender Intensität metabolische Schwellen identifiziert werden sollten. Zu Beginn der Ära der aeroben und anaeroben Schwelle wurden diese fix auf zwei Laktatwerte definiert: 2 und 4 mmol/l.[185, 186] Im weiteren Verlauf der Forschung wurden diese fixen Schwellen wiederum bereits 1985 durch die gleiche Forschungsgruppe aus Köln widerlegt und die Erkenntnis geteilt, dass beide Schwellen einen individuellen Laktatwert annehmen.[187]

Dennoch findet der Ansatz von fixen Schwellen (feste Laktatwerte von 2 und 4 mmol/l) immer noch den Zugang in die aktuelle Literatur und gleichfalls auch Anwendung in der Praxis. Das hartnäckige Bestehen von fixen Laktatschwellen ist ein ähnliches Phänomen wie die Aussage über den hohen Eisengehalt im Spinat, die mittlerweile längst korrigiert wurde, aber immer noch in den Köpfen der Menschen existiert. Tatsächlich lässt sich für beide Schwellen ein gewisser Bereich definieren, in dem die Schwellen einen Personen-Aufgaben-bezogenen individuellen Wert annehmen. Die aerobe Schwelle lässt sich in einem Bereich von circa 0,5 bis 2,5 mmol/l finden. Die anaerobe Schwelle kann wiederum in einem Bereich von circa 2,5 bis 5,5 mmol/l festgestellt werden. Bei ausdauertrainierten Personen sind die Blutlaktatkonzentrationen an den Schwellen eher niedriger, Kurzstreckenathleten oder Sprinter weisen in der Regel höhere Werte in den benannten Bereichen auf. Es öffnen sich also recht große Bereiche, die klar zeigen, dass fixe Werte zu einer deutlichen Über- oder Unterschätzung der Schwellenleistung führen würden.

Seit den 1970er-Jahren haben nun viele Forschungsgruppen eine Vielzahl unterschiedlicher konzeptioneller Ansätze zur Bestimmung der individuellen Schwellen anhand der Laktatleistungskurve hervorgebracht. Heutzutage können mehr als 60 Konzepte gezählt werden, wobei die meisten insbesondere die Bestimmung der anaeroben Schwelle definieren.[188, 189, 190] Ein zu präferierendes Schwellenkonzept konnte bisher nicht klar definiert werden, da dies unter anderem vom Belastungsprotokoll sowie von der Art der Belastung abhängig ist. Werden diese Variablen jedoch definiert, so kann beispielsweise für eine LLD auf einem Radergometer mit einer Stufenlänge von 4 Minuten das Konzept Log-Poly-ModD$_{MAX}$ für die anaerobe Schwelle und das Konzept ModD$_{MAX}$ für die aerobe Schwelle mit der höchsten Validität im Vergleich vieler anderer Konzepte eingesetzt werden.[191]

Hinsichtlich der Terminologie wurden im Laufe der Zeit aufgrund der vielen Forschungsgruppen, die sich mit dieser Thematik auseinandergesetzt haben, unterschiedlichste Bezeichnungen für die Schwellen festgelegt. Hierdurch kann schnell Verwirrung entstehen, wenn metabolische Schwellen beschrieben werden. Mittlerweile haben sich international neben der Bezeichnung aerobe und anaerobe Schwelle auch die Bezeichnungen Laktatschwelle 1 und 2 (englisch *lactate threshold* 1 und 2; LT1 und LT2) durchgesetzt. Neben der Bestimmung der metabolischen Schwellen anhand von Laktatwerten können diese auch mittels spirometrischen Messparametern ermittelt werden. Dieser Ansatz geht auf Karlman Wasserman zurück, der auf der Grundlage markanter Änderungen im Kurvenverlauf ventilatorischer (und respiratorischer) Parameter während eines Belastungstests die Schwellen definierte.[192, 193, 194] Die Untersuchungen wurden in den 1970er-Jahren parallel zur LLD durchgeführt, und es begann ein gewisser Wettlauf um das valide Bestimmen der Schwellen.

Aerobe Schwelle: definiert als erster Anstieg der Laktatkonzentration

- erste Laktatschwelle (LT1)
- erste ventilatorische Schwelle (englisch *ventilatory threshold* 1, VT1)

Anaerobe Schwelle: definiert als Gleichgewichtszustand zwischen Laktatproduktion und Laktatelimination; maximales Laktat-Steady-State (MLSS, maxLass; Seite 42)

- zweite Laktatschwelle (LT2)
- zweite ventilatorische Schwelle (englisch *ventilatory threshold* 2, VT2)

Durch den Trainingsprozess kommt es nun zur Veränderung der Ausdauerleistungsfähigkeit im zweiten Test und somit auch zur Verbesserung der Laktatleistungskurve (Rechtsverschiebung). Die anaerobe Schwelle verschiebt sich auf circa 72 % der maximalen Belastungsintensität. Durch das Ausdauertraining kam es gleichfalls auf kardialer Ebene zu einer Anpassung, wodurch nun die Herzfrequenz bei vergleichbarer Belastung niedriger ausfällt. Wird nun wiederum im zweiten Test der Bezug von der anaeroben Schwelle zur Herzfrequenz gesucht, so ist trotz der höheren Belastung aufgrund der kardialen Anpassung die gleiche Herzfrequenz von 150 Schlägen pro Minute für eine Beanspruchung an der anaeroben Schwelle repräsentativ. Wenn die Trainingsintensität auf die anaerobe Schwelle ausgerichtet sein soll, kann somit die Belastung weiter mit einer Herzfrequenz von 150 Schlägen pro Minute erfolgen. Hinsichtlich der Genauigkeit, mit der metabolische sowie ventilatorische Schwellen bestimmt werden können, ist abschließend noch anzumerken, dass diese einer Streuung von circa 5 % (Bereich: circa 2–7 %) unterliegen. Somit sind selbst individuell bestimmte Schwellen stets innerhalb dieser Streubreite bei der Interpretation von Diagnostikergebnissen im Längsschnitt (Entwicklung der Leistung von einem zum nächsten Untersuchungszeitpunkt) sowie bei der Trainingssteuerung zu betrachten.[195, 196]

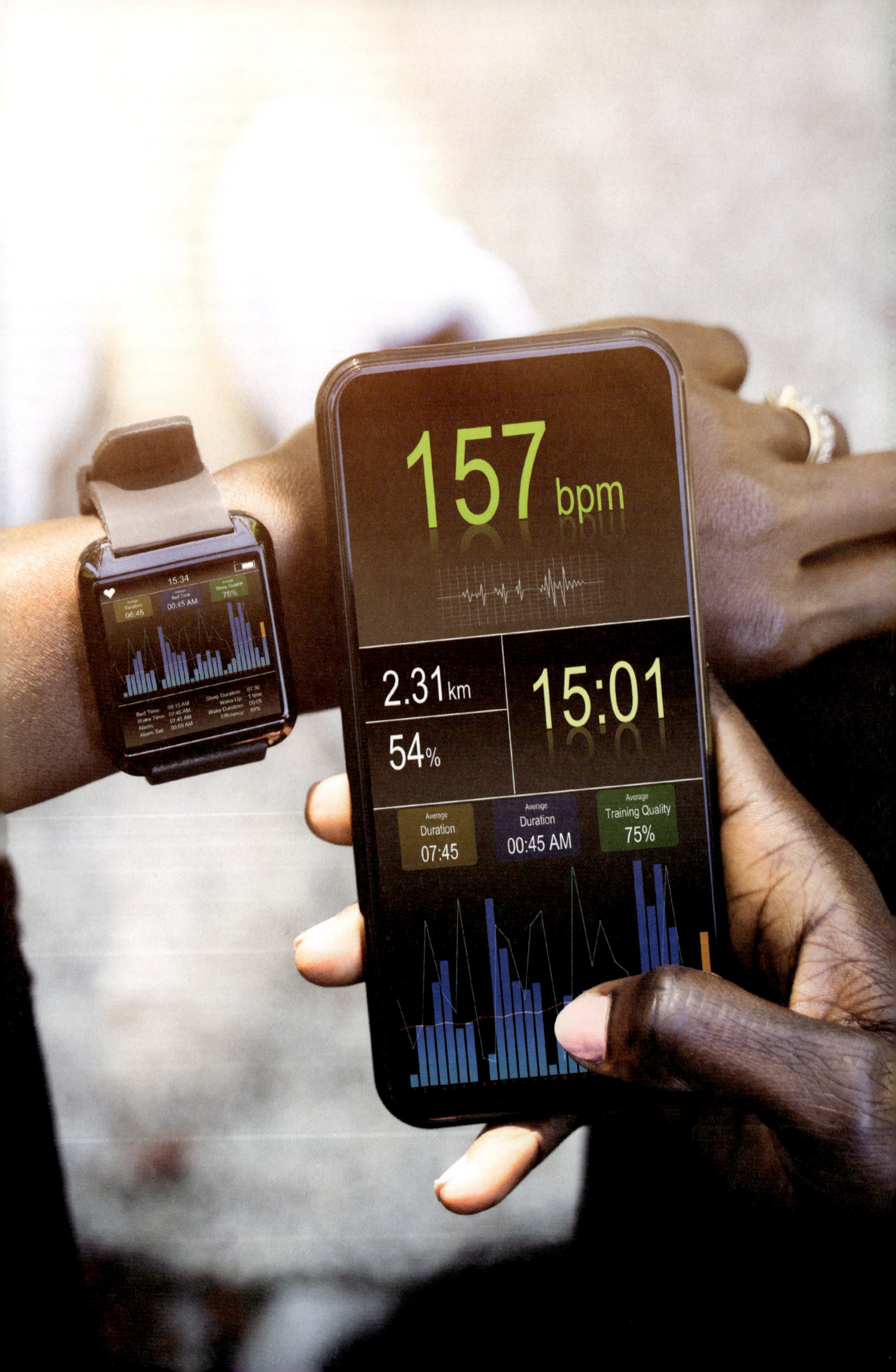
157 bpm
2.31km
54%
15:01
Average
Duration
07:45
Average
Duration
00:45 AM
Average
Training Quality
75%
15:34
00:45 AM
75%

3

WIE HERZFREQUENZ UND HERZFREQUENZVARIABILITÄT GEMESSEN WERDEN KÖNNEN

DAS ELEKTROKARDIOGRAMM ALS GOLDSTANDARD

Als »Goldstandard« unter anderem für die Erfassung von Herzfrequenz und HRV gilt das Elektrokardiogramm (EKG) als ein elektrophysiologisches Verfahren zur Erfassung der elektrischen Aktivität (in mV) der Herzmuskelfasern mithilfe von Oberflächenelektroden auf der Haut. Hierbei ist entscheidend, dass die Erfassung der R-Zacke im PQRST-Komplex zur Markierung der wesentlichen Wellen im EKG[197] mit ausreichender Genauigkeit erfolgt (Abbildung Seite 85). Da die Herzfrequenz ein gemitteltes Signal ausmacht, ist sie relativ robust gegenüber Störungen erfassbar. Für die HRV geht jedes R-R-Intervall der Herzperiodendauer in die Kalkulation der verschiedenen Metriken mit ein, sodass Einflussgrößen und Störungen hier je nach Analyseparameter eine erhebliche Fehlerquelle darstellen können (Kasten Seite 85/86). Für die Erfassung der HF und HRV haben sich mittlerweile, vor allem in der sportpraktischen und trainingswissenschaftlichen Anwendung, kostengünstige und valide Brustgurte mit integrierten Elektroden und bestückter Sensorik (zum Beispiel H9, H10 von Polar Electro oder Movesense, Anhang Seite 194) als Sender gekoppelt über Bluetooth-Verbindung mit Empfangsgeräten etabliert (Smartwatches, Smartphone-Apps), die mit hoher Validität HF und HRV unter Ruhe- und Belastungsbedingungen messen können.[198, 199] Das Messprinzip erfolgt hierbei auch elektrophysiologisch im Rahmen einer 1-Kanal-EKG-Ableitung und resultiert entweder in den Outcomes der R-R-Intervalle oder/und der konkreten Abtastung der EKG-Signale mit einer spezifischen Abtastrate. Für die valide HRV-Erfassung wird eine Abtastrate von mindestens 250 Hz empfohlen, um die R-Zacke genau erfassen zu können. Spezifische Analysen zeigten auch bei niedrigerer Abtastrate robuste Ergebnisse in Abhängigkeit der gewählten HRV-Analyseparameter.[200] Für die HF sind jedoch deutlich geringere Abtastraten möglich. In der folgenden Abbildung sind exemplarisch Oberflächenelektroden eines 12-Kanal-EKGs des CardioPart 12 Blue (von AMEDTEC) bei einem gesunden Probanden (links) dargestellt. Die Elektroden werden an den folgenden Körperstellen platziert:

- V1 und V2 = 4. Zwischenrippenraum auf der rechten und linken Seite des Sternums
- V3 = Mitte zwischen V2 und V4
- V4 = auf Linie der Mitte des Schlüsselbeins im 5. Zwischenrippenraum
- V5 = auf der vorderen Axillarlinie und der horizontalen Linie von V4
- V6 = auf der mittleren Axillarlinie und der horizontalen Linie von V4 und V5

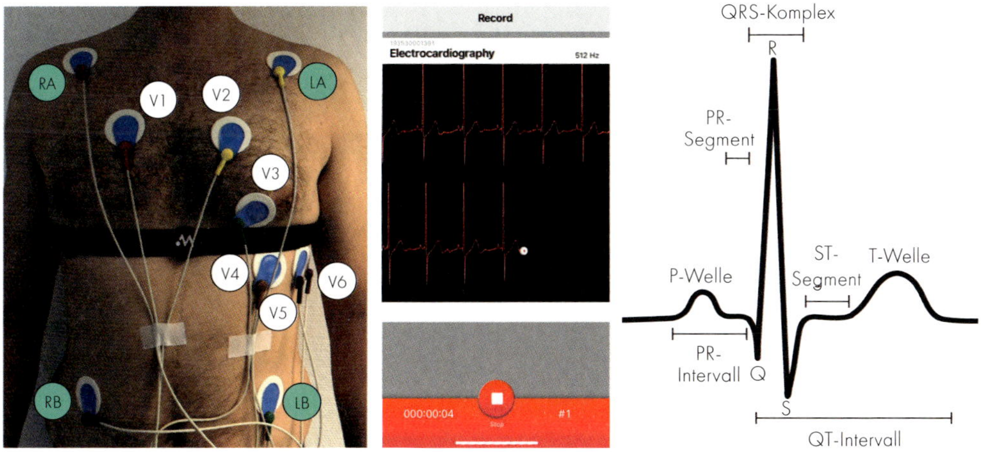

Links ist der gesunde Proband mit Oberflächenelektroden eines 12-Kanal-Elektrokardiogrammzu sehen. Zudem ist ein EKG-genauer Brustgurt unterhalb des Brustmuskels appliziert, der das Signal auch in einem 1-Kanal-EKG über eine Smartphone-App darstellen kann (Mitte).[199] *Rechts ist ein PQRST-Komplex im resultierenden Elektrokardiogramm eines normalen Sinusrhythmus (rechts).*

- Extremitätenableitungen am rechten (RA) und linken Arm (LA) jeweils an den Schultern und am rechten (RB) und linken Bein (LB) jeweils an der Unterkante des Brustkorbs

Darstellung der R-R-Intervalle und Berechnung des RMSSD

Der RMSSD ist ein Zeitbereichsparameter und stellt die Quadratwurzel des Mittelwerts der Summe aller quadrierten Differenzen zwischen benachbarten R-R-Intervallen dar (englisch *square root of the mean of the sum of the squares of differences between adjacent normal R-R intervals* – abgekürzt: *root mean square of successive differences*). Der RMSSD ist ein starker Indikator für parasympathische Aktivität und hohe Ruhewerte deuten daher zumeist auf einen guten Erholungszustand hin (zur differenzierten Interpretation siehe Kapitel 5). Egal, welches System oder welche Software genutzt wird, wichtig ist, dass die Verarbeitung der Signale transparent nachvollziehbar ist – beispielsweise um Cluster-Scores und deren Kalkulation zu verstehen – und jederzeit auch auf die Rohdaten (R-R-Intervalle oder EKG-Daten) zurückgegriffen werden kann. Ein kleiner Teil der Vorverarbeitung und Erkennung von Signalen in den Sensoren und Geräten bleibt weiterhin eine Black Box. Da der RMSSD zumeist nicht normal verteilt ist, wird in der wissenschaftlichen Literatur und in zahlreichen Applikationen normalerweise der natürliche Logarithmus angegeben (lnRMSSD), der die Zeitreihe etwas normiert. Aufgrund häufig schiefer Verteilung und starker Streuung ändert sich der Wertebereich dadurch von 10 bis 250 ms auf 3 bis10 ms. Die Analysesoftware HRV4Training zeigt zum Beispiel wahlweise entweder die Rohdaten des RMSSD oder einen Cluster-Score (lnRMSSD × 2) an, um auf einen Wert zwischen 1 und 10 bei sehr hohen RMSSD-Werten zu skalieren.

Berechnungsbeispiel:

Durchschnittliche Herzfrequenz = 65 1/min

Durchschnittliches R-R-Intervall = 925 ms

Minimum = 883 ms (68 1/min)

Maximum = 986 ms (61 1/min)

RMSSD = $\sqrt{\text{mean}(52^2 + 84^2 + 32^2 + 19^2 + 78^2 + 57^2 + 64^2 + 103^2 + 0^2)}$ = 63 ms

lnRMSSD = 4,14 ms

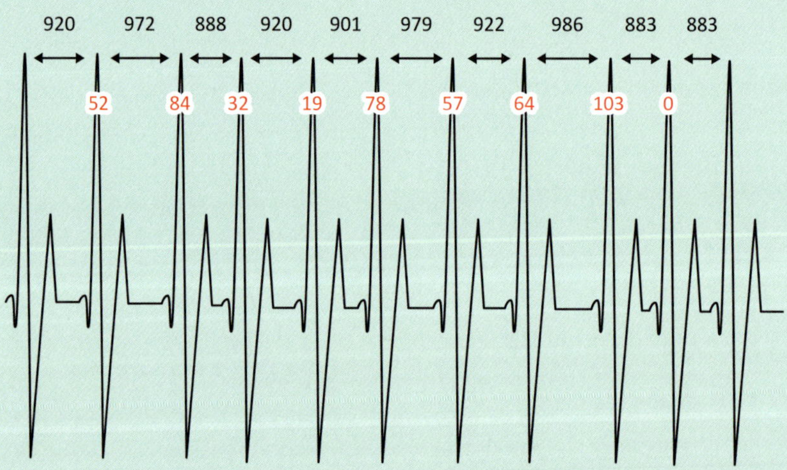

Die Abbildung zeigt ein schematisches EKG-Signal von elf Herzschlägen mit eingetragenen R-R-Intervallabständen (in ms) und der jeweiligen Differenz zum nächsten Intervall (in ms, in Rot) als Grundlage zur Berechnung des RMSSD.[201]

Manuelle Erfassung des Pulses

Eine weitere Möglichkeit ist die Erfassung des Pulses. Ein sportpraktisches Verfahren ist die manuelle beziehungsweise palpatorische Messung der Pulsfrequenz an der Schlagader am Hals (*Arteria carotis*) oder an der Speichenarterie am Handgelenk (*Arteria radialis*).[202] Nachteil ist jedoch, dass diese Methode lediglich in Ruhe- und/oder Nachbelastungssituationen, nicht während einer sportlichen Aktivität angewendet werden kann. Eine Messung sollte mit dem Zeige- und Mittelfinger der dominanten Hand und über maximal 10 bis 15 Sekunden erfolgen. Die Anzahl der Schläge wird dann auf die Minute hochgerechnet (zum Beispiel 20 Schläge in 10 Sekunden × 6 = 120 Schläge pro Minute). Mit ein wenig Übung können so Pulswerte unter Ruhebedingungen mit akzeptabler Genauigkeit abgeschätzt werden. In Nachbelastungsphasen oder beispielweise zwischen Belastungsintervallen reguliert das ANS die Herzfrequenz (wie in Kapitel 2 beschrieben) relativ schnell nach unten, sodass eine sehr schnelle und präzise palpatorische Messung erfolgen muss, ansonsten sind Abweichungen von ±20 Schlägen pro Minute keine Seltenheit in Abhängigkeit der vorhergehenden Belastungsintensität. In der Sportpraxis ist aufgrund der Unabhängigkeit von Messtechnik diese manuelle Messung des Pulses insbesondere im Schwimmsport gelebte Praxis. Die aktuelle Entwicklung von Wearables lässt jedoch eine störungsfreie Messung auch im Wasser zu, weshalb nun auch im Schwimmsport immer mehr die kontinuierliche Messung der Herzfrequenz beziehungsweise des Pulses erfolgt. Auf den nächsten Seiten wird die Messung näher beschrieben.

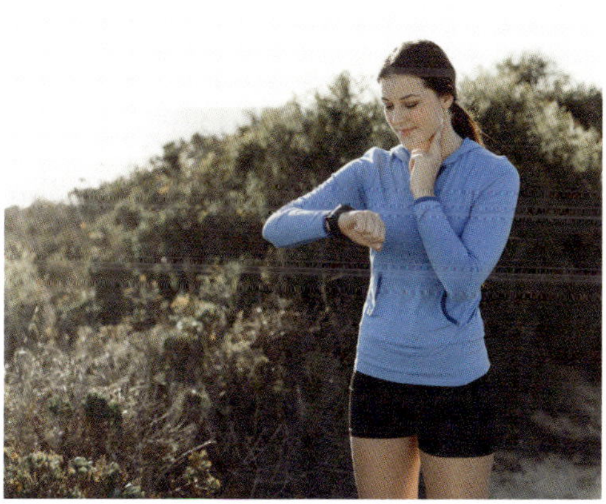
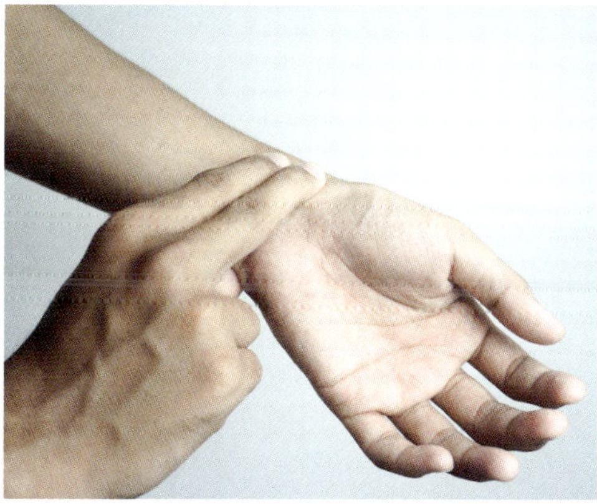

Die manuelle Messung der Pulsfrequenz erfolgt mithilfe der Pulswelle an der Arteria carotis am Hals (links) und der Arteria radialis am Handgelenk (rechts).

Automatische Erfassung der Pulswelle

Im Ausdauersport war lange Zeit die Messung der Herzfrequenz vornehmlich nur mittels eines Brustgurtes möglich. Dies ist zwar auch heute noch der Goldstandard, jedoch ist dies nicht immer von großer Beliebtheit, da dieser extra getragen werden muss und dadurch mitunter ein Engegefühl wahrgenommen wird. Um die Nutzerfreundlichkeit und Anwender-Compliance im Bereich der Messung der Herzfrequenz zu erhöhen, werden mittlerweile neue Messprinzipien auf Basis der Photoplethysmographie (PPG) eingesetzt, wodurch der Brustgurt nicht mehr nötig ist. PPG ist eine einfache nicht invasive optische Technik, bei der die Haut mit einer LED beleuchtet (zum Beispiel dem Blitzlicht eines Telefons) und die reflektierte Lichtmenge von einem Fotodetektor oder einer Kamera in der Nähe der Lichtquelle erfasst wird. Die reflektierte Lichtmenge steht in Abhängigkeit des Volumens im Blutgefäßsystem. Auf der Grundlage, dass nach der Systole das Blutvolumen zunimmt und sich die empfangene Lichtintensität verringert, während der Diastole aber das Blutvolumen abnimmt und die Lichtreflexion verstärkt, kann anhand der Volumenveränderungen die Pulswelle ermittelt werden.[203] Somit kann mittels des PPG-Signals die HF und die HRV erfasst werden – genauer betrachtet liefert das Signal jedoch die Pulsfrequenz und die Pulsfrequenzvariabilität.

Unterschiedliche Ableitstellen können zu unterschiedlichen Resultaten führen, da auch die Durchblutungssituation unter der Ableitstelle unterschiedlich ausgeprägt sein kann – zum Beispiel ist die Amplitude des Signals an der Außenseite des Handgelenks deutlich geringer ausgeprägt als an der Innenseite.[204] Alternative Messstellen zum Handgelenk sind der Arm (Befestigung des Sensors an einem Armband für den Unter- oder Oberarm), der Finger (über einen Ring oder die Smartphone-Kamera), das Außen- oder Innenohr (Kopfhörer), die Brust (Brustband oder Klebepflaster) oder das Gesicht beziehungsweise die Schläfe (Smart Glasses oder auch Schwimmbrillen). Diese alternativen Messstellen können gegenüber dem Handgelenk Vorteile aufweisen, wie zum Beispiel eine geringere Anfälligkeit für Bewegungsartefakte oder Gefäßverengungen, und demnach genauere Messungen liefern. Das hängt jedoch auch von der Anwendung ab (zum Beispiel Ruhe- versus Belastungsmessungen). In den folgenden Abbildungen sind unterschiedliche Möglichkeiten der Erfassung der Herzfrequenz und zum Teil auch der Herzfrequenzvariabilität über elektrophysiologische und optische Messprinzipien (PPG) sowie verschiedene Gerätetypen und unterschiedliche Ableitstellen (Brustgurt-, Brustwand-, Finger-, Handgelenks-, Arm- und Schläfenableitung) dargestellt. Die Datenübertragung während des Schwimmens kann so gewährleistet werden (beispielsweise durch Ableitung an der Schläfe).

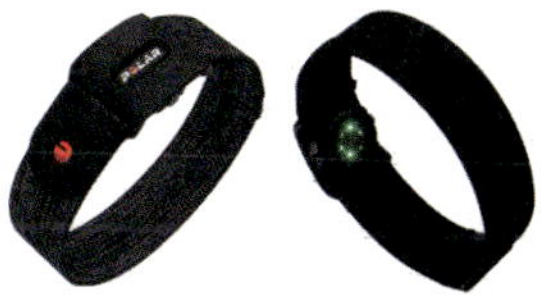

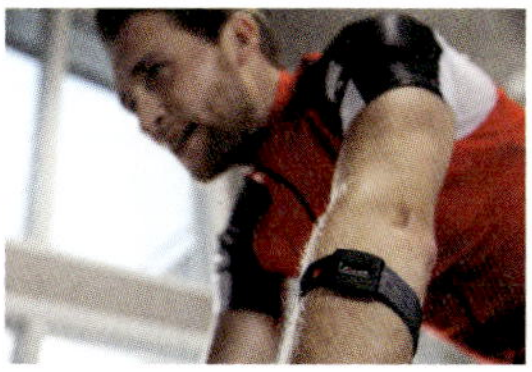

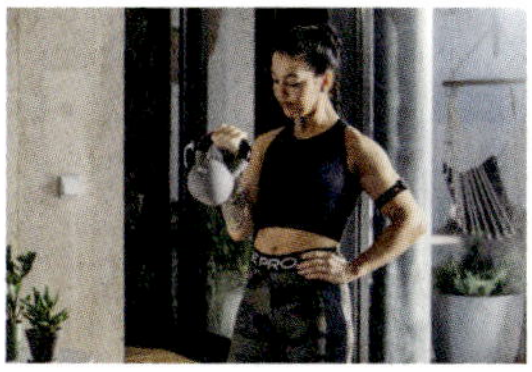

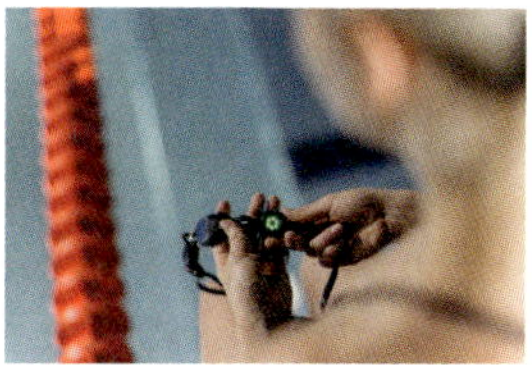

Armableitung über Unter oder Oberarm: z. B. Polar Verity Sense, auch als Schläfenableitung für die Anwendung im Schwimmen einsetzbar

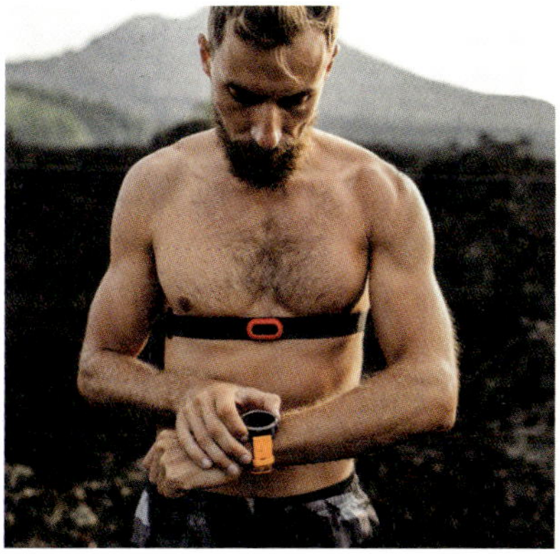

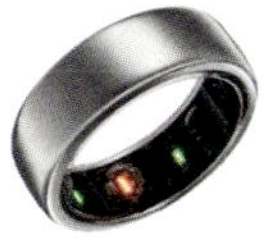

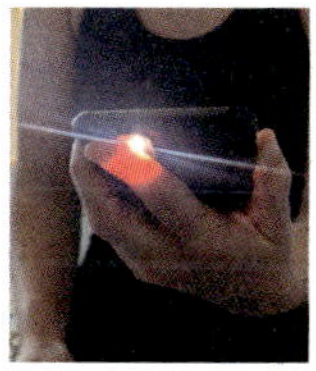

Fingerableitung: z. B. Oura-Ring, Handykamera in Verbindung mit der HRV4Training-Anwendung

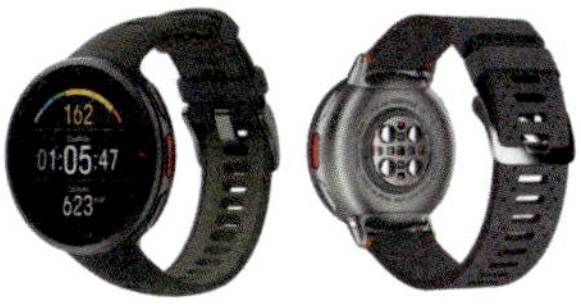

Handgelenkableitung: z. B. Polar Vantage 2, auch in Verbindung mit Brustgurtableitungen

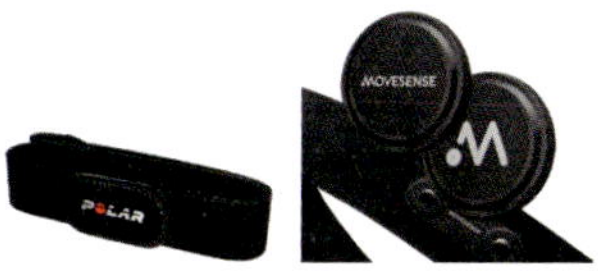

Brustgurtableitung: z. B. Polar H10, Movesense Medical

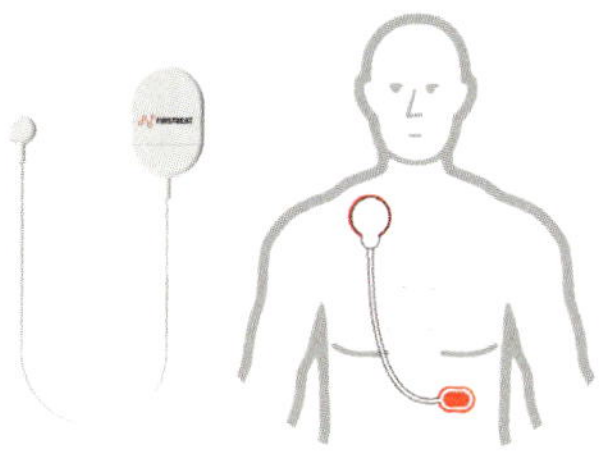

Brustwandableitung: z. B. Firstbeat Bodyguard

Während das PPG-Messprinzip für die Erfassung der Pulsfrequenz auch für spezifische Messgeräte und Messstellen unter Belastungsbedingungen unter Beachtung gewisser Einflussgrößen empfohlen werden kann, gilt für die Pulsfrequenzvariabilität die Einschränkung von kurzzeitigen Ruhemessungen, in denen der Finger beziehungsweise die Ableitstellen in statischer Position unter Vermeidung von Bewegungsartefakten gehalten werden müssen. Eine Ausnahme bieten Fingerableitungen über Ringe, zum Beispiel während des Nachtschlafs.

Nachfolgend ist der Zusammenhang zwischen dem EKG Signal, der elektrischen Aktivität, und dem PPG-Signal, der Pulswelle, dargestellt. Mit valider Erfassung der Pulswelle und adäquater Artefaktbereinigung ist unter standardisierten Ruhebedingungen neben der Pulsfrequenz auch die Pulsfrequenzvariabilität mit hoher Genauigkeit erfassbar – hier mithilfe der Handykamera und der Lichtquelle des Blitzes und einer Fingerableitung durch die Smartphone-App »Camera Heart Rate Variability« (in der folgenden Abbildung rechts dargestellt).

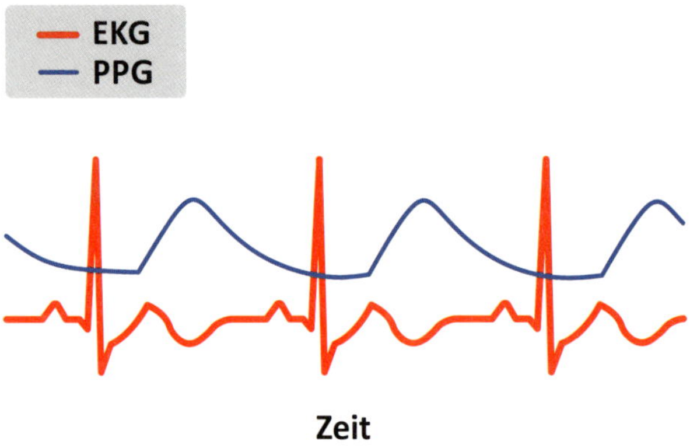

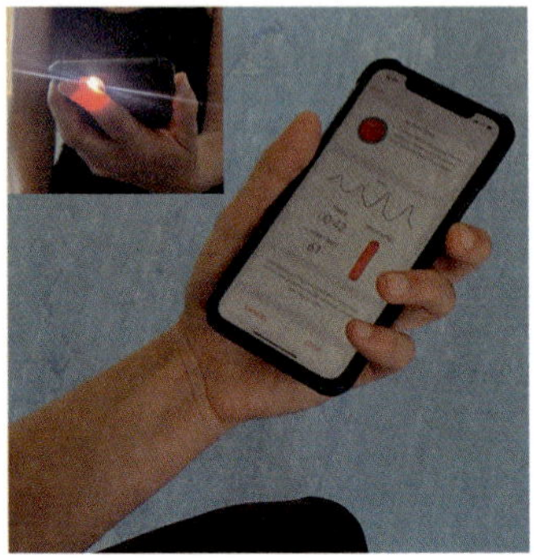

Hier ist der Zusammenhang zwischen dem EKG-Signal und dem PPG-Signal veranschaulicht. Mittlerweile kann die Herzfrequenz, jedoch nicht die HRV, in Abhängigkeit der Gerätschaft und des Ableitortes auch unter Belastungsbedingungen mit dem PPG-Messprinzip valide erfasst werden.

EINFLUSSFAKTOREN IN BEZUG ZUM MESSPRINZIP

Alle Technologien werden durch Artefakte oder Rauschen beeinträchtigt, entweder durch die Technologie selbst oder einfach durch tatsächliche Artefakte in den Daten oder durch Umgebungsbedingungen. Selbst ein EKG muss von Artefakten bereinigt werden, dasselbe gilt für Brustgurtableitungen und optische Verfahren. Lösungen zur Artefakterkennung und Korrektur sowie Transparenz von Artefakten im Signal sind für die Anwendungen essenziell. Potenzielle Artefaktursachen und Einflussgrößen sind:

- **Elektrophysiologische Artefakte:** Extrasystolen, Vorhofflimmern
- **Technische Artefakte:** Elektrodenkontakt, Bewegung
- **Umgebungsbedingungen:** Temperatur, Feuchtigkeit

Um fragwürdige Behauptungen der Hersteller gründlich zu überprüfen, die Genauigkeit der Datenparameter zu klären und den realen Anwendungswert neuer Geräte zu maximieren, muss zukünftige Forschung neue Geräte kontinuierlich bewerten.[205] Generell sollten die angewendeten Messgeräte auf Validität überprüft worden sein, um diese zielführend in der Praxis einsetzen zu können – durch Anwendung von tragbaren und einfach zugänglichen Lösungen erhöht sich hierbei die Anwenderfreundlichkeit gepaart mit weiterhin hoher Genauigkeit der Messergebnisse für den individuellen »decision-support«.[206] So können, wie auf Seite 90 beschrieben, derzeit auch PPG-Messungen mit dem Zeigefinger und der Smartphone-Kamera (Lichtsignal: Blitzlicht) in Abhängigkeit der spezifischen Lösung unter Ruhebedingungen empfohlen werden.[207, 208] Ein Beispiel hierfür ist die Anwendung HRV4Training, die es ermöglicht, über eine 60-sekündige Messung am Morgen nach dem Aufwachen HF und HRV (Analyseparameter: RMSSD) mit hoher Validität zu erfassen.[209, 210] Eine spezifische Empfehlung muss jedoch immer wieder für die einzelnen Gerätschaften (unabhängig von der Ableitstelle und dem Gerätetyp: Smartwatch am Handgelenk, Ring am Finger, Smartphone-Kamera und Finger, Sensor am Unterarm, Brustgurt etc.) in Abhängigkeit von Validitätsanalysen getroffen werden. Das gilt auch für Gerätschaften mit elektrophysiologischem Messprinzip.[211, 212, 213, 214, 215, 216] Zudem bedarf es der Validitätsprüfung von Kontextinformationen, wenn diese ebenfalls über Wearables erhoben und für die Datenweiterverarbeitung genutzt werden. Ein Beispiel hierfür ist der Oura Ring, der die HRV (Analyseparameter: RMSSD) über Mittelwerte der Schlafphase kalkuliert. Hierfür bedarf es der Validität der Schlafphasenerfassung, welche mithilfe eines komplexen Ansatzes in dem Fall gewährleistet ist.[217] Für das PPG-Messprinzip können weiterhin folgende Einflussgrößen und potenzielle Artefaktursachen benannt werden:[218]

Hardware

- Wellenlänge des Lichts
- Sensorgeometrie
- Kontaktdruck
- Körperstelle der Applikation
- Übertragung der Lichtreflexion

Software

- Abtastrate
- Beseitigung von Bewegungsartefakten
- Digitale Filterung der Signale
- Algorithmen der Signalverarbeitung

Messprotokoll

- Ruhe- oder Belastungsbedingungen
- Dauer der Messung
- Signalqualität

Der Faktor Bewegungsartefakte stellt hierbei für alle Messprinzipien eine wesentliche Einflussgröße dar. Zudem können Tätowierungen auf der Ableitstelle des PPG-Signals und die Hautdurchblutung (beispielsweise auch bei kalten Umgebungsbedingungen) die Signalerfassung beeinträchtigen.[219]

NUTZUNG VON HERZFREQUENZMESSGERÄTEN – TIPPS UND PRAXISHINWEISE

Eine einfache Kosten-Nutzen-Analyse ist nützlich, um eine endgültige Entscheidung über den Wert einer Technologie treffen zu können. Eine gute Strategie ist es, mit anderen Praktikern zu sprechen, die die Technologie schon eingesetzt haben, um Feedback zu den Vor- und Nachteilen zu erhalten – zum Beispiel Kosten, Funktionalität, Usability, Batterie- beziehungsweise Akkulaufzeit, dazugehörige Softwarelösungen. Durch Abwägung dieser Faktoren können fundierte Entscheidungen über die Technologie und ihren Nutzen für das Monitoring von Athleten getroffen werden.[220, 221]

1. Für alle Messprinzipien gilt es, vor dem Kauf eines Herzfrequenzmessgerätes die Genauigkeit zu prüfen (zum Beispiel über Validitätsstudien,[222, 223] eine Suche auf Google Scholar) oder beim Hersteller sogenannte »Whitepaper« zu erfragen. Das gilt auch für Messgerätschaften, welche die HRV erfassen.
2. Zuerst sollten persönliche Daten wie Alter, Körpergewicht, Körpergröße, Geschlecht und Aktivitätsniveau im Gerät und gegebenenfalls im Onlineprofil des Herstellers (zum Beispiel bei Polar Flow) eingetragen werden. Zumeist ist auch eine kurze Registrierung des Geräts für die stetige Kopplung und Synchronisation von Trainingsdaten mit dem Onlineprofil notwendig.
3. Wenn das Gerät mit einem $\%HF_{MAX}$- oder $\%HF_{RESERVE}$-Ansatz Trainingszonen bestimmt (siehe hierzu Seite 98 ff.), ist es erforderlich, eine möglichst genaue HF_{MAX} und Ruheherzfrequenz, wenn möglich auf Basis einer Testung, einzugeben. Wenn das nicht erfolgt, kalkulieren oder schätzen die Gerätschaften zumeist Werte auf Basis des eingegebenen Lebensalters und des angegebenen Aktivitätslevels.
4. Die Elektroden eines Brustgurts an der Innenseite links und rechts neben dem Sensor sollten etwas angefeuchtet werden, um einen guten Hautkontakt und die Leitfähigkeit der elektrischen Signale herzustellen, insbesondere im Freien sowie an kalten Tagen. Die befeuchteten Elektroden müssen direkt auf der Haut aufliegen. Alternativ kann Elektrodengel oder -creme verwendet werden. Der Brustgurt sollte angenehm eng gestellt werden, um einerseits den Komfort während der Tätigkeit nicht einzuschränken und andererseits den Kontakt auch bei Erschütterungen (zum Beispiel Impact-Verhalten beim Laufen) nicht oder nur minimal zu beeinträchtigen. Für optische Messprinzipen gilt es, die Bänder mit Sensor oder Smartwatches möglichst fest an gut durchbluteten Ableitstellen zu platzieren, vor allem für Belastungsmessungen (zum Beispiel Unterarm, Oberarm), um auch während der Tätigkeit valide Messergebnisse sicherstellen zu können.

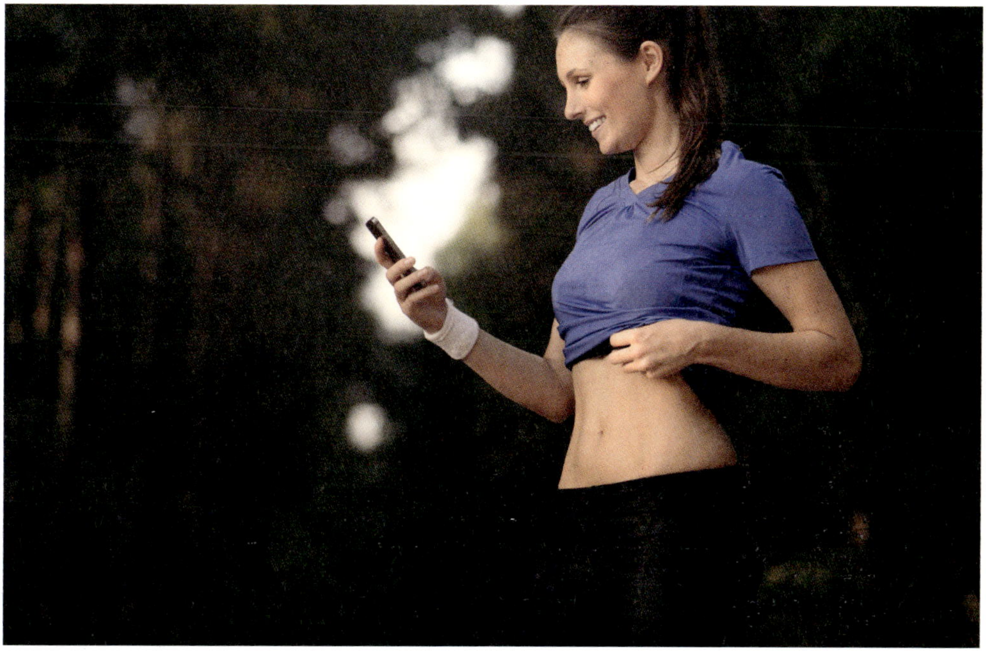

Männer legen den Gurt unter dem Brustmuskel und Frauen unter dem Brustansatz auf Höhe des unteren Teils des Brustbeins an.

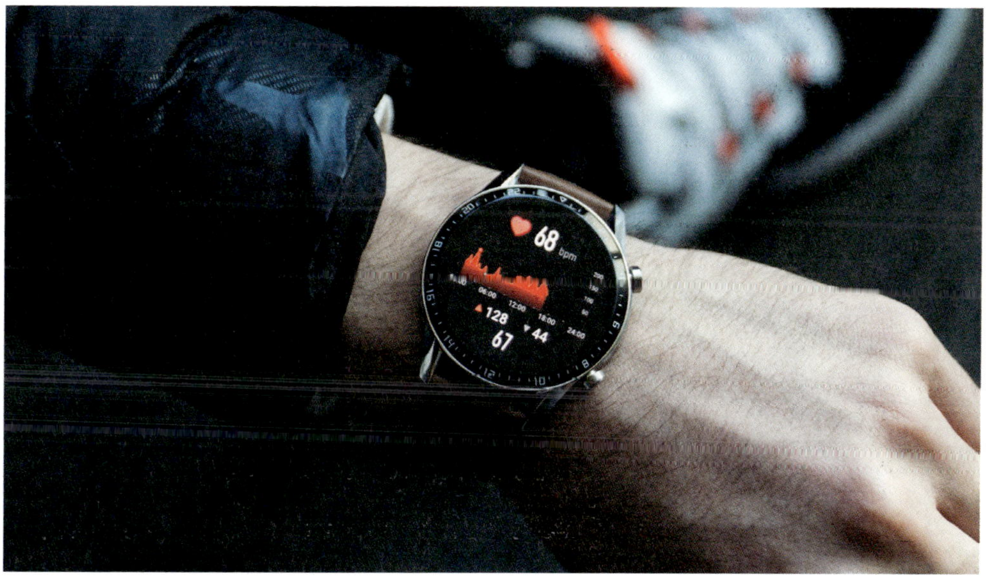

Unabhängig vom Messprinzip sollte zu Beginn jeder Trainingseinheit die angezeigte Herzfrequenz auf Plausibilität geprüft werden, zum Beispiel im Vergleich zur manuellen Messung. Zudem kann während des Warm-ups relativ einfach festgestellt werden, ob bei intermittierender Aktivität die Herzfrequenz adäquat in ihrer Umstellung nach oben und unten reguliert.

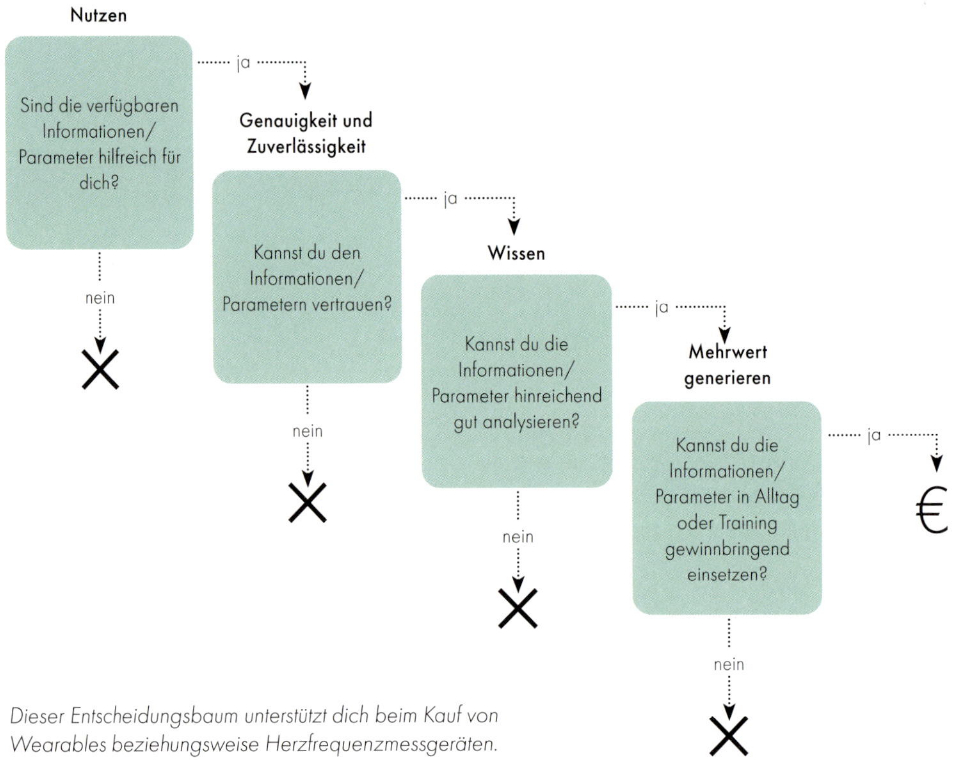

Dieser Entscheidungsbaum unterstützt dich beim Kauf von Wearables beziehungsweise Herzfrequenzmessgeräten.

Heutzutage zeichnen sich Herzfrequenzmessgeräte nicht nur durch die alleinige Messung der Herzfrequenz aus. Von Wearables werden mittlerweile eine Vielzahl von Parametern generiert und für die Nutzung aufbereitet angezeigt. Daraus kann schnell ein Dschungel an Parametern entstehen. Damit die Kaufentscheidung für Wearables (unter anderem mit der Funktion der Herzfrequenzmessung) etwas fundierter getroffen wird, kann der angegebene Entscheidungsbaum helfen.[224]

- Für die erste Entscheidungsbox zum **Nutzen** kann man sich selbst fragen, ob die Beziehung der Information zur eigenen Praxisanwendung schon bekannt ist. Für die Entscheidung können wissenschaftliche Literatur oder Diskussionen mit weiteren Praktikern helfen.
- Für die zweite Entscheidungsbox zur **Genauigkeit und Zuverlässigkeit** können Studien zur Validität und Reliabilität oder, wie bereits beschrieben, Vorabanalysen in Form von Whitepapern der Hersteller herangezogen werden. Zudem sind Informationen aus Analysen zur Sensitivität von Veränderungen spezifischer Parameter in Bezug zur anvisierten Zielstellung hilfreich. Sowohl für die Abschätzung der

Genauigkeit als auch der Sensitivität können ebenfalls eigene Praxistestungen aus Fallstudien oder die von anderen Praktikern hilfreich sein.

- Für die dritte Entscheidungsbox zum Thema **Wissen** kann zudem die Frage gestellt werden, wie hoch der Aufwand und das technische und inhaltliche Know-how sein müssen, um das Ergebnis für die Interpretation verwenden zu können. Dazu gehören zum Beispiel Artefaktbereinigung, Interpretationshilfen, Export von Daten, Automatisierung von Analyseschritten sowie die Integration mit anderen verfügbaren Metriken.
- Für die letzte Box zum **Generieren des Mehrwerts** kann die Frage nach dem Aufwand gestellt werden, der betrieben werden muss, um die gewonnenen Informationen gewinnbringend in den regelmäßigen Trainingsprozess zu implementieren. Hierbei ist ebenfalls zu berücksichtigen, ob eventuell auch eine zusätzliche Belastung durch Testungen entsteht, die durchgeführt werden müssen, um bestimmte Metriken zu erhalten. Für diesen letzten Schritt ist in größeren Institutionen auch das Thema der Informationskultur, der internen Kommunikation sowie interner Weiterbildungen und des Know-how-Transfers gefragt, um den Aufwand mittelfristig zu reduzieren und Routinen auszuprägen.

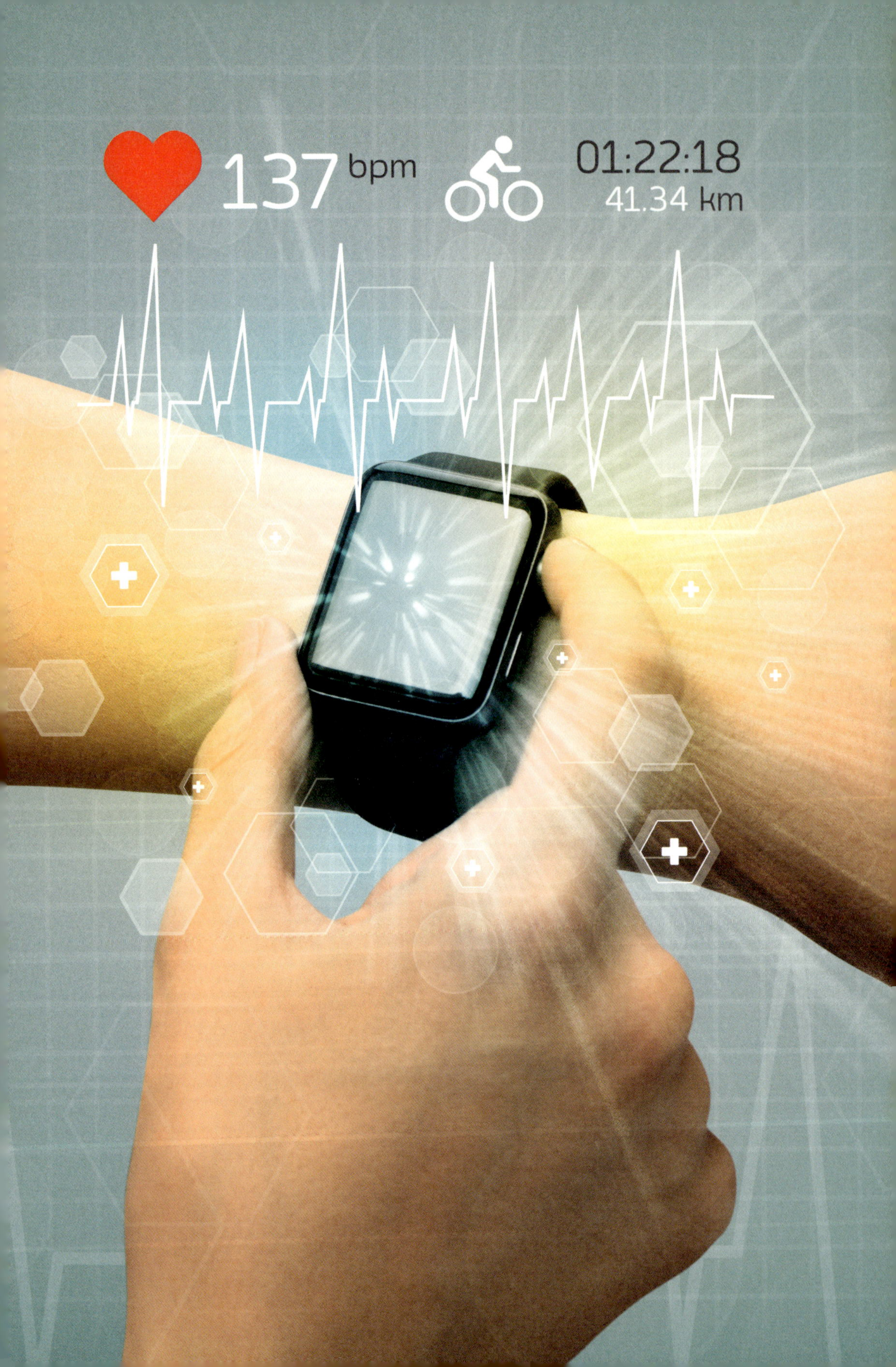
137 bpm
01:22:18
41.34 km

4

WIE INTENSITÄTSBEREICHE FÜR DAS AUSDAUERTRAINING FESTGELEGT WERDEN KÖNNEN

INTENSITÄTSBEREICHE IM AUSDAUERTRAINING – EINE ÜBERSICHT

Die wichtigsten Planungs- und Steuerungsgrößen für das Ausdauertraining sind die Intensität, gesteuert über die Belastungsnormative und/oder Beanspruchungskenngrößen, sowie der Umfang, gesteuert über die Belastungsdauer oder eine Streckenlänge. Das gilt innerhalb einer Trainingseinheit, einer Trainingswoche oder eines selbst definierten Zeitraums. Für die Gestaltung des Ausdauertrainings sind für beide Trainingsparameter im Weiteren die Relation zur Trainingshäufigkeit beziehungsweise Dichte bedeutsam. Die Abstimmung der Parameter aufeinander in Ausrichtung auf eine Zielstellung charakterisiert die Trainingsmethodik. Anhand von Anpassungsprozessen beziehungsweise der Entwicklung der Ausdauerleistungsfähigkeit lässt sich die Qualität dieses Abstimmungsprozesses bewerten, wobei das Belastungsmanagement eine entscheidende Rolle einnimmt. Hierbei kann für die Intensitätssteuerung sowohl auf belastungsorientierte (Geschwindigkeit, Leistung, Zeit, Distanz) als auch auf beanspruchungsorientierte Parameter (Herzfrequenz, Anstrengungsempfinden, Laktatkonzentration, Sauerstoffaufnahme, Atemfrequenz) zurückgegriffen werden. Um die Intensität nun anhand dieser Parameter zielgerichtet steuern zu können, muss zuvor die Definition von Intensitätsbereichen vorgenommen werden.

Diesbezüglich existiert eine Vielzahl von Konzepten (Ansätze für die Einteilung von Intensitätszonen), die jeweils sportartspezifisch und anwendungsbezogen entwickelt wurden und keine einheitliche Terminologie oder einheitliche inhaltliche Abgrenzung zulassen.[225, 226] Grundlegend kann jedoch die Differenzierung von Intensitätszonen anhand folgender Konzepte erfolgen[227] (Abbildung Seite 101):

- **%MAX:** Intensitätszonen werden durch die prozentuale Relation zu maximalen Markern definiert (%VO_{2MAX}, %HF_{MAX}, %P_{MAX})[228]
- **SUBMAX:** Abgrenzung von Intensitätszonen anhand submaximaler Marker (zum Beispiel Laktatschwellen, ventilatorische Schwellen, »Critical Speed« oder »Critical Power«: CS, CP)
- **%Delta RUHE-MAX:** Prozentuale Einteilung der Differenz zwischen Ruhe- und Maximalwerten von Markern (%$HF_{RESERVE}$, %$VO_{2RESERVE}$)
- **%Delta SUBMAX-MAX:** Prozentuale Einteilung der Differenz zwischen submaximalen und maximalen Markern (zum Beispiel zwischen der LT2 und P_{MAX})

In der Wissenschaft sowie in der Praxis lassen sich somit je nach Konzept der Abgrenzung und Zielstellung für die Gestaltung des Trainings 3, 5, 6, 7 und 8 Intensitätszonen wiederfinden. Die hierfür erhobenen beziehungsweise kalkulierten submaximalen und/oder maximalen Marker beziehungsweise Anker werden zumeist in Belastungstests mit Stufen- oder Rampenprotokollen während einer klassischen Leistungsdiagnostik auf einem Ergometer (zum Beispiel Laufband, Rad-, Ruder-, Ski-, Kanuergometer, Schwimmkanal) erhoben, können aber auch zum Teil über Beanspruchungs- und/oder Leistungsmarker in standardisierten Feldtestungen im Training oder im Wettkampf bestimmt werden. Vor dem Hintergrund, dass mittels der Intensitätszonen ein definierter physiologischer Reiz gesetzt werden soll – in Abhängigkeit des Umfangs sowie der Trainingsmethode –, kann eine gewisse Präferenz für die Abgrenzung anhand submaximaler Marker ausgesprochen werden.[229, 230] Diese Präferenz basiert auf zwei Begründungsansätzen:

1. Submaximale Marker (Konzept: SUBMAX), wie Laktatschwellen, ventilatorische Schwellen, CS oder CP, haben eine physiologische Begründung, die zur Abgrenzung von Intensitätsbereichen sinnvoll eingesetzt werden können.
2. Untersuchungen zur prozentualen Einteilung von Intensitätszonen in Ausrichtung auf maximale Marker (Konzept: %MAX) haben gezeigt, dass die Beanspruchung in vermeintlich gleichen Intensitätszonen interindividuell unterschiedlich ausfällt.[231, 232, 233] Ein Beispiel: zehn Personen fahren bei 75 % ihrer HF_{MAX} eine halbe Stunde Fahrrad. Während und nach der 30-minütigen Belastung können bei den zehn Personen unterschiedliche Laktatwerte – absolut sowie in Relation zur aeroben und anaeroben Schwelle – sowie voneinander abweichende Angaben zum RPE festgestellt werden. Somit kann sich ein interindividuell unterschiedlicher Trainingsreiz ergeben.

Die Wahl des Konzepts zur Definition von Intensitätsbereichen sollte gut überlegt sein, da jedes Konzept gewisse Vor- und Nachteile mit sich bringt. Fakt ist, die Konzepte unterscheiden sich im Einsatz vom Aufwand (zeitlich und finanziell), von den Untersuchungsinstrumenten und der dafür nötigen Expertise sowie ihrer Spezifik zum Einsatz einer genauen Trainingssteuerung. Übergeordnetes Ziel für die Festlegung von Intensitätsbereichen für das Ausdauertraining ist, dass diese für die Trainingsmethodik und das Erreichen von Zielsetzungen reizwirksam eingesetzt werden können. Gelingt dies, können durch die Verbindung der Zyklisierung und Periodisierung des Trainings physiologische Reize gesetzt und in deren Folge Anpassungsprozesse ausgelöst werden, welche mittel- bis langfristig die Entwicklung der Ausdauerleistungsfähigkeit bedingen. Nachfolgend ist eine Übersicht eines 3- beziehungsweise 5-Zonen-Modells der Intensitätsverteilung im Ausdauertraining dargestellt (Zone 1 von 3: in Grün, Zonensplit möglich über prozentuale Bezüge zu Maximal- oder Submaximalanker – Zone 1 und 2 von 5, Zone 2 von 3: in Gelb, Zone 3 von 3 in Rot, Zonensplit möglich über prozentuale Bezüge zu Maximal- oder Submaximalanker – Zone 4 und 5 von 5). Zudem sind die Möglichkeiten zur Bestimmung von Intensitätsbereichen mithilfe von maximalen und submaximalen Ankern auf Basis der Belastung und/oder Beanspruchung integriert. In Blau ist eine zusätzliche Zone für Intensitätsbereiche oberhalb der Maximalbelastung von Stufen- beziehungsweise Rampentestungen im Labor implementiert. Diese Zone kann beispielsweise hilfreich für die Steuerung von intensiven Intervallmethoden mit relativ kurzen Intervallen sein. Die Dreiecksbeziehung auf der linken und rechten Seite steht für die zunehmende Nützlichkeit belastungsorientierter Trainingssteuerung bei höherer Intensität sowie beanspruchungsorientierter Trainingssteuerung bei eher niedrigeren bis mittleren Intensitäten. Für zusätzliche Monitoringansätze sind auch Analysen unter Ruhebedingungen via Herzfrequenz und Herzfrequenzvariabilität sowie die Relation aus Belastungs- und Beanspruchungsmarkern abgebildet (Seite 101).

Anmerkung: Für die Bestimmung der Anker können unterschiedliche methodische Wege zugrunde liegen; die prozentualen Bezüge in der Mitte sind exemplarisch gewählt und können für verschiedene Referenzparameter in Bezug zu den Intensitätsbereichen je nach Quelle unterschiedlich ausfallen (Tabelle Seite 112, zum Beispiel $\%HF_{MAX}$ versus $\%VO_{2MAX}$); die Zonenübergänge sind graduell zu interpretieren.

Wie spezifisch ein Intensitätsbereich definiert und gesteuert werden muss, hängt letztlich auch vom Trainingsstatus ab. Gemäß dem Qualitätsgesetz Seite 49) steigt die Spezifik mit dem Leistungsstand – hier wird vom »Schlüssel-Schloss-Prinzip« gesprochen. Vor diesem Hintergrund muss zu Beginn und im ersten Fortschritt des Trainingsprozesses sicher nicht die höchste Präzision bei der Bestimmung von Intensitätsbereichen an den Tag gelegt werden. Im weiteren Trainingsprozess und insbesondere beim Ausbleiben weiterer Fortschritte ist die Spezifikation von Intensitätsbereichen dann jedoch ein probates Mittel zur Steigerung der Qualität und Wirksamkeit des Ausdauertrainings. Entsprechend sollen nachfolgend die Charakterzüge der unterschiedlichen Konzepte und deren Anker zur Abgrenzung von Intensitätsbereichen näher beleuchtet werden.

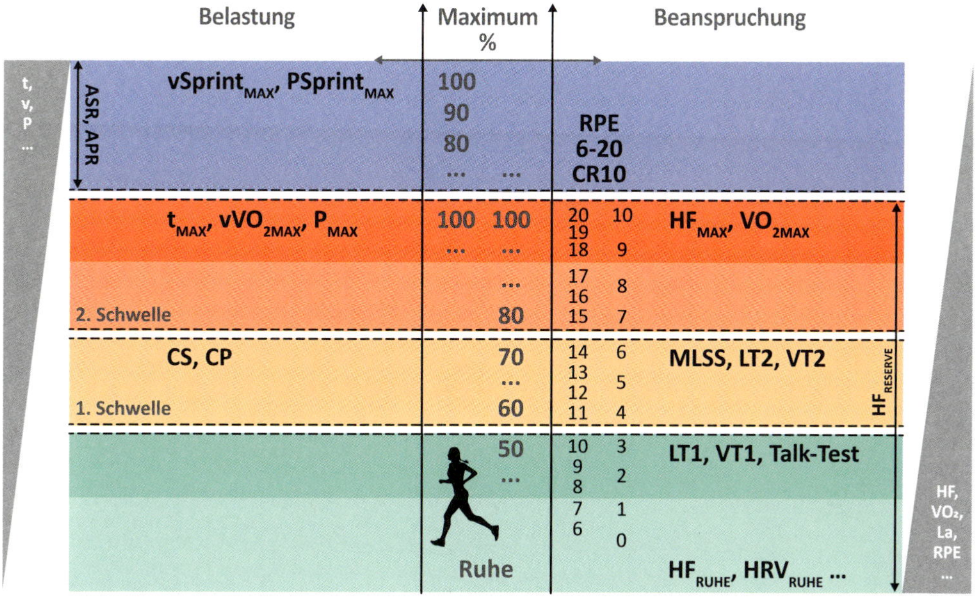

$vSprint_{MAX}$: maximale Sprintgeschwindigkeit
$PSprint_{MAX}$: maximale Sprintleistung
t_{MAX}: Streckenbestzeit
vVO_{2MAX}: Geschwindigkeit bei maximaler Sauerstoffaufnahme – wird auch als maximale aerobe Geschwindigkeit bezeichnet (englisch *maximal aerobic speed*, MAS)
P_{MAX}: maximale Leistung
HF_{MAX}: maximale Herzfrequenz
VO_{2MAX}: maximale Sauerstoffaufnahme
ASR, APR: anaerobe Geschwindigkeits- oder Leistungsreserve (englisch *anaerobic speed or power reserve*)
$HF_{RESERVE}$: Herzfrequenzreserve
CS: Critical Speed
CP: Critical Power
LT1: erste Laktatschwelle
LT2: zweite Laktatschwelle
VT1: erste ventilatorische Schwelle
VT2: zweite ventilatorische Schwelle
MLSS: maximales Laktat-Steady-State
HF_{RUHE}: Ruheherzfrequenz
HRV_{RUHE}: Herzfrequenzvariabilität in Ruhe
t: Zeit
v: Geschwindigkeit
P: Leistung
HF: Herzfrequenz
VO_2: Sauerstoffaufnahme
La: Blutlaktatkonzentration
RPE: subjektives Anstrengungsempfinden

Dieses 3- beziehungsweise 5-Zonen-Modell zeigt die Intensitätsverteilung im Ausdauertraining und die Möglichkeiten zur Bestimmung von Intensitätsbereichen mithilfe von maximalen und submaximalen Ankern auf Basis der Belastung und/oder Beanspruchung.

Steuerung der Intensität über Maximal- und Submaximalanker

Wie bereits zuvor angedeutet, eignen sich für Maximaltestungen auf Basis der Belastungskenngrößen auch Wettkampfergebnisse oder simulierte Trainingswettkämpfe (Testungen, siehe auch Kapazitätstests auf Seite 107), um prozentuale Abschätzungen der höheren Intensitätsbereiche für das Training vornehmen zu können

(Konzept: %MAX). Hierbei werden häufig auch Relativwerte zum eigenen Körpergewicht berechnet, um Diagnostikergebnisse zwischen Personen oder unabhängig von Veränderungen des Körpergewichts vergleichen zu können (zum Beispiel Watt pro Kilogramm Körpergewicht). Auf der Ebene der Beanspruchung können spezifische organismische Subsystemebenen herangezogen werden. Somit können Umstellungsreaktionen des Organismus, vor allem in Bezug zur jeweiligen Trainingsbelastung, bewertet werden. Hierzu zählen vor allem die Sauerstoffaufnahme, die Herzfrequenz und das subjektive Anstrengungsempfinden. Auch hier können zum Teil Relativwerte zum individuellen Körpergewicht kalkuliert werden, die interindividuelle Vergleiche ermöglichen (zum Beispiel relative Sauerstoffaufnahme in Milliliter pro Minute und Kilogramm Körpergewicht). Submaximalwerte werden hinsichtlich der Beanspruchung auf Basis von physiologischen Schwellenkonzepten bestimmt und zum Beispiel durch die Blutlaktatkonzentration oder mithilfe von ventilatorischen Parametern abgeschätzt (Seite 80). Diese sind:

- erste und zweite Laktatschwelle (LT1 und LT2/MLSS)
- erste und zweite ventilatorische Schwelle (VT1 und VT2)

Zudem existieren Verfahren, die mithilfe von subjektiven Parametern in Relation zum Anstrengungsempfinden (RPE) oder zur Atmung (Talk-Test) Abschätzungen von Intensitätszonen vornehmen. Auf der Ebene der Belastung können zur Ermittlung der anaeroben Schwelle Verfahren der CP und CS benannt werden. Diese werden zum einen aus einer Serie maximaler Dauertestungen über verschiedene Streckenlängen mittels einer Approximation bestimmt, zum anderen durch eine 3-Minuten-All-Out-Testung, bei der die Leistung oder Geschwindigkeit am Ende des Tests die CP oder CS repräsentiert.[234] Anzumerken ist, dass trotz einer häufig synonymen Verwendung dieser Konzepte zur Abgrenzung der Zone 2 von Zone 3 in einem 3-Zonen-Modell divergente Beziehungen bestehen und ein Goldstandard zur Validierung metabolischer Schwellenkonzepte zumindest kritisch diskutiert wird. Als Beispiel kann angeführt werden, dass das MLSS häufig die graduelle Abgrenzung dieser Intensitätszonen (2 und 3) in Beziehung zu CP- und CS-Ansätzen deutlich unterschätzt.[235] Mit Blick auf den untersuchungsmethodischen Ansatz der CP beziehungsweise CS im Vergleich zum MLSS ist es auch offensichtlich, dass Ansätze auf Basis von Leistungskenngrößen nicht zwangsläufig mit Ansätzen auf Basis von Beanspruchungsparametern übereinstimmen müssen. Die Ansätze auf Basis von Leistungsparametern (CP, CS) werden in diesem Buch bis auf den Bezug im Rahmen von »Kapazitätstestungen« aufgrund der Fokussierung auf beanspruchungsorientierte Ansätze nicht weiter thematisiert. Verfahren auf Basis der HRV unter Belastung wurden diesbezüglich ebenfalls beschrieben und vielfältig eingesetzt.[236] Diese Verfahren weisen jedoch auch weitreichende Limitationen auf, die es zum jetzigen Zeitpunkt nur eingeschränkt zulassen, sie in der praxisorientierten Trainingssteuerung umzusetzen. Übergeordnet ist im Rahmen submaximaler Schwellenkonzepte wichtig zu verstehen, dass die Intensitätszonen nicht als getrennte »Räume« und »Türschwellen« zu betrachten sind, sondern eher als Übergangsbereiche (englisch *transition*) von verschiedenen Regulationszuständen auf Basis unterschiedlicher Referenzparameter.

Submaximalanker und Monitoringansätze auf Basis der nicht linearen Herzfrequenzvariabilität

Einen neuen Ansatz der nicht linearen Zeitreihenanalyse der HRV bildet die trendbereinigte Fluktuationsanalyse mithilfe des Kurzzeitskalierungsexponenten alpha1 während ausdauerakzentuierter Akutbelastung (englisch *detrended fluctuation analysis*, DFA-a1). DFA-a1 kann vereinfacht dargestellt als »systemischer Globalparameter« und Stellvertreter für die organismische Beanspruchung und Regulation dienen und konsistent nicht redundante Informationen zur Herzfrequenzregulation während ausdauerakzentuierter Belastungen im Vergleich zu Zeit- und Frequenzbereichsparametern der HRV liefern. Diese verlieren schon bei 50 bis 60 % der VO_{2MAX} ihre Diskrepanzfähigkeit unter Belastung. Perspektivisch wird die Anwendung von DFA-a1 als systemischer Parameter zur Intensitätsbereichsbestimmung für das Training bei ausdauerakzentuierten Belastungen diskutiert. Hierbei kann nach der vorliegenden Datenlage eine Trainingssteuerung hinsichtlich einer Schwelle für niedrige Intensitäten (äquivalent im Bereich der LT1 beziehungsweise VT1) anhand eines Regulationsbereichs zwischen einer selbstähnlichen (fraktalen) Zeitreihe der HRV mit hoher Komplexität (DFA-a1: 1,0) und einer vorwiegend zufälligen Regulationsdynamik in der Zeitreihe mit geringer Komplexität erfolgen (DFA-a1: 0,5) und ein Übergangsbereich bei circa 0,75 festgelegt werden. Dieser Übergang erfolgt zwischen den zwei organismischen Zuständen der (1) Integration und Synchronisation von Subsystemen bei geringer Belastungsintensität sowie der (2) progressiven Segregation und Mechanisierung von Subsystemen bei hoher Belastungsintensität. Zudem wird eine weitere Änderung der Regulationsdynamik bei einem Wert von 0,5 vermutet (äquivalent im Bereich der LT2 beziehungsweise VT2).

Weitere Studien sind erforderlich, um die konkrete Bedeutung für das Überschreiten der Intensitätsschwellen bei einem DFA-a1-Wert von 0,75 und 0,5 für die Trainingspraxis zu evaluieren und in den Kontext anderer etablierter Schwellenkonzepte einzuordnen. Es bleibt anzumerken, dass es sich hierbei um einen systemischen Ansatz auf Basis der Regulationsdynamik des ANS an der Schnittstelle zum ZNS handelt, der sich nicht zwangsläufig kongruent zu anderen Subsystemansätzen verhalten muss. Zudem sind methodische Besonderheiten und Limitationen im Rahmen von Artefakteinstreuungen, dem Einschluss von Umweltbedingungen sowie von Analyse- und Verarbeitungsschritten des Rohsignals der Zeitreihe weiter zu untersuchen. Nicht zuletzt gilt es, zukünftig Perspektiven für eine konkrete Softwareimplementierung in Herzfrequenz- beziehungsweise HRV-Messgeräten zu verdeutlichen, um das dargestellte Vorgehen konkret für die Trainingspraxis als Echtzeitmonitoringansatz anwendbar zu machen. Einige vielversprechende Anwendungen wurden hierfür bereits entwickelt, über die auch Monitoringansätze diskutiert werden und die es hypothetisch ermöglichen, akute Ermüdungsprozesse während Dauerbelastungen (englisch *durability*) abzuschätzen sowie während standardisierter submaximaler Testungen (zum Beispiel in einem Warm-up-Setting) Aussagen über den globalen akuten oder/und chronischen Ermüdungszustand des Organismus zu treffen (englisch *readiness to train*). Hierüber könnten im Kontext weiterer Parameter (zum Beispiel psychometrischer Skalen) Entscheidungshilfen für die Intensitäts- und Umfangssteuerung im Ausdauertraining geliefert werden.[237, 238, 239, 240]

Zusammenfassend ist somit für das Spektrum an Möglichkeiten der Intensitätssteuerung festzuhalten, dass die Intensitätsbestimmung in Bezug zu Prozent von Maximalwerten, wie VO_{2MAX}, maximale Leistung beziehungsweise Geschwindigkeit (P_{MAX}, v_{MAX}) oder HF_{MAX}, ein gängiger und traditioneller Ansatz ist, der die großen individuellen Unterschiede in der metabolischen Reaktion in Bezug zur Intensitätsvorgabe bei einem ähnlichen Prozentsatz des Maximalwerts nicht berücksichtigt.[241, 242, 243] Die Verwendung physiologischer Schwellenkonzepte wie LT oder VT sowie CP oder CS und des Delta-Konzepts, das die Differenz zwischen Schwellenwerten und Maximalwerten darstellt, wurde vorgeschlagen, um die interindividuelle Variabilität von Trainingseffekten zu senken.[244] Schwellenwertbasierte Intensitätssteuerungen sind so konzipiert, dass diese individuell moduliert werden, um so die physiologischen Schwellenwerte jedes Einzelnen zu erreichen und heterogene Reaktionen zu vermeiden. Dennoch zeigt die Evidenzlage, dass unterschiedliche Konzepte für teils gleiche

Schwellenwertbezüge Variationen in den Ergebnissen aufzeigen. Ferner sollte der Einsatz von Markern zur Belastung und Beanspruchung für die Trainingssteuerung in den Intensitätsbereichen differenziert vorgenommen werden, da sich diese in Abhängigkeit von der Intensität und der damit verbundenen Belastungsdauer unterschiedlich eignen. Physiologische Marker zur Kennzeichnung der Beanspruchung eignen sich eher in Bezug auf einen ersten Schwellenübergang (zum Beispiel LT1, VT1; Abgrenzung von Zone 1 und 2 in einem 3-Zonen-Modell) und bis zum zweiten, der anaeroben Schwelle. Belastungsmarker (zum Beispiel CS, CP oder $\%v_{MAX}$, $\%P_{MAX}$) sind hingegen den physiologischen Markern ab dem zweiten Schwellenübergang eher überlegen (Zone 3 in einem 3-Zonen-Modell), wie in der Abbildung auf Seite 101 dargestellt wurde.

Während individuelle Schwellenwertkonzepte besser geeignet zu sein scheinen, um eine individuelle und effektive Intensitätssteuerung durchführen zu können, so ist deren Anwendung ebenfalls mit zahlreichen Limitationen hinsichtlich Praktikabilität und der Analysegenauigkeit versehen. Die Festlegung individueller ventilatorischer Schwellenwerte oder anderer physiologischer Grenzen erfordert relativ teure Laborausrüstung und qualifiziertes Personal zur Durchführung sowie Analyse und ist daher eher etwas für sehr leistungsorientierte Athleten. Konzepte der CP und CS sind zudem aufwendig und bedürfen teilweise mehrfacher Durchgänge der Testung verschiedener Streckenlängen in Bezug zur Dauer und können das eigentliche Training erheblich beeinträchtigen.[245]

KONKRETE UMSETZUNG – ERFASSUNG VON MAXIMALWERTEN

Für die konkrete Umsetzung zur Bestimmung von Intensitätsbereichen im Ausdauertraining lassen sich auf Basis von Maximalwerten Methoden in Relation zu Belastungs- sowie Beanspruchungsparametern unterscheiden. Im Folgenden werden unter anderem methodische Ansätze bezogen auf die Streckenbestzeit, die maximale Wattleistung sowie die maximale Geschwindigkeit beschrieben. Zudem werden Ansätze auf Basis der maximalen Herzfrequenz und Herzfrequenzreserve diskutiert.

Streckenbestzeit und maximale Wattleistung oder Geschwindigkeit

Eine Methode zur Ermittlung von Intensitätsbereichen mit geringem untersuchungsmethodischem Aufwand ist die Ableitung dieser Bereiche in Bezug zur eigenen Bestzeit beziehungsweise zur maximalen Geschwindigkeit oder Wattleistung für eine gewisse Zielstrecke. Die maximale Leistung oder Geschwindigkeit kann ferner auch im Rahmen von Laboruntersuchungen mit einem Stufen- oder Rampentestprotokoll ermittelt werden. Die jeweilige Zeit, Geschwindigkeit oder Leistung wird hierbei als 100 % angesetzt. Intensitätsbereiche können nun als prozentuale Anteile an dieser individuellen Streckenbestzeit, maximalen Geschwindigkeit oder Leistung ausgerichtet werden. Hinsichtlich der Intensitätszonen existiert hierbei keine einheitliche Einteilung, da dies unter anderem von der Art und der Dauer der Beanspruchung abhängig ist. Als Beispiel kann jedoch folgende Intensitätseinteilung erfolgen, die beispielhaft die Einteilung von Intensitätszonen für das Ausdauertraining in Relation zur maximalen Geschwindigkeit oder Leistung zeigt.[246]

Intensitätsbereich	Intensitätszone [$\%v_{MAX}$]
Kompensationsbereich	60–75 %
Grundlagenbereich 1	75–85 %
Grundlagenbereich 2	85–95 %
Wettkampfspezifischer Bereich	> 95 %

In der Trainingspraxis würden nun Geschwindigkeiten beziehungsweise Leistungen innerhalb dieser Intensitätszonen realisiert werden. Dabei kommt es zu einem nur bedingt vermeidbaren Problem für die Intensitätssteuerung. Beispielsweise wenn das Streckenprofil nicht mehr eben, sondern hügelig oder bergig wird oder äußere Umweltbedingungen wie Gegenwind oder Temperatur sich ändern, können Intensitätszonen, die sich an einer Belastungsvorgabe orientieren (zum Beispiel Zeit/Kilometer, Geschwindigkeit, Leistung) nicht mehr aufrechterhalten werden. Es muss eine Anpassung der Geschwindigkeit oder Leistung erfolgen, da die Beanspruchung sonst von der Zielvorgabe des Intensitätsbereichs zu stark abweichen würde. Anhand dieser Einordnung lässt sich gut der Stellenwert von beanspruchungsorientierter Trainingssteuerung ableiten. Wird eine Intensitätszone durch einen Herzfrequenzbereich repräsentiert, können Einflüsse wie das Streckenprofil oder die Umwelt berücksichtigt und die Belastung angepasst werden, sodass es zu einer geplanten und adäquaten Beanspruchung im Hinblick auf die Zielstellung des Trainings kommen kann. Eine Übersicht zu Geschwindigkeiten und Zielzeiten für verschiedene Streckenlängen beim Laufen ist in den Tabellen im Anhang auf den Seiten 188 und 189 dargestellt.

Einführung von Kapazitätstests

Im Wettkampf müssen Athleten die Intensitätssteuerung selbst übernehmen (englisch *pacing*), um eine gegebene Distanz möglichst schnell zu überwinden. Die Leistungsfähigkeit zeichnet sich somit durch die maximale Durchschnittsgeschwindigkeit oder -leistung aus, die über eine gewisse Dauer aufrechterhalten werden kann. In sogenannten Kapazitätstestungen wird versucht, die wettkampfspezifische Leistungsfähigkeit zu messen. Dafür eignen sich standardisierte, zugleich aber realitätsnahe und zumeist simulierte Wettkampfsituationen. Störgrößen wie Umgebungsbedingungen (zum Beispiel Wetter, natürliche Höhe), personale Faktoren (zum Beispiel Tageszeit, Nahrungsaufnahme), taktische oder technische Komponenten, welche die Resultate und die Interpretation beeinflussen können, werden durch geeignete Standardisierungsmaßnahmen reduziert.[247] Die Leistungsfähigkeit in einem Kapazitätstest setzt sich durch die Relation der gemessenen physiologischen Marker (Beanspruchung) zum Testergebnis (Belastungsmarker) zusammen.

Durchführung: Innerhalb der Ausdauersportarten und deren Disziplinen werden unterschiedlichste Anforderungsprofile an die Athleten gestellt. Hierbei unterscheiden sich Sportarten mit gleichmäßiger Leistungsabgabe (zum Beispiel Einzelzeitfahren im Radsport, Marathonlauf) von Sportarten mit variabler Leistungsabgabe (zum Beispiel Mountainbike XC, Langlauf Massenstart). Neben dem grundlegenden Belastungsmuster unterscheidet sich zumeist auch die Dauer der Belastung.[248] Demnach sollten individuelle Kapazitätstests herangezogen werden, um die spezifische Leistungsfähigkeit zu bewerten. Zudem lassen sich, bezogen auf die Kenngrößen der Leistung, prozentuale Bezüge für eine relative Intensitätssteuerung herstellen. Bei selbstgesteuerten Kapazitätstests sollte zusätzlich die Zeit für die einzelnen Streckenabschnitte (zum Beispiel 400 Meter) für eine Einschätzung des Geschwindigkeitsverlaufs im Sinne der Pacing-Strategie erhoben werden, um beispielsweise den Einfluss eines zu intensiven Starts oder eines Schlusssprints auf das Resultat bewerten zu können.

Formen von Kapazitätstestungen[249]				
	Fixierte Dauer	**Fixierte Distanz**	**Fixierte Belastung**	**Fixierte Beanspruchung**
Beispiel	30-Minuten-Lauf	3000-Meter-Lauf	Laufen bei 14 km/h	Laufen mit 80 % der HF_{MAX} bei einem 30-Minuten-Lauf
Kenngröße der Leistung	durchschnittliche Geschwindigkeit beziehungsweise Leistung	benötigte Dauer	Dauer bis zum Testabbruch	erreichte Distanz in der vorgegebenen Zeit
Vorteil	relativ wettkampfspezifisch	sehr wettkampfspezifisch	Standardisierung, kein Einfluss durch unterschiedliche Pacing-Strategien	Organismus steht im Mittelpunkt
Hinweis	Gewöhnung notwendig wegen des Einflusses unterschiedlicher Pacing-Strategien	▪ unterschiedliche Beanspruchung bei unterschiedlichem Leistungsniveau wahrscheinlich ▪ Gewöhnung notwendig wegen des Einflusses unterschiedlicher Pacing-Strategien	▪ Abbruchzeit hängt nicht linear mit der Leistungsfähigkeit zusammen ▪ unterschiedliche Beanspruchung bei unterschiedlichem Leistungsniveau wahrscheinlich	▪ Herzfrequenzbereich muss bis Teststart erst erreicht werden ▪ Bezugnahme zu submaximalen Schwellen der Herzfrequenzvorgabe kann genauer, aber auch aufwendiger sein

Ähnliche submaximale Testungen eignen sich auch zur Beurteilung von Ökonomisierungsprozessen. Die Relation von Belastung und Beanspruchung bietet hierbei die Möglichkeit der Analyse der organismischen Reaktion in Bezug zur standardisierten Belastungssituation (siehe »Fixierte Belastung« oder »Fixierte Beanspruchung« in der oben stehenden Tabelle). Die Belastungs- oder Beanspruchungskenngröße muss dabei konstant gehalten werden (zum Beispiel Laufgeschwindigkeit, Wattleistung auf dem Radergometer, Zielherzfrequenz). Athleten können diese Testungen in ein Warm-up implementieren oder als sogenannte »Benchmark-Workouts« regelmäßig in den Trainingsprozess einbauen. Diese Testungen können für ein regelmäßiges Monitoring herangezogen werden und demnach auch als Verlaufskontrolle der

Anpassungsentwicklung in Bezug zu spezifischen Zielstellungen im Trainingsprozess dienen. Die Art der Belastung (Sportartspezifik) kann individuell angepasst werden, sollte dann jedoch standardisiert beibehalten werden – zum Beispiel Laufen auf der Rundbahn oder dem Laufband, Radfahren im Freien oder auf der Rolle.

Herzfrequenz-Drift

Bei längeren Trainingseinheiten, insbesondere bei höheren Intensitäten, können zentrale kardiovaskuläre Marker, die sich zuvor auf einem stabilen Niveau befunden haben (siehe »Steady State«, Seite 43), zu driften beginnen, ein Phänomen, das als »kardiovaskulärer Drift« oder teilweise auch als »langsame Komponente« (englisch *slow component*) – auch für die Sauerstoffaufnahme bekannt – bezeichnet und aktuell mit dem Begriff der »Durability« in Verbindung gebracht wird.[250, 251]

Die herkömmliche Theorie besagt, dass mit zunehmender Beanspruchung die Körpertemperatur ansteigt, was eine verstärkte Hautdurchblutung erforderlich macht, um die Abgabe der Körperwärme zu unterstützen. Außerdem verringert sich das Plasmavolumen (im Zusammenhang mit dem Hydratationszustand) infolge der erhöhten Transpiration und der verstärkten Atmung. Die Kombination aus einem verringerten Blutvolumen und der Verteilung eines großen Teils des Herzzeitvolumens auf die Haut und die Arbeitsmuskulatur verringert den venösen Rückfluss und letztlich das enddiastolische Volumen. Dies wiederum führt zu einem Abwärtsdrift des Schlagvolumens. Die Herzfrequenz gleicht dies jedoch aus, indem sie nach oben driftet, um das Herzzeitvolumen in den meisten Situationen aufrechtzuerhalten.[252] Diese Theorie des kardiovaskulären Drifts ist in den letzten Jahren infrage gestellt worden. Daten deuten darauf hin, dass der Anstieg der Herzfrequenz bei längerer mittelschwerer Steady-State-Belastung die ventrikuläre Füllungszeit effektiv verringert und damit die ventrikuläre Vorlast und das Schlagvolumen reduziert. Diese Theorie wird durch Studien gestützt, in denen der typische Anstieg der Herzfrequenz bei längerer Belastung durch pharmakologische Blockaden verhindert wurde.[253] Unter diesen Bedingungen wurde durch die Verhinderung des Anstiegs der Herzfrequenz auch der Rückgang des Schlagvolumens verhindert.[254] Ein Anstieg des Blutflusses in der Haut war demnach nicht notwendig, um die typischen Veränderungen der Herzfrequenz hervorzurufen, die einen kardiovaskulären Drift kennzeichnen. Stattdessen könnten Erhöhungen der Kerntemperatur und der Aktivität des sympathischen Teils des ANS (im Zusammenhang mit einer Veränderung der Hormonregulation) für den progressiven Anstieg der Herzfrequenz bei längerer Belastung verantwortlich sein.[255]

Maximale Herzfrequenz und Herzfrequenzreserve

Für gesunde Athleten empfiehlt sich, die maximale Herzfrequenz in einem Ausbelastungstest zu bestimmen. Dieser Test sollte möglichst durch einen Coach oder Trainingspartner beaufsichtigt werden. Eine sportmedizinische Abklärung unter Einbezug von Vorerkrankungen oder Belastungseinschränkungen ist im Vorfeld wie für alle Ausbelastungstestungen empfehlenswert. Der Test sollte nicht in den ersten Tagen nach einer Erkrankung (zum Beispiel Infekt) oder akut nach einer längeren Trainingspause durchgeführt werden. Für den Test sind eine hohe Motivation und Leistungsbereitschaft notwendig.[256] Als Test eignet sich eine progressive Belastungssteigerung mit möglichst hoher Bewegungsfrequenz (zum Beispiel Schrittfrequenz im Laufen) und einer Dauer von circa 10 Minuten. Das könnte eine Laufbandbelastung im Labor sein oder eine Lauftestung beispielsweise über 1000 bis 3000 Meter auf einer 400-Meter-Rundbahn. Eine Maximaltestung ist nur sinnvoll, wenn vorher schon ein gewisses Trainingsalter erreicht ist und Erfahrung mit hohen Intensitäten vorhanden ist. Diese Gewöhnung ist notwendig, um eine reproduzierbare maximale Ausbelastung zu erreichen. Ein intensives und spezifisches Warm-up über 10 bis 15 Minuten ist zudem zu empfehlen, um akut auf physischer Ebene (Herz-Kreislauf, Atmung, Stoffwechsel, Stütz- und Bewegungssystem) und psychischer Ebene (Leistungsbereitschaft) auf die Ausbelastung vorzubereiten. Eine zusätzliche Erfassung der Laufgeschwindigkeiten (Zeit pro Streckenabschnitt, zum Beispiel auf einer 400-Meter-Rundbahn) lässt eine Einschätzung der Relation von Belastung und Beanspruchung während des Tests zu und zeigt, dass prozentuale Intensitätsangaben in Bezug zur Belastung (Geschwindigkeit) und zur Beanspruchung (Herzfrequenz) nicht identisch sein müssen. Im Anschluss an die Testung sollte ein 5- bis 10-minütiges Cool-down durchgeführt werden. Alternativ kann die maximale Herzfrequenz auch aus einer sportmotorischen Testung, etwa am Ende eines Cooper-Tests, oder in einem Wettkampf erfasst werden.

Beispieltestablauf

- Spezifisches Warm-up in Bezug zum gewählten Typ der Belastung (Sportart), zum Beispiel Movement Preparation-Strategien[257] und Steigerungsläufe im Laufen: 10 bis 15 Minuten.
- Belastungsintensität über circa 5 Minuten bis zur maximalen Anstrengung progressiv steigern, zum Beispiel 1000-Meter-Strecke auf einer 400-Meter-Rundbahn im Laufen. Die Strecke sollte vom Profil her flach oder leicht ansteigend sein.

- In der letzten Minute des Tests die Intensität für einen längeren »Endspurt« bei möglichst hoher Bewegungsfrequenz nochmals steigern. Das Anstrengungsempfinden (RPE: 6–20) sollte bei 19 bis 20 am Ende des Steigerungslaufs liegen.
- Nach der Ausbelastung sollte der Herzfrequenzwert auf dem Messgerät beobachtet und der höchste Wert dokumentiert werden – das ist die momentane maximale Herzfrequenz.
- Cool-down: 5 bis 10 Minuten

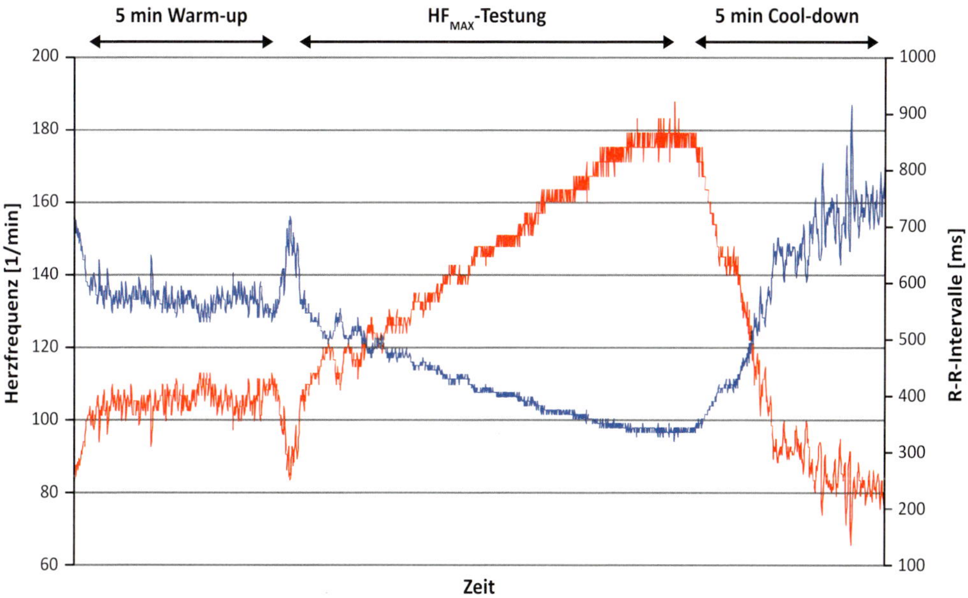

Beispiel-HF- (in Rot) und R-R-Intervall-Verlauf (in Blau) einer HF_{MAX}-Testung mit kontinuierlicher Belastungssteigerung und einem Maximalwert von 178 Schlägen pro Minute. Vorher fanden ein allgemeines Warm-up (nicht im Verlauf) und ein spezifisches Warm-up statt, danach ein Cool-down.

Über die ermittelte maximale Herzfrequenz können nun prozentuale Bezüge zu verschiedenen submaximalen Intensitätsbereichen hergestellt werden, um so die Trainingsherzfrequenzen zu ermitteln (Anhang Seite 190). Mithilfe der zusätzlich erhobenen Ruheherzfrequenz kann die Herzfrequenzreserve ($HF_{RESERVE}$) berechnet werden – auch als Karvonen-Methode bekannt. Der Bereich der $HF_{RESERVE}$ wird ebenfalls unterteilt (prozentuale Anteile für Intensitätsbereiche), um nachfolgend die Trainingsherzfrequenzen den jeweiligen Anteilen zuzuordnen. Der Bezug zu den beiden Ankern (HF_{MAX}, HR_{RUHE}) berücksichtigt die wesentliche Einflussgröße des spezifischen Leistungsniveaus der Athleten und eine potenzielle Ökonomisierung der

Ruheherzfrequenz – die Herzfrequenzreserve zwischen Ruheherzfrequenz und maximaler Herzfrequenz wird somit größer, was sich wiederum auch in der Relation zu den Intensitätsbereichen widerspiegelt. In der folgenden Tabelle sind die Intensitätsbereiche (Zonen) auf Basis prozentualer Bezüge zur Herzfrequenzreserve ($\%HF_{RESERVE}$), zur maximalen Herzfrequenz ($\%HF_{MAX}$), zur maximalen Sauerstoffaufnahme ($\%VO_{2MAX}$) und zum subjektiven Anstrengungsempfinden (RPE) dargestellt.[258]

Intensitäts-bereich	$\%HF_{RESERVE}$	$\%HF_{MAX}$	$\%VO_{2MAX}$	RPE [6–20]
1	< 30	< 57	< 37	< 9
2	30–39	57–63	37–45	9–11
3	40–59	64–76	46–63	12–13
4	60–89	77–95	64–90	14–17
5	≥ 90	≥ 96	≥ 91	≥ 18

Berechnungsbeispiel für $\%HF_{MAX}$ für eine erhobene HF_{MAX} von 200 Schlägen pro Minute für einen 22-jährigen Athleten:

$\%HF_{MAX} = HF_{MAX} \times \%$

Für den Intensitätsbereich 2:
$\%HF_{MAX} = 200 \times 0{,}57 = 114$ Schläge pro Minute (untere Grenze)
$\%HF_{MAX} = 200 \times 0{,}63 = 126$ Schläge pro Minute (obere Grenze)

Der Bereich der Trainingsherzfrequenzen für den Intensitätsbereich 2 liegt bei einer Herzfrequenz von 114 bis 126 Schlägen pro Minute.

Berechnungsbeispiel für $\%HF_{RESERVE}$ für eine erhobene HF_{MAX} von 200 Schlägen pro Minute und einer HF_{RUHE} von 70 Schlägen pro Minute für einen 22-jährigen Athleten:

$\%HF_{RESERVE} = [(HF_{MAX} - HF_{RUHE}) \times \%] + HF_{RUHE}$

Für den Intensitätsbereich 2:
$\%HF_{RESERVE}$ = [(200 – 70) × 0,30] + 70 = 109 Schläge pro Minute (untere Grenze)
$\%HF_{RESERVE}$ = [(200 – 70) × 0,39] + 70 = 121 Schläge pro Minute (untere Grenze)

Der Bereich der Trainingsherzfrequenzen für den Intensitätsbereich 2 liegt bei einer Herzfrequenz von 109 bis 121 Schlägen pro Minute.

Im Vergleich dazu ein gleichaltriger, sehr spezifisch trainierter Athlet mit einer niedrigeren HF_{RUHE} von 45 Schlägen pro Minute.

Für den Intensitätsbereich 2:
$\%HF_{RESERVE}$ = [(200 – 45) × 0,30] + 45 = 92 Schläge pro Minute (untere Grenze)
$\%HF_{RESERVE}$ = [(200 – 45) × 0,39] + 45 = 105 Schläge pro Minute (obere Grenze)

Der Bereich der Trainingsherzfrequenzen für den Intensitätsbereich 2 liegt bei 92 bis 105 Schlägen pro Minute Herzfrequenz. Die Bereiche der beiden Athleten unterscheiden sich deutlich voneinander.

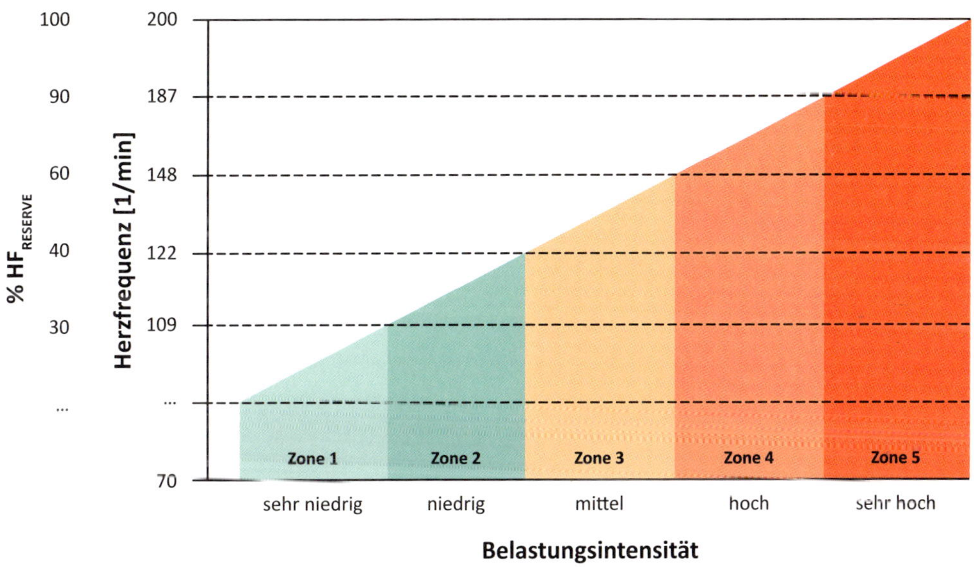

Schemadarstellung für $\%HF_{RESERVE}$ und das in der Tabelle auf Seite 112 angegebene 5-Zonen-Modell für das erste Beispiel des 22-jährigen Athleten für eine erhobene HF_{MAX} von 200 Schlägen pro Minute und eine HF_{RUHE} von 70 Schlägen pro Minute.[259]

Formel zur Ermittlung spezifischer Trainingsherzfrequenzen

Bei allgemeinen Empfehlungen zur Intensitätsbestimmung auf Basis von Maximalwerten bleiben Sportart, Alter, Geschlecht, Leistungsfähigkeit und die Dauer der Belastung zumeist unberücksichtigt. Diese Faktoren beeinflussen die Herzfrequenzregulation wesentlich. Das kleinere Herz der Frau führt zu einem geringeren Schlagvolumen und einer höheren Ruhe- sowie submaximalen Herzfrequenz in Bezug zur Belastungssituation. Auch die Belastungsherzfrequenzen von Kindern und Jugendlichen zeigen ein anderes Anstiegsverhalten als die von Erwachsenen. Aus den Ergebnissen einer Vielzahl von Untersuchungen mit unterschiedlichen Alters- und Leistungsgruppen haben Hottenrott und Neumann[260] eine Herzfrequenzformel für das Ausdauertraining hergeleitet.

Nach der Formel ergibt sich die Trainingsherzfrequenz (THF) aus dem Produkt mehrerer Faktoren. Dabei wird die ermittelte maximale Herzfrequenz mit einem konstanten Faktor 0,7 und vier weiteren variablen Faktoren multipliziert. Die Leistungsfaktoren (LF) berücksichtigen die Veränderung der Herzfrequenz in Abhängigkeit von der Ausdauerleistungsfähigkeit. Untrainierte Personen nehmen den Faktor 1,00, Fitnesssportler den Faktor 1,03 und Leistungssportler den Faktor 1,06. Die Trainingszielfaktoren (TZ) bestimmen die Herzfrequenz für drei typische Intensitätsbereiche, das Grundlagenausdauertraining (TZ1 = 1,00), hier den Intensitätsbereichen 1 und 2 zugeordnet (Tabelle Seite 112), für das intensivere Grundlagenausdauertraining (TZ2 = 1,10), hier dem Intensitätsbereich 3 zugeordnet, und für das intensive Training (TZ3 = 1,20), hier den Intensitätsbereichen 4 und 5 zugeordnet. Die Geschlechtsfaktoren (GF) tragen intensitätsabhängig zu einer geschlechtsspezifischen Herzfrequenzkorrektur bei. Frauen geben bei niedriger Intensität den Faktor 1,10 ein, bei mittlerer Intensität den Faktor 1,06 und bei hoher Intensität den Faktor 1,03. Für Männer beträgt der Faktor 1,00, das heißt, den Geschlechtsfaktor müssen Männer bei der Berechnung der Trainingsherzfrequenz nicht berücksichtigen. Der Sportartfaktor (SP) passt die Trainingsherzfrequenz an die unterschiedlichen sportartspezifischen Anforderungen bezüglich des Herz-Kreislauf- und des Stoffwechselsystems an (hier beispielsweise für das Laufen, i1 = 1,00). Je weniger Muskelmasse für die Sportartspezifik eingesetzt wird, etwa beim Radfahren beziehungsweise auch für das Medium Wasser und bei der Exposition des hydrodynamischen Auftriebs beim Schwimmen, desto eher sollte der Faktor etwas angehoben werden (i1 = 1,10–1,30).

$THF = HF_{MAX} \times 0{,}7 \times LF_i \times TZ_i \times GF_i \times SP_i$

THF = Trainingsherzfrequenz

HF_{MAX} = maximale Herzfrequenz

LF_i = Leistungsfaktoren (i1 = 1,00 Einsteiger; i2 = 1,03 Fitnesssportler; i3 = 1,06 Leistungssportler)

TZ_i = Trainingszielfaktoren (i1 = 1,00 Training in Intensitätsbereich 1 und 2; i2 = 1,10 Training in Intensitätsbereich 3, i3 = 1,20 Training in Intensitätsbereich 4 und 5)

GF_i = Geschlechtsfaktoren (Frauen: i1 = 1,10 Training in Intensitätsbereich 1 und 2; i2 = 1,06 Training in Intensitätsbereich 3; i3 = 1,03 Training in Intensitätsbereich 4 und 5; Männer: i4 = 1,00)

SP_i = Sportartfaktoren (i1 = 1,00 Laufen)

Berechnungsbeispiel für eine erhobene HF_{MAX} von 180 Schlägen pro Minute für eine 25-jährige Athletin, die mit dem Lauftraining in Intensitätsbereich 1 bis 2 einsteigt:

$THF = 180 \times 0{,}7 \times 1{,}00 \times 1{,}00 \times 1{,}10 \times 1{,}00 = 139$ Schläge pro Minute

Um einen Zielbereich für das Training zu ermitteln, können ±5 Schläge pro Minute verwendet werden. Der Zielbereich für die Athletin und den Intensitätsbereich 1 und 2 liegt somit bei circa 134 bis 144 Schlägen pro Minute Herzfrequenz.

Maximale Sauerstoffaufnahme

Die Angabe von Intensitätsbereichen in Relation zur VO_{2MAX} lässt sich in vielen Studien und Konsensusveröffentlichungen wiederfinden.[261] Um hierfür die VO_{2MAX} zu bestimmen, wird vergleichbar wie bei der Laktatleistungsdiagnostik (Seite 76) ein stufen- oder rampenförmiger Belastungstest in Verbindung mit einer Atemgasanalyse (Spirometrie) als Goldstandard durchgeführt.[262, 263]

Hinsichtlich der Kinetik der Sauerstoffaufnahmekurve weist diese einen s-förmigen Verlauf auf und bildet im Bereich einer hohen Beanspruchung ein Plateau aus.[264] Von einer VO_{2MAX} kann in der Ausbelastung dann gesprochen werden, wenn der Kurvenverlauf nicht weiter um mehr als 150 ml/min zunimmt.[265, 266] Die VO_{2MAX} wird nun vergleichbar wie bei der maximalen Geschwindigkeit oder Leistung (Seite 106) sowie bei der maximalen Herzfrequenz (Seite 110) als 100 % angesetzt und es erfolgt ein prozentualer Bezug der Intensitätsbereiche zu diesem maximalen Anker (Tabelle Seite 112). Durch die parallele Aufzeichnung der Herzfrequenz kann wiederum der Übertrag der Intensitätsbereiche auf Herzfrequenzbereiche für die spätere Belastungssteuerung festgelegt werden.

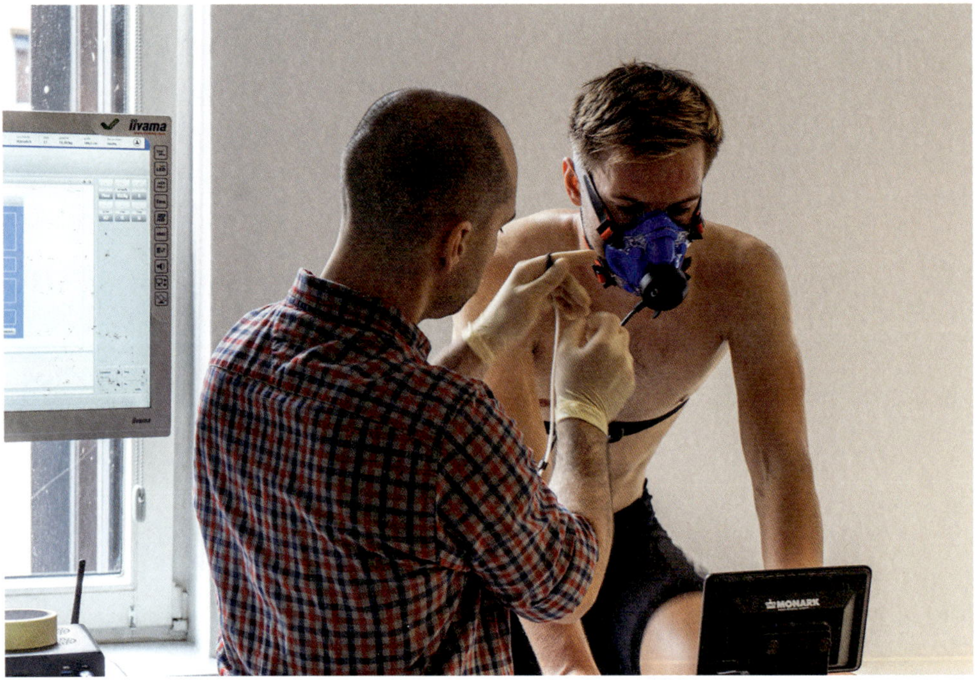

Ein Proband wird für eine Spiroergometrie auf dem Fahrradergometer vorbereitet.

KONKRETE UMSETZUNG – ERFASSUNG VON SUBMAXIMALWERTEN

Für die konkrete Umsetzung zur Bestimmung von Intensitätsbereichen im Ausdauertraining lassen sich auf Basis von Submaximalwerten vor allem Methoden in Relation zu Beanspruchungsparametern unterscheiden. Im Folgenden werden in diesem Zusammenhang Ansätze der Laktatleistungsdiagnostik zur Detektion von physiologischen Schwellen sowie Möglichkeiten auf Basis der Spirometrie vorgestellt. Zudem werden alternative Methoden zur Steuerung über die Beanspruchung mithilfe des subjektiven Anstrengungsempfindens und des Talk-Tests diskutiert.

Steuerung der Intensität auf der Grundlage der Laktatleistungsdiagnostik sowie der Spiroergometrie

Der Goldstandard der Ausdauerleistungsdiagnostik ist die LLD, da mittels dieser Diagnostik metabolische Schwellen (aerobe und anaerobe Schwelle beziehungsweise LT1 und LT2) identifiziert werden können (mehr dazu in Kapitel 1 ab Seite 34 und in Kapitel 2 ab Seite 76). Beide Schwellen können für die Steuerung der Intensität im Training eingesetzt werden. Über alle Ausdauersportarten hinweg kann das Intensitätsspektrum durch das Setzen dieser beiden Marker in drei Zonen unterteilt werden, wie im 3-Zonen-Modell.[267] In der Abbildung auf Seite 118 ist eine Schemadarstellung einer Laktatleistungsdiagnostik mit fünf komplett absolvierten Stufen mit jeweils 3 Minuten Stufendauer zu finden. Die maximale Belastung erfolgte in Stufe 6, wo die fiktive Testperson aufgrund von Ermüdung den Test vorzeitig beenden musste. Anhand der Laktatleistungskurve werden LT1 und LT2 bestimmt und dadurch die Abgrenzungen der Intensitätszonen 1 von 2 und 2 von 3 definiert. Im Beispiel liegt die Grenze von Zone 1 zu 2 bei einer HF von circa 100 Schlägen pro Minute (Belastungsintensität 51 % der maximalen Leistung; Laktatkonzentration: 1 mmol/l) und die Grenze von Zone 2 zu 3 bei einer HF von circa 155 Schlägen pro Minute (Belastungsintensität 75 % der maximalen Leistung; Laktatkonzentration: 3,5 mmol/l).

Die erste Zone wird als Bereich definiert, der von dem Zustand der Ruhe bis zur aeroben Schwelle (LT1) reicht. Hinsichtlich des Metabolismus zeigt sich in diesem Bereich kein wesentlicher Anstieg der Blutlaktatkonzentration. Erst an der LT1 kommt es zum ersten Anstieg der Blutlaktatkonzentration, was die zusätzlich höhere Aktivität der Glykolyse kennzeichnet (Laktatbildung < Laktatelimination). Mit steigender Intensität bis zur anaeroben Schwelle (LT2) nimmt innerhalb der zweiten Zone nun die Aktivität der Glykolyse zu, somit auch die Blutlaktatkonzentration. Wenn die Laktatbildungsrate gleich der Laktatelimination ist, ist das maximale Laktat-Steady-State (MLSS) erreicht und damit auch die anaerobe Schwelle (LT2). Ab dieser Belastungsintensität (Beginn Zone 3) überwiegt die Laktatbildung der Laktatelimination. Da die gezielte Beanspruchung des Metabolismus und somit das Training innerhalb dieser Intensitätszonen beziehungsweise an den jeweiligen submaximalen Ankern LT1 und LT2 im direkten Zusammenhang zu Anpassungsprozessen für die Ausdauerleistungsfähigkeit steht, ist dieses Konzept der Einteilung von Intensitätszonen sehr weit verbreitet. Die Grenzen der Intensitätsbereiche können nun für die Trainingssteuerung auf die Herzfrequenz übertragen werden. Am Beispiel der Abbildung auf Seite 118 ist exemplarisch Zone 1 bis zu einer HF von 100 Schlägen pro Minute, Zone 2 in

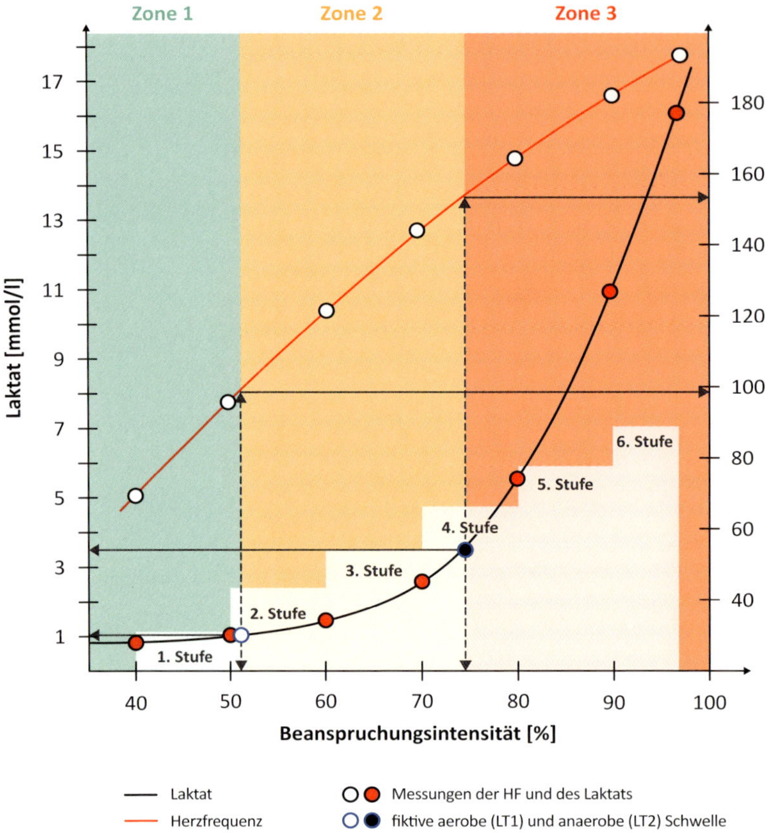

Diese Laktatleistungskurve sowie die dazugehörige Herzfrequenzkurve sind das Ergebnis aus einem Stufenbelastungstest mit fünf komplett absolvierten Stufen plus einer sechsten Stufe, die zur maximalen Ausbelastung geführt hat.

einem HF-Bereich von 100 bis 155 Schlägen pro Minute und Zone 3 ab einer HF von 155 Schlägen pro Minute festgelegt. Im Trainingsprozess kann sich an diesen HF-Zonen nun beanspruchungsorientiert ausgerichtet und die Belastung daran angepasst (gesteuert) werden.

Als Ergänzung oder mitunter auch als Ersatz zur LLD kann mit dem gleichen Ansatz der Untersuchung eine Spirometrie erfolgen. Hierdurch können auch weitere Parameter generiert werden, wie beispielsweise die VO_{2MAX}, welche eine Aussage über die maximale aerobe Ausdauerleistungsfähigkeit zulassen würde (Seite 45) und als maximaler Anker für eine prozentuale Ableitung von Intensitätsbereichen dienen kann (Seite 115). Aufgrund der Vielzahl von Konzepten zur Bestimmung der LT1 und LT2 zeigt sich bereits, dass es keine absolute Gewissheit über das beste Konzept zur Bestimmung der individuellen Laktatschwellen gibt. Weiterhin kann die Blutlaktatkonzentration beispielsweise durch den Glykogenstatus beeinflusst werden, wodurch die Laktatleistungskurve in ihrer Kinetik verändert und damit auch die Schwellen beeinflusst werden können. Vor diesem Hintergrund ist man sich heutzutage einig, dass zur Absicherung der Ergebnisqualität in der Ausdauerleistungsdiagnostik die Kombination von mehreren leistungsdiagnostischen Ansätzen (zum Beispiel Laktatleistungsdiagnostik, Spiroergometrie) dem Einsatz eines einzelnen Ansatzes überlegen ist.[268] Im Weiteren ist die Spirometrie beispielsweise für einige Athleten bei fortschreitendem Trainingsprozess im Rahmen einer LLD auch hinsichtlich der Bestimmung der maximalen Fettverbrennung (FAT_{MAX}) bedeutsam, um die Energieflussrate dieses Energiebereitstellungsweges zu optimieren. Wiederum kann dieser Intensitätsbereich auch für Personen mit dem Ziel der Reduzierung des Körperfettanteils von Interesse sein. Ist mittels der Spirometrie der Intensitätsbereich FAT_{MAX} bestimmt, kann dieser nachfolgend auf Bereiche der Herzfrequenz übertragen und im Trainingsprozess angesteuert werden. Damit ist die Herzfrequenz der ideale »Coach« an deiner Seite, um unterschiedliche Intensitätsbereiche zielgenau treffen zu können und somit die Wirksamkeit des Ausdauertrainings abzusichern.

Alternative Methoden zur Steuerung über die Beanspruchung: Anstrengungsempfinden und Talk-Test

Obwohl die prozentuale Berechnung von Intensitätszonen in Bezug zu Maximalwerten aufgrund der leicht zugänglichen Technologien bei Athleten und der übrigen Bevölkerung sehr beliebt ist, wurde ihre Wirksamkeit bei der Steuerung der Trainingsintensität infrage gestellt. Alternativ hat sich gezeigt, dass die Bewertung der wahrgenommenen Anstrengung über die RPE-Skala eine effektivere Methode sein kann, um die Trainingsintensität entsprechend einer VT, insbesondere bei weniger erfahrenen Probanden, abzuschätzen – RPE (6–20-Skala) von circa 13 versus VT1.[269] Die Beziehung zwischen VT1 und RPE wurde in zahlreichen Populationen untersucht, und es wird angenommen, dass ein RPE von 11 bis 14 bei den meisten Personen, ob trainiert oder untrainiert, unabhängig von der Körperzusammensetzung der VT1 entspricht.[270, 271, 272] In Bezug zu den zwei vorgestellten Skalen in Kapitel 2 konnte in einer Übersichtsarbeit von Hydren und Cohen[273] hinsichtlich der 6–20-RPE- beziehungsweise CR10-Skala folgende Kategorisierung festgestellt werden:

1. Intensitäten ≤ VT1 entsprechen RPE-Werten von ≤ 13 beziehungsweise ≤ 4
2. Intensitäten zwischen VT1 und VT2 entsprechen RPE-Werten von 14 bis 16 beziehungsweise 5 bis 6
3. Intensitäten ≥ VT2 entsprechen RPE-Werten ≥ 17 beziehungsweise ≥ 7

Im Rahmen der Integration der Intensitätsbereiche des American College of Sports Medicine[274] (Tabelle Seite 112), eigener Daten sowie eines aktuellen Reviews zu subjektiven Methoden der Intensitätssteuerung im Training von Bok et al.[275] werden die Intensitätsbereichszuordnungen für die 6–20-RPE- und CR10-Skala etwas niedriger gewählt und in die folgenden Skalen implementiert. Diese Zonen und ihre entsprechenden Werte des Anstrengungsempfindens wurden vorgeschlagen, um vorzugsweise polarisierte Trainingsmodelle zu implementieren (Kapitel 5 ab Seite 146). Eine Ergänzung des Anstrengungsempfindens durch Informationen der Belastung (zum Beispiel Geschwindigkeit beim Laufen) und der objektiv gemessenen Beanspruchung (zum Beispiel Herzfrequenz) mithilfe von Wearables ermöglicht eine zusätzliche Ebene der Genauigkeit und Überwachung des Trainings.[276] In der folgenden Tabelle sind die Skalen zur Erfassung des Anstrengungsempfindens mit approximierter Zuordnung zu Intensitätsbereichen in einem 3-Zonen-Modell farblig dargestellt.

RPE-Skala nach Borg[277]	
6	
7	sehr, sehr leicht
8	
9	sehr leicht
10	
11	recht leicht
12	
13	etwas anstrengend
14	
15	anstrengend
16	
17	sehr anstrengend
18	
19	sehr, sehr anstrengend
20	

CR10-Skala nach Foster et al.[278]	
0	Ruhe
1	sehr, sehr leicht
2	leicht
3	moderat
4	etwas hart
5	hart
6	
7	sehr hart
8	
9	
10	maximal

In der Zusammenarbeit zwischen Coach und Athlet ist es bedeutsam, dass die vom Coach anvisierte Intensität auch vom Athleten korrekt umgesetzt wird. Hierbei kann sich der Coach für eine unmittelbare Rückmeldung über eine der RPE-Skalen bedienen. Diesbezüglich ist jedoch wichtig, dass die Vorgabe des Coaches und die Bewertung vom Athleten auch einander gleichen. In einer übergeordneten Untersuchung zu dieser Fragestellung konnte aus mehreren Studien eine Übereinstimmung für anstrengende (Zone

2) und sehr anstrengende (Zone 3) Intensitätsbereiche, jedoch eine voneinander abweichende Bewertung bei niedrigen (Zone 1) Intensitäten herausgestellt werden. Diese Erkenntnis sollte bei der Trainingssteuerung von einem Coach zur retrospektiven Bewertung und prospektiven Planung von Trainingseinheiten berücksichtigt werden, wenn die Bewertungsgrundlage alleinig auf der Rückmeldung des Athleten basiert.[279]

Eine weitere Möglichkeit, um mit einer einfachen, kostengünstigen und zuverlässigen Methode eine Steuerung von Intensitätszonen zu ermöglichen – insbesondere der VT1 – bietet der sogenannte Talk-Test.[280] Dieser Test verlangt von den Trainierenden, dass sie am Ende einer Intensitätsstufe eines inkrementellen Tests einen Text von 10 bis 15 Sekunden rezitieren, woraufhin ihnen die folgende Frage gestellt wird: »Können Sie angenehm sprechen?« Sie können antworten »ja«, »nicht sicher« oder »nein«, wobei die Antwort »ja« die Notwendigkeit impliziert, die Intensität zu erhöhen, um die Intensität der VT1 zu erreichen, »nicht sicher« oder »nein« führen zum Abbruch des Tests.[281] Die Begründung für diesen Test liegt in den konkurrierenden Anforderungen an die Ventilation für den Gasaustausch und den Stoffwechsel bei Bewegung und Sprache. Physiologischer Hintergrund ist der erste Wendepunkt der Ventilation, die exponentiell in Bezug zur zunehmenden Intensität ansteigt, somit die VT1 kennzeichnet und den Punkt darstellt, an dem das Sprechen aufgrund der erhöhten Anforderungen an die Atmungskette bei körperlicher Betätigung unangenehm und schwierig wird. Auf dieser Grundlage kann dem Motto »Laufen, ohne zu schnaufen« gefolgt werden, wenn eine extensive Beanspruchung unterhalb oder an der VT1 geplant ist.[282] Obwohl dieser Test einfach ist, hat er eine hohe Validität und Zuverlässigkeit (Reliabilität) im Vergleich zu physiologisch gemessenen VT1-Werten bei Athleten[283] und gesunden Erwachsenen[284]. Auf diese Weise kann mit einem einfachen Stufentest unter Feldbedingungen, unter Beachtung von Umgebungsfaktoren und deren Einfluss, eine Abgrenzung von Zone 1 zu Zone 2 (in einem 3-Zonen-Modell) getroffen werden. Die Beziehung des Talk-Tests wurde zumeist zur VT1 hergestellt, die Beziehung zu anderen Schwellenwerten (VT2, LT1, LT2) sowie zwischen verschiedenen Testprotokollen bleibt jedoch unklar.

Zusammenfassend kann festgehalten werden, dass auch subjektive Selbsteinschätzungsmethoden als einfach zu handhabende Instrumente für die Intensitätsteuerung angesehen werden können, ohne dass vorher eine Kalibration über klassische Belastungstests durchgeführt werden muss. Zudem kann aus einer aktuellen Übersichtsarbeit von Bok et al.[285] erfasst werden, dass der Talk-Test und die Bewertung der wahrgenommenen Anstrengung (RPE) effektiv für die Vorgabe und Kontrolle der Intensität für Dauerbelastungen bis zu 60 Minuten im Bereich niedriger Intensitäten (Zone 1 von 3) und bis zu 30 Minuten im Bereich der mittleren Intensitäten (Zone 2 von 3) verwendet werden können.

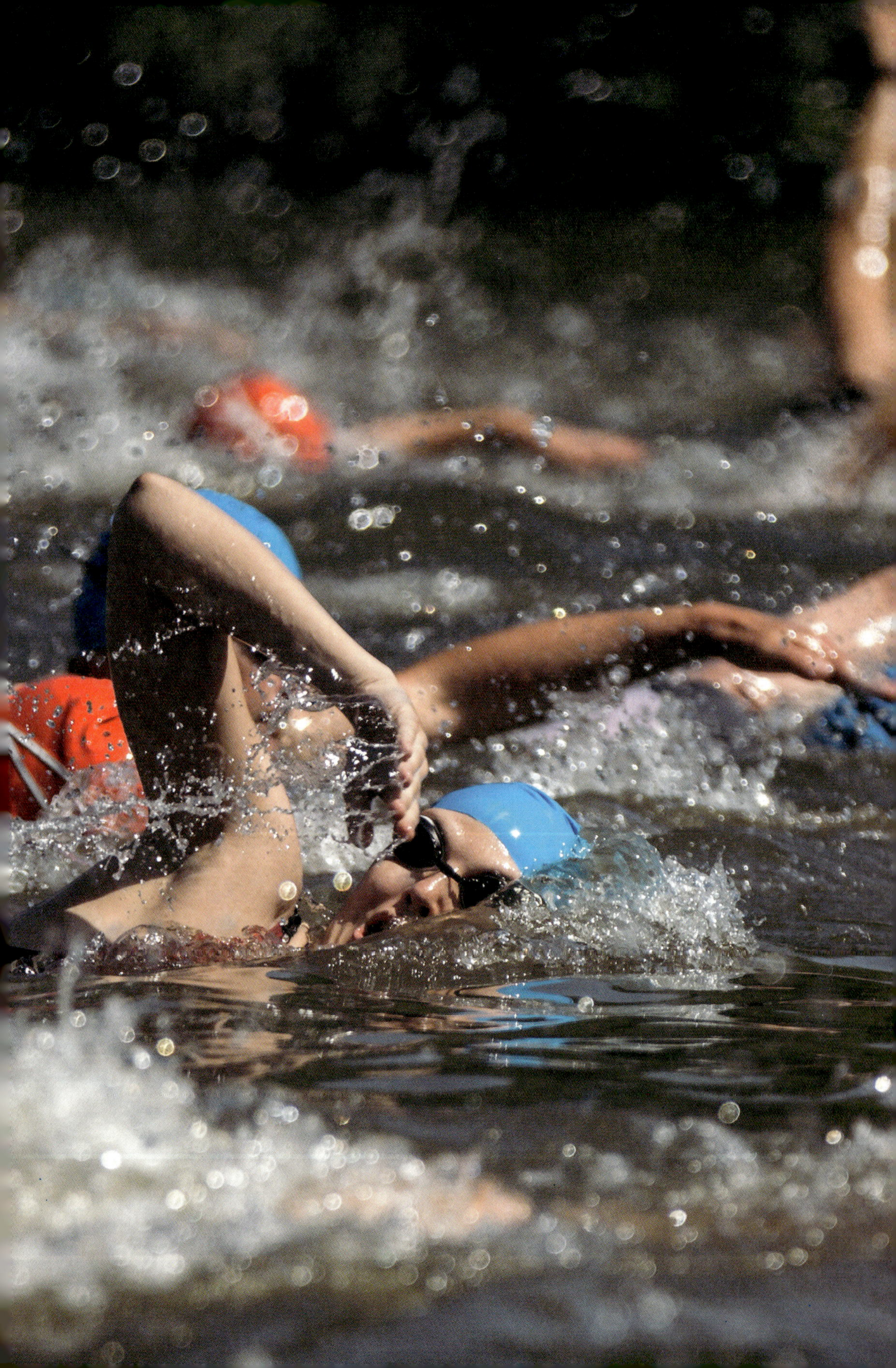

5

WAS BEI DER PLANUNG DES TRAININGS BEACHTET WERDEN SOLLTE

AUSDAUERTRAINING IM RAHMEN DES ANFORDERUNGSPROFILS DER SPORTART

Training im Allgemeinen und im Speziellen ist ein komplexer Handlungsprozess, der auf einer systematischen Planung, Durchführung und Analyse beziehungsweise Evaluation basiert. Dieser Prozess verfolgt nachhaltige Ziele in verschiedenen Anwendungsfeldern.[286] Ein Training der Ausdauerleistungsfähigkeit basiert auf der gezielten Planung und trainingsmethodischen Umsetzung spezifisch gesetzter Reize, vorwiegend auf Basis der Intensität und des Umfangs. Zielstellungen begründen sich durch das komplexe und individuelle Anforderungsprofil der Sportart beziehungsweise der Disziplin einer Sportart. Die dafür eingesetzten Belastungsnormative können dabei direkt über die Belastungsebene oder über die Beanspruchungsebene geplant und gesteuert werden. Sogenannte Trainingsprinzipien gelten hierbei als übergeordnete Handlungsanweisungen und sind zum Teil evidenzbasiert,[287] aber basieren größtenteils auf praktischer Evidenz. Die in der trainingsmethodischen Literatur abgebildete Präzision und Evidenz bei den Angaben zu den Belastungsnormativen gehen meist weit über das Maß hinaus, das zur wirkungsvollen Ansteuerung der jeweiligen Trainingsziele erforderlich ist und aus der Literatur abgeleitet werden kann.[288, 289]

Um den Organismus zu einer Anpassung zu veranlassen, geht es bei der Belastungs- und Beanspruchungssteuerung weniger darum, eine exakt quantifizierte Vorgabe zu erfüllen. Vielmehr reicht es aus biologischer Sicht aus, wenn ein kritischer Energiemangel oder ein erhöhter Proteinverschleiß induziert wird. Der dazu erforderliche Reizinput kann somit in Abhängigkeit vom aktuellen Leistungszustand sowohl interindividuell als auch intraindividuell variieren – von Tag zu Tag, von Einheit zu Einheit, von Übung zu Übung.[290] Die Individualisierung der Reizsetzung auf Basis der Zielstellung spielt also eine erhebliche Rolle.[291]

Eine gewisse Orientierung für die Reizsetzung zur Steigerung der Ausdauerleistungsfähigkeit bietet dabei das Verständnis der leistungsphysiologischen Voraussetzungen für die Ausdauerleistung (Seite 34), charakterisiert durch das Anforderungsprofil der Sportart. Auf dieser Grundlage sind zunächst sportartübergreifend die nachfolgend dargestellten leistungsdeterminierenden Faktoren zu benennen, die durch ein Ausdauertraining anvisiert werden.[292, 293]

Die Faktoren der aeroben und anaeroben Leistungsfähigkeit sowie die Bewegungsökonomie sind als die drei großen Stellschrauben für die Ausdauerleistungsfähigkeit zu benennen.

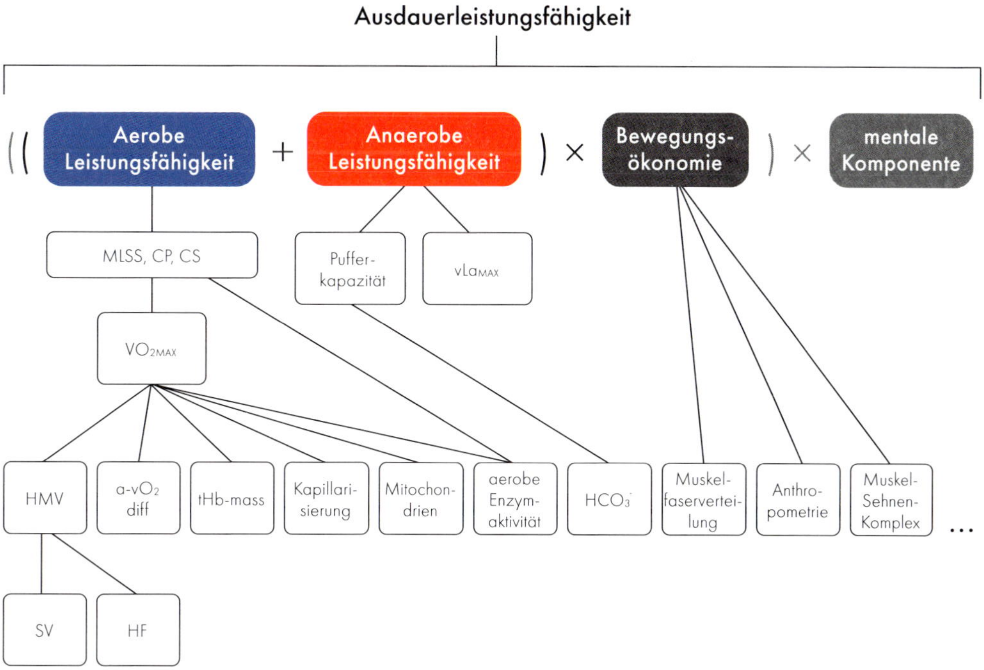

a-vO_2diff: arteriovenöse Sauerstoffdifferenz
CP: Critical Power
CS: Critical Speed
HF: Herzfrequenz
SV: Schlagvolumen
HCO_3^-: Bikarbonat
HMV: Herzminutenvolumen
MLSS: maximales Laktat-Steady-State
tHb-mass: Gesamthämoglobinmasse
vLa_{MAX}: maximale Laktatbildungsrate
VO_{2MAX}: maximale Sauerstoffaufnahme

Schematisch dargestellt sind leistungsdeterminierende Faktoren der Ausdauerleistungsfähigkeit sowie eine Auswahl an Komponenten, die diese Faktoren aufklären.[294]

Ergänzend müssen insbesondere für Wettkampfleistungen mentale Komponenten berücksichtigt werden, die beispielsweise im Zusammenhang von Pacing-Strategien stehen (Pacing = eine auf ein Ziel oder einen Endpunkt bezogene bewusste und unbewusste Einteilung energetischer Reserven, die auf sportartspezifischer Erfahrung im Zusammenhang der Wahrnehmung und Wirkung von Ermüdungsprozessen basieren[295, 296]). Im regelmäßigen Ausdauertraining sind die mentalen Komponenten jedoch auch nicht auszuklammern, da diese den Trainingsprozess und die Bewertung des Trainings (zum Beispiel über den RPE) mit beeinflussen und damit entscheidend für die Trainingsqualität sein können.[297, 298] Die ersten drei genannten Stellschrauben können durch unterschiedliche, größtenteils physiologische Parameter beeinflusst werden. Entsprechend müssen Trainingsreize darauf ausgelegt sein, diese Parameter positiv zu beeinflussen. Damit dies reizwirksam gelingt, sind Trainingsprinzipien, die Planung sowie die methodische Gestaltung des Trainings bedeutsam – diese Punkte werden auf den folgenden Seiten näher beleuchtet.

PRINZIPIEN FÜR EIN WIRKUNGSVOLLES TRAINING UND SCHRITTE DER TRAININGSPLANUNG

Als Schlüssel für eine strukturierte Trainingsplanung und -steuerung dienen die sogenannten Trainingsprinzipien.[299, 300] Diese können als übergeordnete Handlungsanweisungen für Trainer und Athleten angesehen werden, an denen die Struktur, der Aufbau und die Organisation des Trainings ausgerichtet sind und anhand derer die Entwicklung des Trainingsprogramms jederzeit hinterfragt werden kann. Sieben der wichtigsten Trainingsprinzipien lauten:

1. Prinzip des wirksamen Belastungsreizes
2. Prinzip der progressiven Belastungssteigerung
3. Prinzip der Spezifität von Belastungsreizen
4. Prinzip der Kontinuität – Regelmäßigkeit
5. Prinzip der wechselnden und variierenden Belastung
6. Prinzip der optimalen Relation von Belastung und Erholung
7. Prinzip der individualisierten Belastung

Die aufgeführten Prinzipien weisen zum Teil Schnittmengen auf und lassen sich allesamt mit den biologischen Anpassungsmechanismen im menschlichen Organismus hinsichtlich der Setzung von Reizen durch ein Ausdauertraining begründen. Für eine Person mit niedrigem Leistungsniveau ist zunächst einmal fast jeder Trainingsreiz ein wirksamer Reiz (erstes Prinzip). Im Laufe der Zeit werden gleiche Reize zunehmend besser toleriert und es sollte zu einer Veränderung der Planungs- und Steuerungskenngrößen im Sinne einer progressiven Steigerung der Belastung und Beanspruchung kommen (zweites Prinzip). Dies bedeutet zudem, dass Personen mit einem hohen Leistungsniveau hinsichtlich der Wirksamkeit der Trainingsreize differenzierter und vor allem spezifischer vorgehen müssen (siehe auch Quantitäts- und Qualitätsgesetz der Anpassung in Kapitel 1, Seite 49). Mit Spezifität ist gemeint, dass gemäß dem Anforderungsprofil der Ausdauersportart Übungsformen ausgewählt werden müssen, die diesem entsprechen. Beispielsweise ist für das Laufen, Radfahren oder Schwimmen das Trainingsmittel mit der höchsten Spezifität die Ausübung der jeweiligen Sportart (drittes Prinzip). Adaptationsprozesse bilden sich jedoch nicht nur in eine positive Richtung aus. Wird nicht regelmäßig trainiert (viertes Prinzip), kommt es zu einer Deadaptation und der Organismus pegelt sich wieder auf einem niedrigeren Niveau der Leistungsfähigkeit und Belastbarkeit ein, beispielsweise nach Verletzungen oder Erkrankungen. Um Entlastung für das aktive und passive Stütz- und Bewegungssystem zu erreichen, insbesondere bei laufassoziierten Impact-Sportarten oder auch stark repetitiven Sportarten wie dem Schwimmen (Problem der Schwimmerschulter), ist es sinnvoll, nicht nur die Reize progressiv zu steigern, sondern Reize auch variabel einzusetzen (fünftes Prinzip), beispielsweise durch den variierenden Einsatz verschiedener Trainingsmethoden oder Übungsformen. So kann auch eine Variation zu einer Progression führen. Darüber hinaus sichert die Belastbarkeit des Stütz- und Bewegungssystems ein gut geplantes und in den Trainingsplan des Ausdauertrainings integriertes Kraft- und Athletiktraining ab. Dadurch können Fehl- und Überlastungen präventiv vermieden oder reduziert werden.[301]

Progression und Entlastung durch Variation: Mach mal was anders!

- Andere oder neue Übungen – Trainingsinhalte
- Andere Reihenfolge – Einsatz der Muskulatur
- Anderer Untergrund oder anderes Gelände
- Andere Bewegungsgeschwindigkeit – Bewegungsdynamik
- Andere Pausengestaltung – aktiv oder passiv
- Andere Pausendauer – Verhältnis von Belastung und Pause
- Andere Trainingsmethode – Dauer- oder Intervallmethode
- Variationen in den Methoden – Intervallanzahl, -länge
- Anzahl der Trainingseinheiten pro Woche sowie der Trainingsdauer

Das Timing muss stimmen – Mut zur Pause

Eine adäquate Gestaltung von Belastungs- und Erholungsphasen erscheint besonders wichtig für Ausdauersportarten mit hohen Umfängen und systematischem Wechsel von Intensitätsbereichen (sechstes Prinzip). Der Organismus bekommt auf diese Weise die nötige Zeit, sich umzustellen und sich auf die Belastungs- beziehungsweise Beanspruchungsreize mittel- und langfristig funktionell und strukturell anpassen zu können. Training besteht also immer aus Reizsetzung und Erholung sowie einer angemessenen Periodisierung und Zyklisierung (Kasten Seite 129), damit die Grundvoraussetzung für einen mittel- bis langfristigen Leistungsaufbau erfüllt ist. Trainingsprozesse zeichnen sich durch den systematischen Wechsel von Belastungs- und Entlastungsphasen sowie längere Erholungsphasen aus, wodurch sich der Organismus ständig neu auf die veränderten Anforderungen umstellen und anpassen muss. Nach reizwirksamen Trainingsbelastungen benötigen die beanspruchten Funktionssysteme sehr unterschiedlich lange Zeiträume zur Wiederherstellung.[302, 303] Anpassungen vollziehen sich in den Subsystemen des Organismus in unterschiedlicher Geschwindigkeit. Phasen der Wiederherstellung nach hohen Belastungen laufen beim Trainierten im Vergleich zum Untrainierten schneller ab. Insofern ist es möglich, dass gut ausdauertrainierte Athleten fast täglich trainieren können, ohne sich zu überfordern – wenn auch nicht täglich mit sehr hohen Intensitäten (Abbildung Seite 129). Die zyklische Belastungsgestaltung gewährleistet, dass Belastungs- und Erholungsphasen im Trainingsprozess aufeinander abgestimmt werden. Die gezielte Planung der Erholungsphasen im Trainingsprozess schafft die Voraussetzungen für die Verarbeitung der Trainingsreize und die Weiterentwicklung der Leistungsfähigkeit. Das Verhältnis von Belastung und Entlastung (Regeneration) ist individuell auf die aktuelle Belastbarkeit und Leistungsfähigkeit der Person abzustimmen, um das individuelle Anpassungspotenzial auszuschöpfen.[304]

Ist das Ausdauertraining auf einen Wettkampf ausgerichtet, kann durch eine zeitweise Steigerung der Belastung und/oder Verringerung der Erholung ein besonders intensiver Reiz gesetzt werden (englisch *overreaching*), der in einer nachfolgenden Phase der Entlastung (Taper-Phase) für die Entwicklung der Ausdauerleistungsfähigkeit besonders wirksam ist. Der Wechsel von Belastung und Entlastung darf sich nicht nur auf den Wochenzyklus beschränken, sondern setzt sich über das ganze Trainingsjahr in den Mikro-, Meso- und Makrozyklen fort. Dies bedeutet beispielsweise, dass nach drei bis vier Wochen ansteigender Trainingsbelastung eine Regenerationsphase folgen sollte. Im Prinzip schließt jeder Trainingszyklus mit einer Entlastungsphase ab. Die Dauer eines Zyklus hängt prinzipiell von der Leistungsfähigkeit und Belastbarkeit einer Person sowie physiologisch begründeten Zeiträumen der Anpassung ab. So wird eine hohe Reizwirksamkeit der Trainingsbelastung sichergestellt. Bleibt das Trainingsprogramm über mehrere Wochen unverändert, sind kaum Leistungsfortschritte zu erzielen.[305]

Letztlich sollte ein Trainingsprogramm zudem immer individuell an das Leistungsniveau des Individuums angepasst sein (siebtes Prinzip). Hierbei spielen sowohl das biologische und kalendarische Alter als auch das Trainingsalter sowie die Erfahrung mit verschiedenen Reizen und psychophysischen Ermüdungszuständen eine Rolle. Vor diesem Hintergrund sollten Re- und Progressionen von Trainingsmethoden und Übungsformen zielorientiert hinsichtlich der optimalen Gestaltung und Steuerung des Trainingsreizes eingesetzt werden.

Rhytmus von Training (T) : Regeneration (R) im Wochenzyklus bei unterschiedlichen Leistungsgruppen

Mo	Di	Mi	Do	Fr	Sa	So	
T	R	R	T	R	R	T	Einsteiger: 1 : 2 Rhytmus
T	T	R	T	R	T	T	Enwas fortgeschritten: 1 bis 2 : 1 Rhytmus
R	T	T	R	T	T	T	Firtgeschritten: 2 bis 3 : 1 Rhytmus
T	T	T	T	T	R	T	Leistungssportler: 4 bis 6 : 1 Rhytmus

So sieht das Verhältnis von Belastung (Trainingshäufigkeit) und Regeneration im Wochenzyklus (Dichte) für unterschiedliche Leistungsgruppen aus.

Periodisierung und Zyklisierung

Die inhaltliche und zeitliche Planung der Gesamttrainingsbelastung folgt im Sport einer gewissen Strukturierung. Diese wird durch den Einsatz der Periodisierung und Zyklisierung erreicht, wodurch der Trainingsprozess in einen kurz-, mittel- und langfristigen methodischen Rahmen eingeordnet wird. Dabei hat die Periodisierung eher einen inhaltlichen und die Zyklisierung eher einen zeitlichen Bezug zum Trainingsprozess. Der Einsatz der Periodisierung und Zyklisierung begründet sich daraus, dass die sportliche Leistung ein fragiles Konstrukt ist, welches aufgebaut werden muss und nicht über eine längere Zeit auf höchster Form gehalten werden kann. Für den Aufbau und die Leistungszuspitzung der sportlichen Leistung wird also eine gewisse Planungsgrundlage benötigt. Hinsichtlich der Periodisierung wird allgemein eine Dreiteilung im Leistungsaufbau vorgenommen: Vorbereitungsperiode (allgemein oder spezifisch), Wettkampfperiode, Übergangsperiode. Je nach Anzahl der Leistungsabgabe, beispielsweise durch die Anzahl der Wettkämpfe, in einem Jahr oder in einer Saison kann eine Einfach-, Doppel- oder Mehrfachperiodisierung vorgenommen werden, wobei die genannten drei Perioden oder auch nur ein Teil wiederholt absolviert werden. Die zeitliche Strukturierung der Periodisierung wird durch die Zyklisierung innerhalb sowie übergreifend von grob nach fein vorgenommen. Dabei können folgende Zyklen definiert werden: Makrozyklus (ein bis mehrere Monate), Mesozyklus (mehrere Wochen), Mikrozyklus (für gewöhnlich eine Woche). Die Gestaltung der Periodisierung und Zyklisierung wird durch Trainingsziele und -inhalte charakterisiert und richtet sich im Sport am Wettkampfkalender, beispielsweise innerhalb einer Saison oder eines Olympiazyklus, sowie an den Gesetzmäßigkeiten der Anpassung aus.[306, 307] Hinsichtlich der inhaltlichen Gestaltung der Perioden können Periodisierungsmodelle differenziert werden:[308]

- **Lineare Periodisierung:** Damit ist die kontinuierliche Steigerung und Entwicklung von Umfang und Intensität – Steigerung des Umfangs steht immer vor der Steigerung der Intensität – für mehrere Zielstellungen beziehungsweise Komponenten der sportlichen Leistung gemeint.
- **Blockperiodisierung:** Es findet eine Abfolge von spezialisierten Mesozyklen statt, bei denen hochkonzentrierte Trainingsbelastungen auf eine minimale Anzahl von konditionellen, motorischen und technischen Fähigkeiten fokussiert werden. Im Gegensatz zur traditionellen (linearen) Periodisierung, die in der Regel versucht, viele Fähigkeiten gleichzeitig zu entwickeln, sieht das Blockkonzept eine aufeinanderfolgende Trainingsstimulation von sorgfältig ausgewählten Komponenten vor.
- **Undulierende oder nicht lineare Periodisierung:** Sie basiert auf der Idee, dass Volumen und Intensität häufiger geändert werden (täglich, wöchentlich oder zweiwöchentlich), um dem neuromuskulären System häufigere Erholungsphasen zu ermöglichen.
- **Umgekehrte (englisch *reverse*) Periodisierung:** Sie folgt der Änderung von Intensität und Volumen, jedoch in umgekehrter Reihenfolge – im Vergleich zur linearen Periodisierung wird kontinuierlich das Volumen erhöht und die Intensität reduziert.

Der wissenschaftlich begründete Einsatz dieser Periodisierungsmodelle ist für die mittel- bis langfristige Trainingsplanung aufgrund vieler Freiheitsgrade wenig fundiert. In der Trainingspraxis ist deshalb der langfristige Leistungsaufbau weniger wissenschaftlich abgesichert und eher von abstrakten Modellvorstellungen sowie von Erfahrungen von Trainern und Athleten geprägt.[309, 310, 311] Außerdem finden sich in der Trainingspraxis auch Trainingsansätze wieder, die keiner Periodisierung folgen. Obwohl durch Periodisierung die Variation und Entwicklung von Trainingsreizen angestrebt wird, ist Variation und Entwicklung nicht gleichbedeutend mit Periodisierung. Abwechslungsreiche Trainingsprogramme können nicht periodisiert sein, wenn die Variation nicht vorher festgelegt wurde, sondern aus einer laufenden Analyse des Prozesses entsteht. Dies bedeutet, es erfolgt weitgehend keine vorprogrammierte Variation und die Trainingsplanung wird kurzfristig vorgenommen, beispielsweise bezogen auf eine Trainingswoche oder Trainingseinheit.[312] Weiterhin ist in der Trainingspraxis auch eine Mischung von Periodisierung und Nichtperiodisierung wiederzufinden. Dabei wird im Planungsprozess eine Periodisierung (und Zyklisierung) des Trainingsprozesses zwar vorgenommen, jedoch wird kurzfristig auf die aktuelle Entwicklung im täglichen Trainingsprozess reagiert und das Training immer wieder angepasst – stets mit dem Blick auf die übergeordnete Periodisierung und Planung. Weiterführend können die Periodisierung und die Zyklisierung neben dem eigentlichen physischen Trainingsreiz an sich auch auf weitere Komponenten, die der sportlichen Leistungsfähigkeit zuträglich sind, angewendet werden. Dies gilt beispielsweise für die Erholung, die Ernährung oder die Psyche.[313]

Welche Vorüberlegungen und Schritte sollten bei der Trainingsplanerstellung getroffen und durchgeführt werden?

1. Charakterisierung der Ausgangssituation: retrospektive Analyse des Trainings der Vorsaison, Anamnese (Vorerkrankungen, Verletzungshistorie), Eingangsdiagnostik und Status-quo-Analyse: Bestimmung von individuellen Intensitätsbereichen wie Operationalisierung über Belastungs- (Geschwindigkeit, Leistung) oder Beanspruchungskenngrößen (Herzfrequenz, RPE).
2. Festlegung des Leistungsziels in Abhängigkeit vom Anforderungsprofil der Sportart und der individuellen Ausgangssituation: Ziel einer Saison mit Teilzielen.
3. Planung des Wettkampfkalenders zusammen mit dem Training sowie Festlegung von Trainingsschwerpunkten und spezifischen Trainingsmaßnahmen, zum Beispiel Höhentrainingslager:
   - Festlegung der Periodisierung und Zyklisierung: inhaltliche und zeitliche Festlegung der Trainingsperioden und Zyklen.
   - Feinplanung von Trainingsinhalten: Makro- (mehrere Monate), Meso- (mehrere Wochen) und Mikrozyklisierung (Wochenzyklus) über Belastungsproportionierung.
   - Definition von Rahmenbedingungen für die Absicherung der Trainingsqualität: Ernährung, Schlaf, Equipment, ergänzendes Training wie Kraft- und Athletiktraining, Physiotherapie.
4. Trainingsdurchführung:
   - Kontinuierliches Monitoring über Belastungs- und Beanspruchungsindikatoren.
   - Fortlaufende Planung und Anpassung von Mikrozyklen in Ausrichtung auf den aktuellen Leistungsstand und dessen Entwicklung mit Blick auf das Ziel und die Teilziele des Trainings.
5. Analyse des erreichten Ziels: erneuter Beginn mit Punkt 1.

Übergeordnet muss die strukturelle und inhaltliche Trainingsplanung auf die Zeit bis zum Ziel sowie das Ziel selbst und den individuellen Leistungsstand ausgerichtet werden.

TRAININGSMETHODEN DES AUSDAUERTRAININGS

Trainingsmethoden dienen der Entwicklung konditioneller und koordinativer Fähigkeiten. Weiterhin können durch diese auch Fertigkeiten wie die Bewegungsausführung entwickelt werden. Dabei sind diese zumeist zuerst in der Praxis erprobt und später wissenschaftlich evaluiert worden. Aus einer historischen Betrachtungsweise heraus waren häufig ein gewisser Praxistrend oder die Trainingsmethodik von erfolgreichen Athleten das Motiv, diese auf Basis wissenschaftlicher Untersuchungen hinsichtlich ihrer Wirksamkeit aufzuklären. Mit Trainingsmethoden wird die Gestalt der Kombination von Belastungsnormativen wie der Intensität und des Umfangs (Dauer, Häufigkeit) beschrieben. Dabei werden für eine Trainingsmethode gewisse Grenzen vereinbart, innerhalb derer diese Belastungsnormative zu definieren sind. Aufgrund der Gestalt der Trainingsmethoden haben diese eine gewisse Wirkung auf den Organismus, die letztlich einen reizwirksamen Stimulus für Anpassungsprozesse hervorbringen soll. Mit fortschreitender Erkenntnis zur Wirkung von Trainingsmethoden im Ausdauertraining ist im Sport das allgemeine Leistungsniveau kontinuierlich gestiegen und Rekorde konnten immer wieder gebrochen werden. In einer eindimensionalen und eher linearen Betrachtungsweise, im Sinne einer Reiz-Wirkungs-Beziehung, wird zwar durch den Einsatz einer Trainingsmethode immer eine gewisse Anpassung anvisiert, ob diese jedoch wirklich erfolgen kann, ist letztlich vom gesamten Komplex des Trainings und damit unter anderem von den folgenden Wechselwirkungen abhängig. An dieser Stelle soll für die Übersicht des komplexen Konstrukts der Wechselbeziehungen eines wirksamen Trainings auf die Abbildung auf Seite 26 verwiesen werden:

- Wechselwirkung mit weiteren Trainingsmethoden innerhalb einer Trainingseinheit oder Trainingseinheiten, die zuvor oder danach durchgeführt wurden.
- Zyklisierung (zeitliche Festlegungen) und Periodisierung (inhaltliche Festlegungen) des Trainings.
- Wechselwirkungen mit anderen Trainingsmethoden und -mitteln, zum Beispiel Kraft- und Athletiktraining, das Training unter Sauerstoffmangel (Höhentraining) oder unter warmen Bedingungen (Hitzetraining).
- Einflussfaktoren des Individuums, zum Beispiel Alter, Geschlecht oder Trainingshistorie.

In einer isolierten Darstellung werden nachfolgend zunächst erst einmal Ausdauertrainingsmethoden benannt und charakterisiert. Mit dem Wissen über Ausdauertrainingsmethoden liegt eine Art Kiste mit Werkzeugen für die Entwicklung der Ausdauerleistungsfähigkeit vor, die in Ausrichtung der Zielstellung des Ausdauertrainings angewendet werden können. Ausdauertrainingsmethoden können übergeordnet in Dauer- und Intervallmethoden – kontinuierliche und intermittierende Methoden – unterschieden werden, die sich insbesondere durch die differenzierte Definition von Intensität und Dauer der Belastung in weitere Methoden differenzieren lassen.

Ausdauertrainingsmethoden

Dauermethoden

- kontinuierliche Dauermethode*
  - extensive Dauermethode
  - intensive Dauermethode
- variable Dauermethode*
  - Fahrtspiel- und Tempowechselmethode

Intervallmethoden

- niedrigintensives Intervalltraining*
- hochintensives Intervalltraining*
  - Sprintintervalltraining
  - wiederholtes Sprinttraining

Wettkampfmethode*

** Kann als Wiederholungsmethode gestaltet werden.*

Dauermethoden

Diese Methode wird auch als *High-Volume Low-Intensity Training* (HVLIT) oder als *Long Slow Distance* (LSD) Training bezeichnet[314] und wird vornehmlich ohne Pause unter primärer aerober Energiebereitstellung absolviert. Kontinuierliche Dauermethoden werden je nach Wahl der Intensität in extensive oder intensive Dauermethoden unterschieden. Die extensive Dauermethode wird in Zone 1 bis zum Übergang zu Zone 2 praktiziert, die intensive Dauermethode hingegen in Zone 2 bis zum Übergang zu Zone 3 – als Orientierung auf ein 3-Zonen-Modell. Die Belastungsdauer kann je nach Leistungsstand von 15 Minuten bis zu mehreren Stunden für beide Methoden umfassen. Eine Pause findet weitestgehend nicht statt, wobei kurze Unterbrechungen aufgrund der Sportartspezifik und der äußeren Gegebenheiten vorkommen, beispielsweise beim Laufen oder Radfahren aufgrund von Verkehr oder Ampelschaltung; beim Beckenschwimmen wird der kontinuierliche Bewegungszyklus immer wieder durch die Wenden unterbrochen. Die Intensitätssteuerung kann für beide Dauermethoden belastungs- (zum Beispiel Geschwindigkeit oder Leistung) oder beanspruchungsorientiert (zum Beispiel Herzfrequenz) erfolgen. Mit zunehmender Belastungsdauer würde bei einer Steuerung nach der Belastungsintensität die Beanspruchung aufgrund von Ermüdungsprozessen kontinuierlich zunehmen. Hingegen muss die Belastungsintensität über die Zeit reduziert werden, wenn in Ausrichtung auf die Beanspruchung die Intensitätssteuerung vorgenommen wird (Abbildung Seite 31).[315, 316, 317] Um den Reiz der Beanspruchung innerhalb eines vordefinierten Zielbereiches zu halten, empfiehlt sich die Steuerung der Intensität über die Herzfrequenz.

Charakterisierung der kontinuierlichen Dauermethoden		
	Extensive Dauermethode	**Intensive Dauermethode**
Intensität	Zone 1, Übergang zu Zone 2	Zone 2, Übergang zu Zone 3
Dauer	15 Minuten bis mehrere Stunden	15 Minuten bis mehrere Stunden
Pause	(weitestgehend) keine	(weitestgehend) keine
Trainingswirkung	▪ ↑ aerobe Leistungsfähigkeit ▪ ↑ VO_{2MAX} ▪ ↑ aerobe Enzymaktivität ▪ ↑ Mitochondrienvolumen ▪ ↑ Fettstoffwechselaktivität ▪ Ökonomisierung des Herz-Kreislauf-Systems	
	↑ Regeneration	▪ ↑ Glykogenspeicher ▪ ↑ Kapillarisierung

Die Angaben dienen der Orientierung, können mitunter aber auch sportartspezifisch individuell unterschiedlich sein.

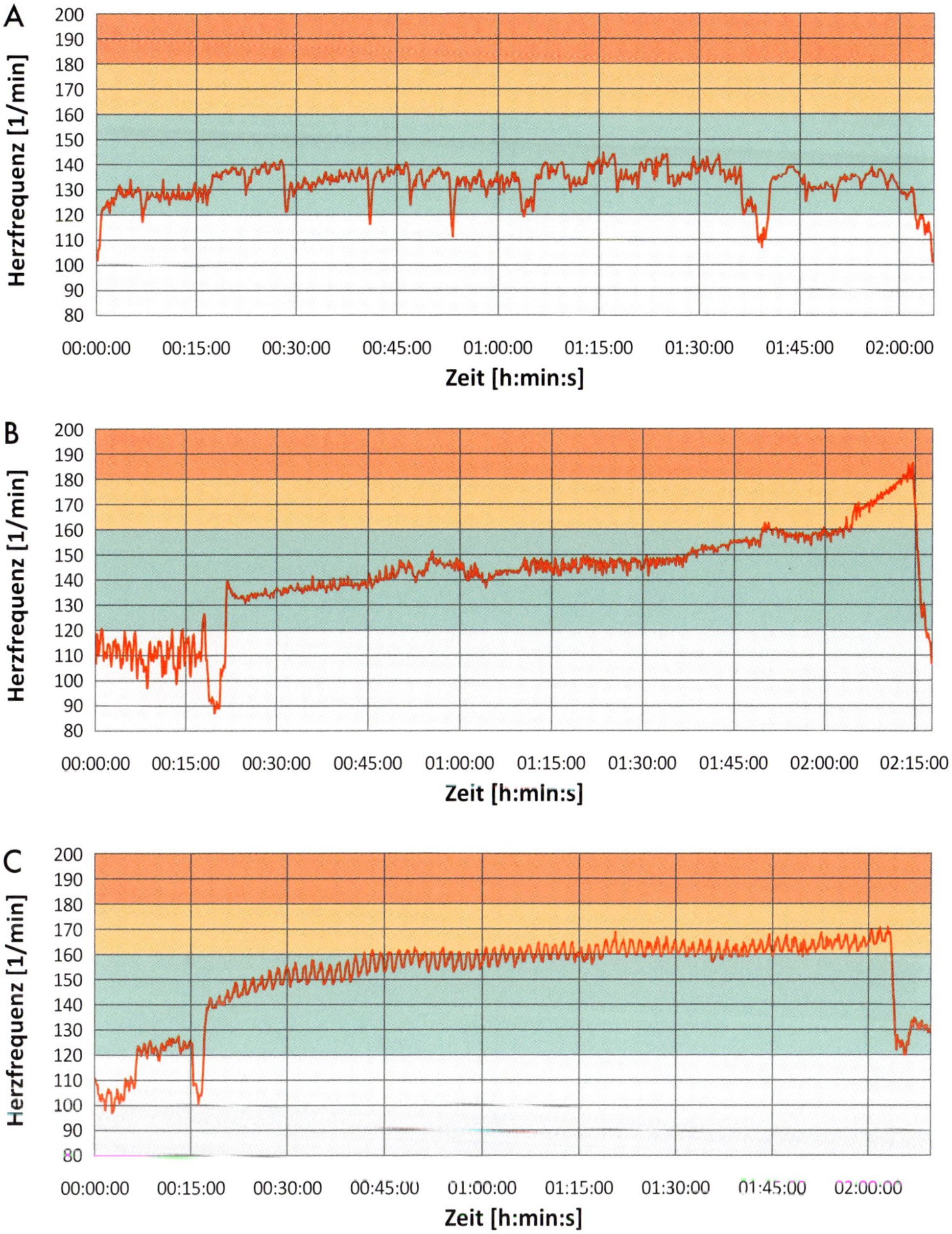

Beispielhafte Herzfrequenzverläufe extensiver und intensiver Dauermethoden im Schwimmen:

A) Extensive Dauermethode: Trainingseinheit mit vielen technischen Übungen in Zone 1, die fast ohne Pause kontinuierlich nacheinander absolviert wurden

B) Extensive und intensive Dauermethode: 10 km Dauerschwimmen mit Intensitätssteigerung

C) Intensive Dauermethode mit leichter Intervallstruktur: 80 × 100 m, Pause zwischen Intervallen < 10 s

Tempowechsel- und Fahrtspielmethode

Variable Dauermethoden umfassen die Tempowechselmethode und die Fahrtspielmethode (auch als Fartlek bezeichnet, schwedisch für Geschwindigkeitsspiel – *fart* = Geschwindigkeit, *lek* = spielen). Während Erstere sich durch einen geplanten Wechsel von Intensitäten definiert, wird Letztere ohne eine konkrete Planung durchgeführt. Intensität und Dauer ergeben sich aufgrund der subjektiven Anstrengung und/oder des Streckenprofils, aber auch von Umwelteinflüssen (beispielsweise Variation der Intensität aufgrund von Wind beim Laufen oder Radfahren; Strömung im Wasser beim Freiwasserschwimmen). Beide Methoden können eher einen Fokus im extensiven oder intensiven Bereich haben, wobei über die Trainingseinheit hinweg mehrfach ein Wechsel zwischen den Intensitätsbereichen erfolgt.

Charakterisierung der variablen Dauermethoden		
	Tempowechselmethode (geplanter Intensitätswechsel)	**Fahrtspielmethode (ungeplanter Intensitätswechsel)**
Intensität	Zone 1–3	Zone 1–3
Dauer	30 Minuten bis 2 Stunden	30 Minuten bis 2 Stunden
Pause	(weitestgehend) keine	(weitestgehend) keine
Trainingswirkung	■ ↑ aerobe und anaerobe Leistungsfähigkeit (in Abhängigkeit von der Gestaltung der Intensität) ■ Ökonomisierung des Herz-Kreislauf-Systems mit geringerem Ausprägungsgrad als bei den kontinuierlichen Dauermethoden ■ ↑ Laktatelimination innerhalb extensiver Phasen ■ ↑ Umstellungsfähigkeit des Metabolismus ■ ↑ Belastbarkeit	
		↑ Eigenwahrnehmung für die Belastungs- und Beanspruchungsregulation

Die Angaben dienen der Orientierung, können mitunter aber auch sportartspezifisch individuell unterschiedlich sein.

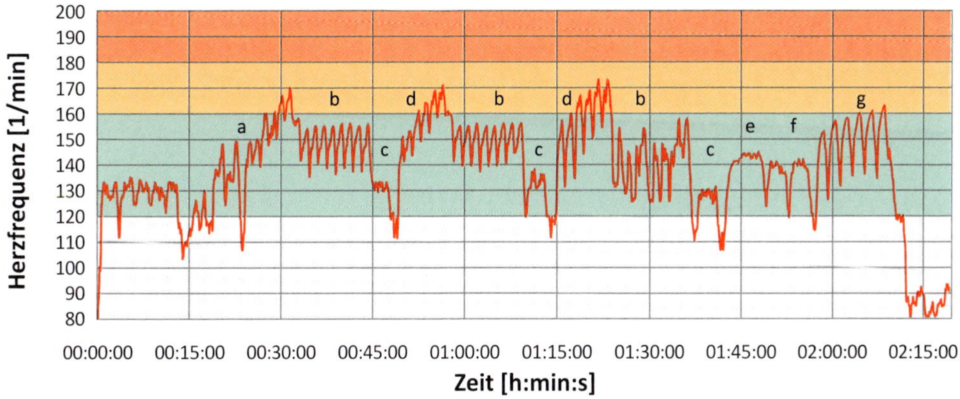

Beispielhafter Herzfrequenzverlauf der Tempowechselmethode im Schwimmen:
a) 2 × 6 × 100 m gesteigerte Intensität
b) 9 × 100 m
c) 200 m niedrige Intensität
d) 6 × 100 m gesteigerte Intensität
e) 400 m
f) 2 × 200 m mit 30 s Intervallpause
g) 6 × 100 m beste Durchschnittsgeschwindigkeit

Bei beiden variablen Dauermethoden findet grundlegend keine passive Pause statt, eine Entlastung erfolgt lediglich über die Reduzierung der Intensität. Auch bei den variablen Dauermethoden ist zur Umsetzung der konkreten Planung von Intensitäten (Tempowechselmethode) sowie zur Vermeidung von Überlastungen (Fahrtspielmethode) die Kontrolle der Beanspruchung und Steuerung der Intensität über die Herzfrequenz ein probates Mittel. Hinsichtlich Entlastungsphasen kann in Ausrichtung auf die Herzfrequenz die sogenannte **lohnende Pause** ausgerichtet werden. Hierbei wird so lange eine reduzierte Belastungsintensität absolviert, bis ein gewisser Zielbereich der Herzfrequenz erreicht ist. Beispielsweise muss nach einer intensiveren Phase die Herzfrequenz erst wieder unter 120 Schläge pro Minute reduziert werden, bevor die nächste intensivere Phase folgt.[318, 319, 320] Die variablen Dauermethoden bekommen so auch einen Intervallcharakter.

Intervallmethoden

Der methodische Ansatz des Intervalltrainings ist von einem geplanten Wechsel von Phasen der Be- und Entlastung beziehungsweise Erholung innerhalb einer Trainingseinheit geprägt. Die Gestaltung von Intervallmethoden ist dabei wesentlich anspruchsvoller im Vergleich zu den Dauermethoden. Dies lässt sich bereits anhand der größeren Anzahl an Belastungsnormativen erkennen, die für die Beschreibung einer

Intervallmethode nötig ist – es sind bis zu neun Belastungsnormative, wie in nachfolgender Abbildung ersichtlich. Die Intensität und Dauer der Intervalle sowie der Intervallpausen sind hierbei von besonderer Bedeutung, da diese die Wirkung einer Intervallmethode besonders prägen. Diesen vier Belastungsnormativen schließen sich die Intervallanzahl, die Serienanzahl, die Serienpause sowie die Intensität der Serienpause an. Alle Parameter zusammen ergeben die Belastungsdauer einer Intervallmethode.[321, 322] Darüber hinaus können die Art der Belastung, Umweltbedingungen sowie der Ernährungsstatus die Gestaltung von Intervallmethoden beeinflussen beziehungsweise müssen die Belastungsnormative auf diese Parameter mit abgestimmt werden. In der Sportpraxis ist häufig zu beobachten, dass insbesondere die Länge von Intervallen sportartspezifisch an die Gegebenheiten der Sportart angepasst wird. Beispielsweise werden diese beim Laufen auf der 400-Meter-Bahn sowie beim Beckenschwimmen eher auf Streckenlängen bezogen, wodurch sich der Umfang des Intervalls ergibt. Andererseits ist bei Sportarten wie dem Radfahren oder Laufen fern einer 400-Meter-Bahn die Intervalldauer eher an die Zeit gebunden. In Bezug auf die Steuerung der Intervalldauer über die Distanz wird auch die Belastungszeit bei der Wahl der Streckenlänge berücksichtigt.

Die genannten Belastungsnormative können in drei Kategorien unterteilt werden: Intensität, Dauer und Anzahl. Diese haben wiederum ein Gestaltungsspektrum von niedrig bis hoch, kurz bis lang und wenig bis viel, weshalb insgesamt eine große Vielfalt an möglichen Kombinationen entsteht. Von Laursen und Buchheit[323] wird die Aussage getroffen, dass auf der Grundlage mathematischer Kalkulationen bis zu 1,5 Millionen mögliche Kombinationen bestehen. Vor dem Hintergrund, dass bereits die Veränderung eines einzelnen Belastungsnormativs eine direkte Auswirkung auf den Metabolismus, das kardiopulmonale sowie das neuromuskuläre Subsystem haben kann und nachfolgend auch auf deren Anpassung, ist die Veränderung von mehreren Belastungsnormativen, die sich gegenseitig bedingen, mit einer schwer vorhersagbaren Reaktion verbunden. Jedoch ist nicht jede der möglichen Kombinationsmöglichkeiten reizwirksam für den Organismus, weshalb einige ausgeschlossen und auf der Grundlage wissenschaftlicher Untersuchungen sowie trainingspraktischer Erkenntnisse gewisse Abgrenzungen vorgenommen werden können.[324] Aus Sicht der Trainingswissenschaft können zunächst in Orientierung auf die Intensität sowie das Belastungs-Pausen-Verhältnis zwei Cluster gebildet werden: *Low-Intensity Interval Training* (LIIT; auch als extensive Intervallmethode bezeichnet) und *High-Intensity Interval Training* (HIIT; auch als intensive Intervallmethode bezeichnet).

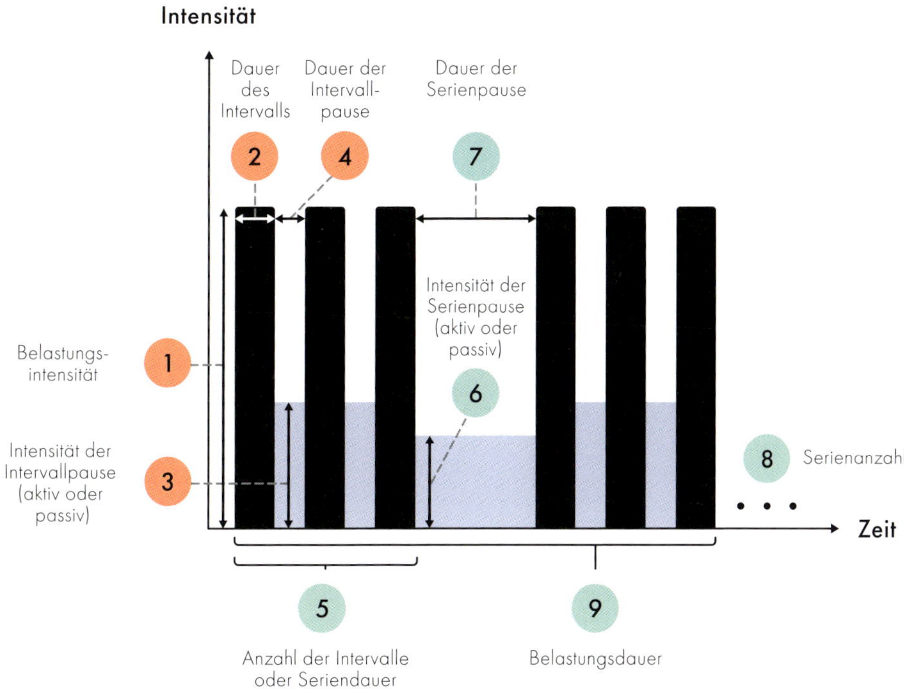

- Belastungsart
- Umweltbedingungen wie Hitze, Kälte, Höhe, Untergrund
- Ernährungsgewohnheiten

Die ersten vier Belastungsnormative haben für die Reizsetzung des Intervalltrainings eine besondere Bedeutung. Alle weiteren Belastungsnormative inklusive Belastungsart, Umweltbedingungen und Ernährungsstatus bilden den Charakterzug der Intervallmethode und prägen damit ebenfalls den Reiz auf den Organismus.[325]

Neben der niedrigeren Intensität unterscheidet sich das LIIT vom HIIT generell hinsichtlich der Intervalllänge (LIIT > HIIT), der Belastungsdauer (LIIT > HIIT) sowie der Pausengestaltung.[326, 327, 328, 329, 330, 331, 332] Speziell in Bezug auf die Gestaltung der Pause zeigen aktuelle Untersuchungen, dass sowohl die fixe Vorgabe der Pausenzeit als auch die frei gewählte Pausenzeit nach subjektivem Empfinden eine vergleichbare Beanspruchungsreaktion für nachfolgende Intervalle auslöst. Somit kann eine fix definierte und frei gewählte Pause innerhalb des nachfolgend definierten Pausenbereichs für die Intervallmethoden je nach Vorlieben und Trainingszielen des Trainers oder des Athleten gleichermaßen genutzt werden.[333]

Charakterisierung der extensiven (LIIT) und intensiven Intervallmethoden (HIIT)		
	LIIT	**HIIT**
Intensität	Zone 2–3 (90 % MLSS – 90 % VO_{2MAX}/P_{MAX})	Zone 2–3^{+} (90 % VO_{2MAX}/P_{MAX} – 90 % $vSprint_{MAX}$/$PSprint_{MAX}$)
Dauer	> 2–8 min	Lange Intervalle: 2–5 min Kurze Intervalle: 10–60 s
Anzahl Intervalle/Serien	4–20/2–10	4–6/2–6
Intervallpause	1–3 min passiv oder 2–4 min aktiv	15–90 s passiv oder im Verhältnis 1 : 3 bis 1 : 2, Belastung : Pause*
Serienpause	2–5 min (aktiv oder passiv) oder 4–8 min* (aktiv)	2–8 min (aktiv oder passiv)
Trainingswirkung	■ ↑ aerobe und anaerobe Leistungsfähigkeit ■ ↑ VO_{2MAX} ■ ↑ Herzvolumen ■ ↑ Kapillarisierung ■ ↑ mitochondriale Funktion ■ ↑ Herzvolumen	
	Entwicklung der Bewegungstechnik für Wettkampfanforderungen	

** Bisweilen sind im Schwimmen auch kürzere Pausen üblich.*

Die Angaben dienen der Orientierung, können mitunter aber auch sportartspezifisch individuell unterschiedlich sein.

Das HIIT ist bereits eine allein stehende Intervalltrainingsmethode, die häufig noch einmal hinsichtlich ihrer Intervalllänge (kurze und lange Intervalle) unterschieden wird.[334] Darüber hinaus wird durch einen besonderen Fokus auf die Intensität oberhalb von Zone 3 (> VO_{2MAX}) das HIIT wiederum in zwei spezifische Intervallmethoden mit maximaler Intensität (Zone 3^{+}) weiter ausdifferenziert: das *Sprint Interval Training* (SIT;

Sprintintervalltraining) und das *Repeated Sprint Training* (RST; wiederholtes Sprinttraining). Diese beiden Methoden unterscheiden sich insbesondere in der Gestaltung der Intervalldauer (SIT > RST), der Anzahl von Intervallen (SIT < RST) und der Serienpause (SIT > RST) voneinander.[335, 336, 337, 338, 339, 340]

Charakterisierung der Trainingsmethoden Sprintintervalltraining (SIT) und wiederholtes Sprinttraining (RST)		
	SIT	**RST**
Intensität	Zone 3⁺ (95–100 % $vSprint_{MAX}$/ $PSprint_{MAX}$)	Zone 3⁺ (95–100 % $vSprint_{MAX}$/ $PSprint_{MAX}$)
Dauer	20–45 s	3–10 s
Anzahl Intervalle/Serien	≤ 12, es erfolgt immer nur ein Intervall, gefolgt von einer Intervallpause = Serienpause	4–10/2–8
Intervallpause	1–4 min und länger (passiv) Verhältnis 1 : 5 bis 1 : 10, Belastung : Pause	≤ 60 s (passiv) Verhältnis 1 : 2 bis 1 : 5, Belastung : Pause
Serienpause	Intervallpause = Serienpause	5–15 min (aktiv oder passiv)
Trainingswirkung	■ ↑ aerobe und anaerobe Leistungsfähigkeit ■ ↑ VO_{2MAX} ■ ↑ $vSprint_{MAX}$ /$PSprint_{MAX}$ ■ ↑ mitochondriale Funktion	
	primäre Wirkung auf die Verbesserung der anaeroben Leistungsfähigkeit	Mit zunehmender Anzahl an Intervallen und einer kürzeren Serienpause verschiebt sich der Trainingsreiz von anaerob zu aerob, weiterhin hat diese Trainingsmethode eine positive Wirkung auf die Pufferkapazität (= Verbesserung anaerober Leistungen).

Die Angaben dienen der Orientierung, können mitunter aber auch sportartspezifisch individuell unterschiedlich sein.

Die Intervallmethoden müssen nicht zwangsläufig durchgängig mit gleichbleibender Definition der Belastungsnormative realisiert werden. Folgende beispielhafte weitere Möglichkeiten und Variationen der Gestaltung sind in der Trainingspraxis wiederzufinden:

- Veränderung der Intensität der Intervalle innerhalb einer oder zwischen Serien, beispielsweise Steigerung der Intensität innerhalb einer Serie mit vier Intervallen:
  1. MLSS
  2. 80 % VO_{2MAX}
  3. 90 % VO_{2MAX}
  4. 100 % VO_{2MAX}
- Veränderung der Intensität innerhalb eines Intervalls, zum Beispiel negativer Split: zweite Streckenhälfte beziehungsweise Belastungsdauer eines Intervalls wird mit einem höheren Tempo oder einer höheren Leistung als die erste absolviert.
- Vor oder nach einer Intervallserie wird ein Intervall oder eine Intervallserie mit einer anderen Intensität und/oder Belastungsdauer durchgeführt.
- Einsatz unterschiedlicher technischer Aufgaben oder Bewegungsarten, beispielsweise beim Schwimmen: Lagenwechsel innerhalb einer Intervallmethode.

Hinsichtlich der Steuerung und Bewertung der Reizwirksamkeit von Intervallmethoden hat sich in der Trainingspraxis die Kombination aus Parametern der Belastung und Beanspruchung etabliert. So werden häufig die Geschwindigkeiten beziehungsweise Leistungen in Verbindung mit der Herzfrequenz, der Blutlaktatkonzentration sowie dem Anstrengungsempfinden (RPE) genutzt. Je nach Zielstellung kann so kontrolliert werden, ob die Belastungsvorgabe zur gewünschten Beanspruchungsreaktion führt. Soll beispielsweise eine Serie von Intervallen ohne zu stark eintretende Ermüdung durchgeführt werden, dann eignet sich die Herzfrequenz für diese Bewertung. Steigt bei gleichbleibender Belastungsintensität die Herzfrequenz von Intervall zu Intervall, ist die Erholung zu kurz (Intervallpause, Serienpause) und/oder die Intensität der Intervalle zu hoch (Anwendung für LIIT und HIIT). Es kann somit sowohl während des laufenden Trainings eine Anpassung vorgenommen oder die Intervallmethode für den wiederholten, zeitnahen Einsatz angepasst werden. Zum anderen besteht die Möglichkeit, die Gestaltung der Belastungsnormative direkt an Zielbereichen der Beanspruchung für eine Intervallmethode auszurichten. Die regelmäßige Nutzung der Herzfrequenz für das Intervalltraining kann somit die routinierte Steuerung der Belastungsintensität in Ausrichtung auf die definierte Vorgabe absichern sowie die eigene Wahrnehmung für das Beanspruchungsspektrum schärfen.

Damit ist die Herzfrequenz auch für die Intervallmethode ein guter Begleiter in der täglichen Anwendung. Die Voraussetzung ist hierbei, dass die Intervalle eine hinreichende Dauer aufweisen (circa > 30 Sekunden), damit die Steuerung mittels der Herzfrequenz erfolgen kann. Bei zu kurzen Intervallen wäre die Reaktion der Herzfrequenz sonst zu träge, wodurch die Belastungssteuerung nicht adäquat erfolgen kann.

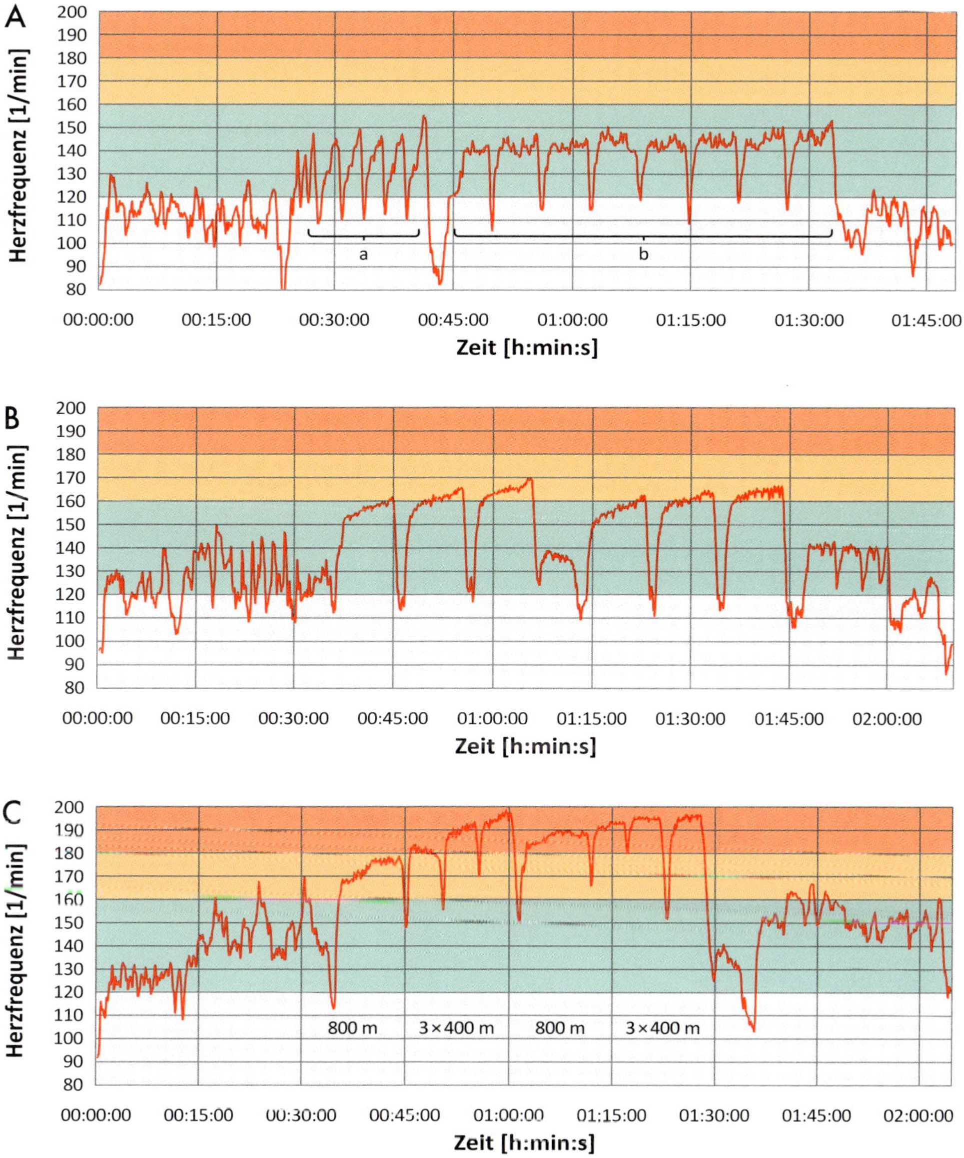

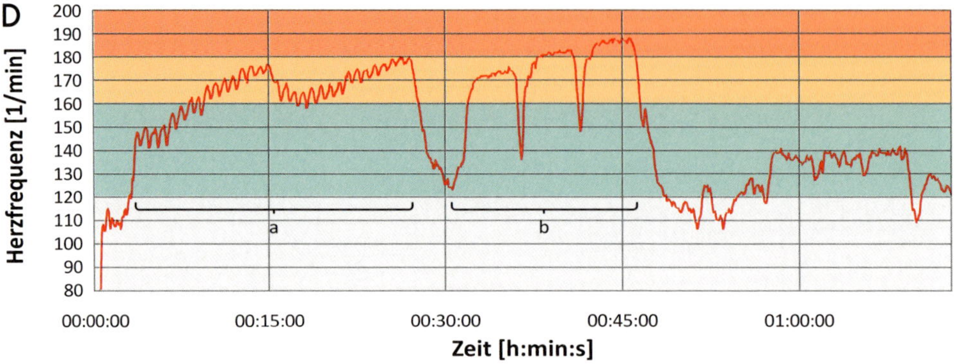

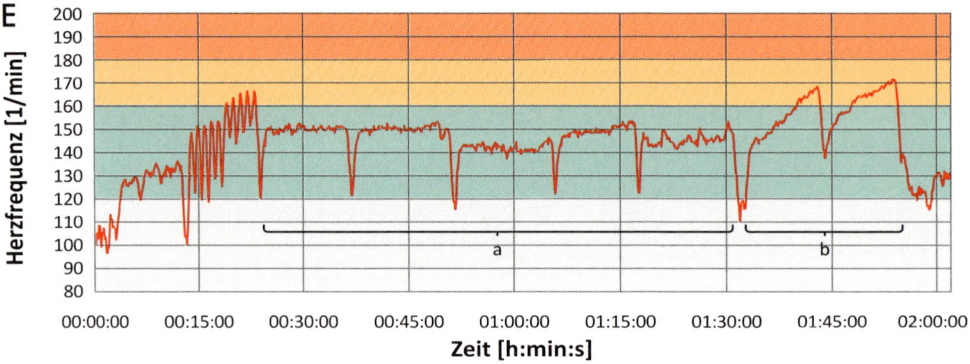

Beispielhafte Herzfrequenzverläufe von extensiven (LIIT) und intensiven Intervallmethoden (HIIT) im Schwimmen:

A) LIIT: a) 5 × 200 m Kraulschwimmen (hier nur Arme); b) 8 × 500 m

B) HIIT: 2 × 3 × 800 m, Serienpause ist aktiv bei niedriger Intensität über 400 m geschwommen

C) HIIT: 2 × (800 m + 3 × 400 m mit gesteigerter Intensität)

D) Kombinierte HIIT-Methoden mit kurzen und langen Intervallen: a) 2 × (4 × 4 × 50 m), alle vier Intervalle Belastungssteigerung; b) 3 × 400 m kontinuierlich gesteigerte Intensität

E) Kombination von LIIT und HIIT: a) LIIT: 5 × 1 km mit unterschiedlichen Aufgaben (Flossenschwimmen, Kraulschwimmen, Armschwimmen, Kraulschwimmen, Lagenschwimmen), Belastungsdauer je Intervall 12–15 Minuten; b) HIIT: 2 × 600 m Kraulschwimmen (hier nur Beine) mit kontinuierlich gesteigerter Intensität geschwommen

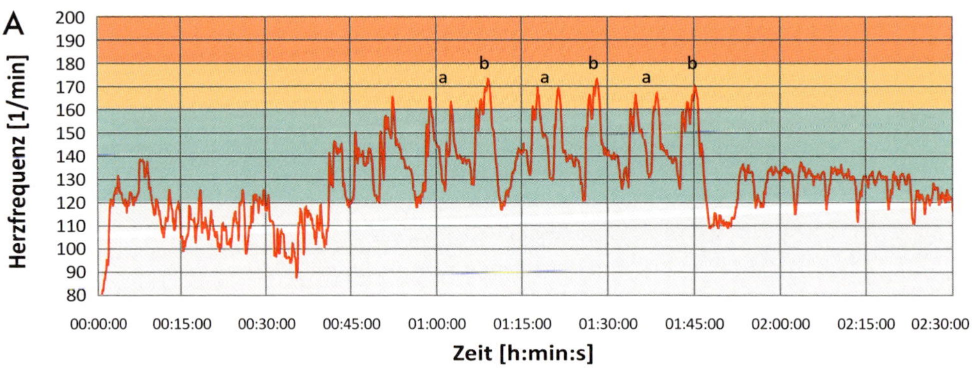

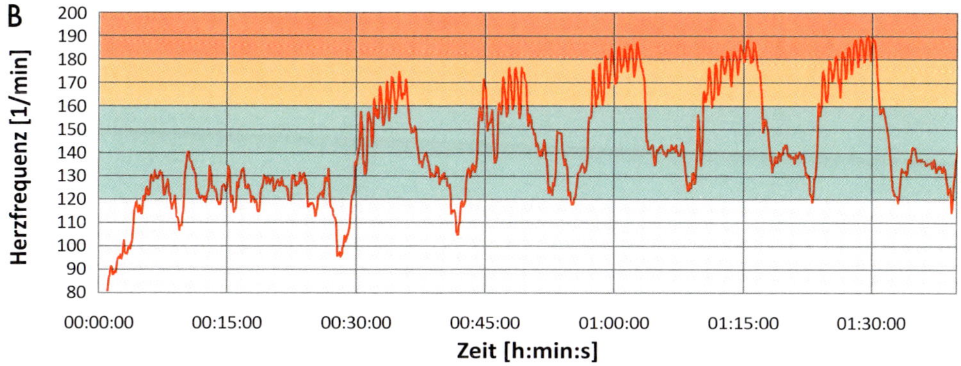

Beispielhafte Herzfrequenzverläufe des Sprintintervalltrainings (SIT) und des wiederholten Sprinttrainings (RST) im Schwimmen:

A) SIT: 3 × [a) 2 × 50 m maximale Geschwindigkeit, 2,5 Minuten Intervallpause; b) 100 m maximale Geschwindigkeit], Serienpause 5 Minuten

B) RST: 5 × 10 × 25 m, geschwommen mit bester Durchschnittsgeschwindigkeit (Geschwindigkeit soll über die komplette Serie konstant maximal geschwommen werden)

Wiederholungsmethode

Die Wiederholungsmethode kann als integrative Trainingsmethode für die Dauermethoden und Intervallmethoden angesehen werden. Sie kennzeichnet eine vollständige Pause zwischen zwei Belastungsblöcken. Hierbei sollte die Herzfrequenz unter 100 Schläge pro Minute absinken, bevor die nächste Dauermethode oder Intervallserie absolviert wird. Da sich dies auch innerhalb der Serienpausen einiger Intervallmethoden ereignen kann, ist der Übergang von der Intervall- zur Wiederholungsmethode fließend. Durch die vollständige Pause können zum einen Reizsetzungen intensiviert werden, zum anderen sind wiederholte wettkampfspezifische Belastungen möglich, die spezifische Anpassungen unterstützen.[341]

Wettkampfmethode

Für den Übertrag von der Trainings- zur Wettkampfleistung kann die Wettkampfmethode eingesetzt werden – auch als Kontrollmethode bezeichnet. Diese dient der Überprüfung, wie sich die wettkampfspezifische Ausdauerleistungsfähigkeit durch das Ausdauertraining entwickelt hat. In der Regel wird diese Methode einmalig oder in geringem Umfang zu einem geeigneten Zeitpunkt nach Abschluss eines Anpassungszyklus angewendet. Diese Methode wird sowohl im Trainingsbetrieb als auch bei einem Testwettkampf durchgeführt, wobei die Wettkampfleistung als Ganzes betrachtet wird und gleichzeitig technische und taktische Verhaltensweisen unter dieser Testsituation überprüft und trainiert werden. Die Herzfrequenz kann wiederum bei der Wettkampfmethode sowohl für die Kontrolle der Beanspruchung als auch für die Bewertung des Testergebnisses (in Verbindung mit weiteren Parametern wie Laktat und RPE) eingesetzt werden.[342, 343] In der folgenden Abbildung ist ein beispielhafter Verlauf der Herzfrequenz während eines 10-km-Freiwasserrennens dargestellt. Es zeigt sich die kontinuierlich hohe Herzfrequenz seit Beginn des Rennens und eine Zunahme der Beanspruchung im letzten Viertel des Rennens.

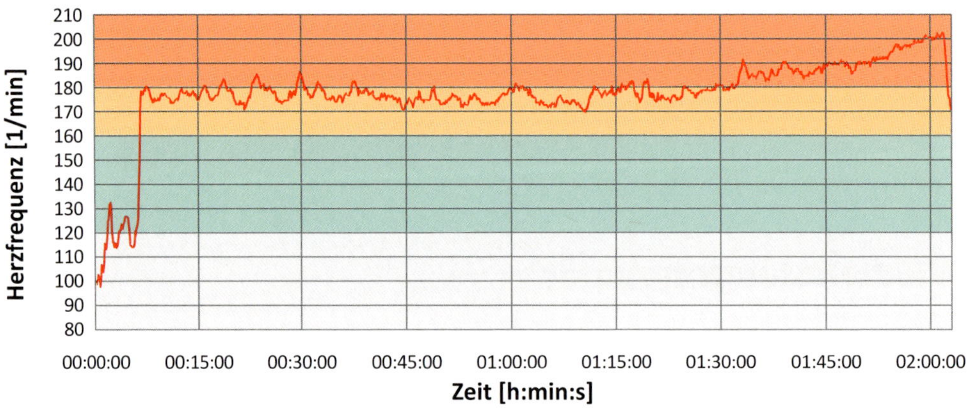

Beispielhafter Herzfrequenzverlauf der Wettkampfmethode bei einem 10-km-Testwettkampf im Freiwasserschwimmen.

TRAININGSMODELLE AUF BASIS DER TRAININGSINTENSITÄTSVERTEILUNG

Die Trainingsintensität in Verbindung mit der Belastungsdauer sind die beiden Schlüsselfaktoren für die Reizwirksamkeit des Ausdauertrainings. Dabei wird der Umfang entscheidend von der Wahl der Intensität geprägt. Die Intensität hat damit eine besondere Bedeutung für das Trainingsregime. Entsprechend prägt die Trainingsintensitätsverteilung (englisch *training intensity distribution*, TID) die Trainingsmodelle, nach denen ein Ausdauertraining geplant sowie durchgeführt werden kann. Die TID wird typischerweise in Ausrichtung auf das 3-Zonen-Modell vorgenommen, da sich dieses aufgrund der metabolischen Schwellen sportartübergreifend anwenden lässt. Für die TID können drei Trainingsmodelle voneinander abgegrenzt werden: das polarisierte Training (POL), das pyramidale Training (PYR) sowie das schwellenorientierte Training (englisch *threshold training*, THR).[344, 345] In der Diskussion darüber, was nun eine optimale Verteilung beziehungsweise das beste Trainingsmodell ist, kann keine eineindeutige Festlegung getroffen werden.[346, 347, 348, 349, 350] Laut einer Literaturanalyse von Stöggl und Sperlich[351] ist über mehrere Ausdauersportarten hinweg der Charakterzug des PYR-Trainings am häufigsten vertreten. Dies fällt jedoch in Abhängigkeit der Sportart und des Saisonzeitpunkts unterschiedlich aus. Wird hierzu auf das Laufen, Radfahren und Schwimmen fokussiert, so liegt aktuell folgende Studienlage vor:

- **Laufen:**[352] Mittel- und Langstreckenläufer im hohen Leistungsbereich trainieren gemäß dem PYR-Training. Das Training wird linear periodisiert, wobei das Trainingsvolumen von der Vorbereitungs- bis zur Wettkampfperiode vergleichbar ist. Das Training in Zone 1 beträgt zwischen 76 und 87 %. Die Intensität der Zone 2 wird zum Großteil leicht unterhalb oder am MLSS gestaltet, was auch evident ist, um die Leistungsfähigkeit an der MLSS zu steigern.[353] Weiterhin setzen Ausdauerathleten auf den Wechsel von »harten« und »leichten« Tagen mit mindestens drei »leichten« Tagen und einem Tag mit mittlerer Intensität pro Woche (langer Lauf in Zone 1 mit Progression in Zone 2). Ziel: Variation und Vermeidung von Monotonie. Es wird empfohlen, eine Periodisierung im Saisonverlauf vorzunehmen, wobei von der Vorbereitungs- zur Wettkampfphase der Wechsel von PYR zu POL stattfinden soll, was mit einer Reduktion des Belastungsumfangs an der MLSS und einer Steigerung des Umfangs in Zone 3 einhergeht.
- **Radfahren:**[354] Im Radsport findet sowohl das POL- als auch das PYR-Training seine Anwendung. Die Periodisierung wird sowohl linear als auch als Blockperiodisierung vorgenommen. Den periodisierten Trainingsplanungen ist jedoch keine Überlegenheit gegenüber einer tageweisen Trainingsplanung zuzuschreiben, die ebenfalls den Ansatz des POL oder PYR mit einer angemessenen Absicherung der Erholung von Tag zu Tag verfolgt. Es wird aber auch empfohlen, das POL- und PYR-Training im Saisonverlauf in Abhängigkeit der Trainingsphase zu kombinieren.
- **Schwimmen:**[355] Im Schwimmen finden alle TID-Ansätze Anwendung. Es kann eine gewisse Tendenz zur TID in Ausrichtung auf die Schwimmdistanz festgestellt werden: Kurzstreckenschwimmen – POL oder THR; Mittelstreckenschwimmen – PYR oder POL; Langstreckenschwimmen – PYR. Dabei lassen sich folgende Proportionen der TID wiederfinden: Zone 1 circa 76 bis 87 %, Zone 2 circa 7 bis 24 %, Zone 3 circa 5 bis 15 %. Die traditionelle Periodisierung wird eher mit dem PYR-Training und die umgekehrte Periodisierung (zu Saisonbeginn werden sehr kurze intensive Intervalle angewendet, die sukzessive länger und weniger intensiv werden) wird eher mit dem POL-Training realisiert.

Trainingsmodelle in Bezug zur Trainingsintensitätsverteilung (TID) nach einem 3-Zonen-Modell

Schema der TID	Charakterisierung der TID
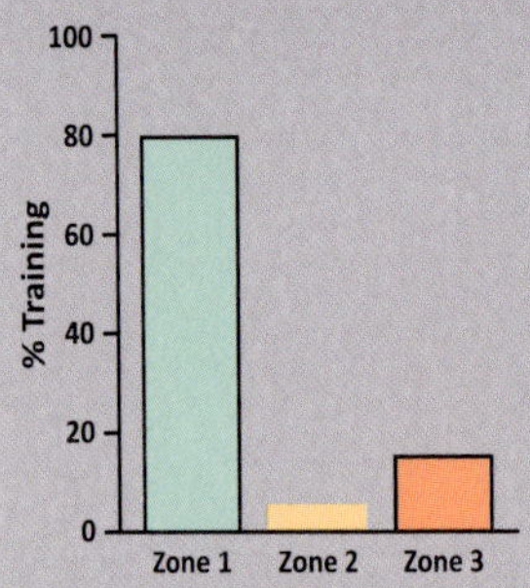	**Polarisierte TID – POL** ▪ %Zone 1 > %Zone 3 > %Zone 2 ▪ Zone 1 und 3 haben den größten Anteil im Training, wobei Zone 1 deutlich mehr als Zone 3 bedient wird. ▪ Zone 2 hat den geringsten Anteil, mitunter 0 %. Grenzen der Intensitätsverteilung: ▪ Zone 1: 75–98 % ▪ Zone 2: 0–5 % ▪ Zone 3: 2–20 %
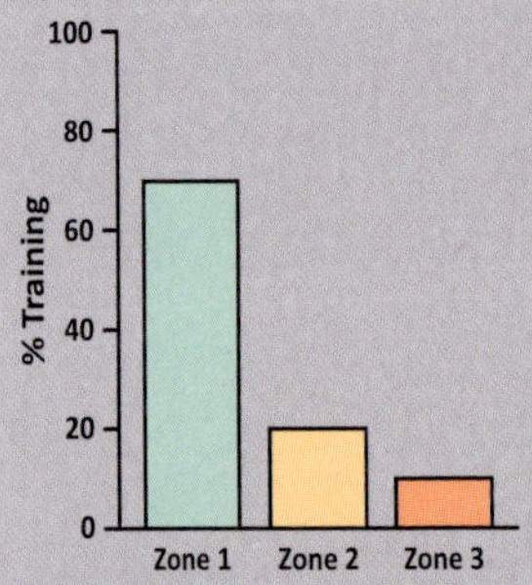	**Pyramidale TID – PYR** ▪ %Zone 1 > %Zone 2 > %Zone 3 ▪ In Zone 1 wird im Vergleich zu Zone 2 und 3 deutlich umfangreicher trainiert.
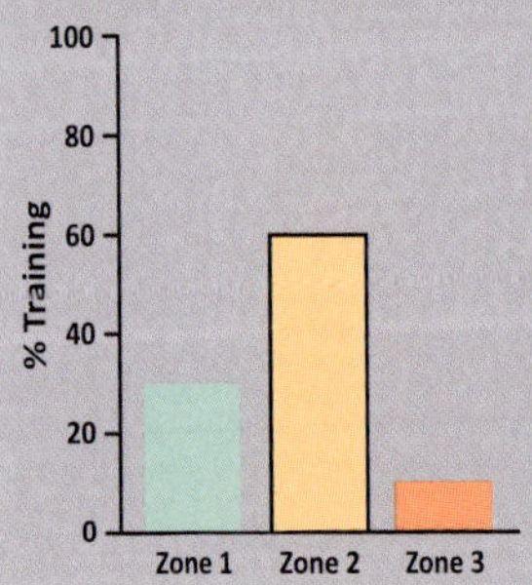	**Schwellenorientierte TID – THR** ▪ %Zone 2 > %Zone 1 > %Zone 3 ▪ In Zone 2 wird der größte Umfang des Trainings absolviert (> 35 %), mitunter kann der Anteil von Zone 1 vergleichbar hoch zu Zone 2 sein (ähnelt dann der Struktur PYR, wobei das Training in Zone 2 immer noch deutlich im Fokus steht).

Die Proportionen der Zonen sind beispielhaft dargestellt, und die wesentlichen Zonen, die das Trainingsmodell charakterisieren, sind schwarz eingerahmt.[356]

Der Einsatz dieser drei Trainingsmodelle ist also sportartspezifisch und je nach Zielstellung beziehungsweise Saisonzeitpunkt unterschiedlich bedeutsam. Es gibt demnach kein »bestes« Trainingsmodell, so wie es auch keine »beste« Trainingsübung oder

Ausdauertrainingsmethodik gibt. Es kommt immer auf den Kontext und die Zielstellung an. Jedoch kann eine gewisse Tendenz für die Sportarten Laufen, Radsport sowie Schwimmen erkannt werden. Hierbei kommt vornehmlich das POL- und PYR-Training zum Einsatz. Jedoch wird auch immer wieder das Argument verteidigt, dass dem Training in der Zone 2 (beziehungsweise im oberen Bereich der Zone 2, am MLSS) eine besondere Bedeutung für die Entwicklung der Geschwindigkeit am MLSS zugeschrieben werden kann – was ebenfalls für den Einsatz des THR spricht.[357, 358] Somit scheint die Kombination der drei Ansätze hinsichtlich einer Periodisierung im Saisonverlauf ein probates Mittel in der praktischen Anwendung zu sein, um die Vorteile der einzelnen Trainingsmodelle zu nutzen. Hierbei ist jedoch auch noch einmal herauszustellen, dass die Trainingsmodelle lediglich als übergeordneter Ansatz des Ausdauertrainings verstanden werden können, für deren Umsetzung unter Berücksichtigung der Proportionierung der Intensität die genannten Ausdauertrainingsmethoden genutzt werden müssen.

Ganzheitliche und kritische Betrachtung sowie trainingspraktische Überlegungen zu den Trainingsmodellen der Trainingsintensitätsverteilung[359, 360, 361]

- Aus der TID kann nicht abgelesen werden, wie Trainingsprinzipien eingehalten oder umgesetzt werden beziehungsweise wie das tägliche Training auf das Individuum, im Sinne einer optimalen Relation von Belastung und Erholung, abgestimmt ist.
- Trainingsmodelle berücksichtigen keine weiteren Faktoren wie Lebensstilfaktoren, Regenerationsstrategien, körperliche Aktivität außerhalb des Trainings, Ernährung, Schlaf oder den psychischen Status, weshalb die Anwendung und die Leistungsentwicklung nicht als einfache lineare Beziehung von Reiz und Reaktion betrachtet werden dürfen.
- Die Proportion der TID ist davon abhängig, wie diese erfasst wird (Zeit in der Zone versus Ziel der Trainingseinheit). Ein Beispiel: Eine TID gemäß POL-Trainingsmodell, die von einer geschwindigkeits- oder leistungsbezogenen Verteilung als POL-Training deklariert wird, ist nach einer herzfrequenzbasierten TID oft ein PYR-Training.
- Es ist nicht geklärt, auf welchen Zeitraum sich die TID-Trainingsmodelle beziehen – Trainingseinheit, Woche, Monat, Makrozyklus, Jahr, Saison. Ein kritisches Beispiel zur TID über jede Trainingseinheit innerhalb einer Woche im Vergleich zur TID in der Betrachtung einer gesamten Woche ist in der Abbildung auf Seite 150 dargestellt. Eine Vorgabe für die Periodisierung und Zyklisierung ist unklar. Es wird allerdings der Charakter des Trainings und somit in gewisser Weise die übergeordnete Reizsetzung durch die TID entscheidend geprägt.

- Die inhaltliche Gestalt beziehungsweise Auswahl von Ausdauertrainingsmethoden für die Zonen 1 bis 3 und deren Abstimmung aufeinander innerhalb der Zyklisierung finden sich in den Trainingsmodellen nach der TID nicht wieder.
- Der POL-Ansatz kippt bei zu hohem Volumen zu einem PYR-Ansatz, weshalb im Hochleistungsbereich beziehungsweise in einigen Sportarten mit hohem Volumen eher PYR-Training realisiert wird. Unter trainingspraktischen Gesichtspunkten sei außerdem auf folgendes Beispiel verwiesen: Würde ein Langstreckenschwimmer POL trainieren und ein Wochenvolumen von 100 km mit einem Anteil von 15 bis 20 % in Zone 3 absolvieren (15–20 km), würde dies zu einer starken Überlastung führen und das Verhältnis von Belastung und Erholung könnte unter Berücksichtigung des Gesamtvolumens nicht mehr abgesichert werden. Die TID wird somit als PYR absolviert, wobei beispielsweise 5 % in Zone 3 und 10 bis 15 % des Gesamtvolumens in Zone 2 absolviert werden.
- Die Wechselwirkungen mit anderen supplementären Trainingsformen, wie dem Kraft- und Athletiktraining, sind bisher nicht hinreichend untersucht.
- Trainingseinheiten in Zone 2 und 3, insbesondere mit höheren Umfängen, sind mit hohem Stress für den Organismus verbunden, weshalb sie eine besondere Eingliederung im gesamten Trainingsplan benötigen.

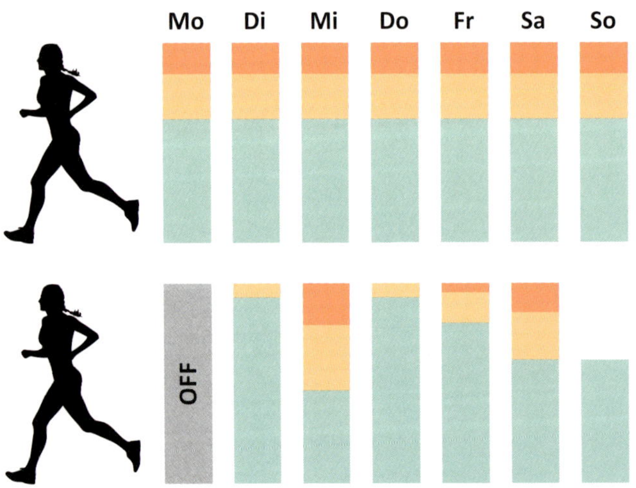

Monotoner und systemischer Stress, der durch die einseitige TID gesetzt wird – eine Überlastung ist wahrscheinlich.

Hoher systemischer Stress in spezifischen Schlüsseltrainingseinheiten mit unterschiedlicher TID – Relation von Intensität und Dauer. Erholungsprozesse nach den harten Trainingseinheiten werden in der TID der einzelnen Einheiten des Wochenzyklus berücksichtigt.

Diese beiden Beispiele der Trainingsintensitätsverteilung (TID) können für einen Wochenzyklus in ein PYR eingeordnet werden. Hierdurch ist zu erkennen, dass die TID für eine Woche einen unterschiedlichen Charakterzug der Gestaltung für die einzelnen Tage einnehmen kann. Es ist zu empfehlen, in den Wochentrainingsplan je nach möglichem Gesamtumfang zwei bis drei intensive Trainingseinheiten zu integrieren (unteres Beispiel). Durch diese Planung soll der Regeneration und Variation im Training besondere Beachtung geschenkt werden.

Somit ist zusammenfassend festzustellen, dass allein die Proportionierung von Intensitätsanteilen nicht zwangsläufig zum Erfolg oder zum Erreichen eines Ziels führen muss. Jedoch bleibt die Bedeutung der Intensität für die Reizsetzung des Ausdauertrainings bestehen. Beispielsweise können durch den differenzierten Einsatz von Intensitäten gezielte Anpassungsprozesse angeregt werden. So führt ein extensives niedrigintensives Ausdauertraining (zum Beispiel über die extensive Dauermethode) eher zur Vergrößerung der Mitochondrienmasse, ein intensives Intervalltraining (HIIT, SIT, RST) bedingt hingegen die Verbesserung der Funktionsfähigkeit von Mitochondrien.[362, 363] Es zeigt sich ebenfalls, dass durch den Einsatz dieser beiden Pole des Intensitätsspektrums über unterschiedliche Signalwege vergleichbare Reize zur Verbesserung von Subsystemen gesetzt werden können, die positiv für die aerobe Ausdauerleistungsfähigkeit sowie die Entwicklung der VO_{2MAX} sind.[364]

Um im Sinne der Reizwirksamkeit von Ausdauertraining in der kontinuierlichen Anwendung grundlegende Trainingsprinzipien einhalten zu können, ist dieses Wissen und der damit verbundene variable, aber geplante Einsatz der Belastungsintensität für die Gestaltung des Trainings bedeutsam. TID-Trainingsmodelle können eine gute erste Orientierung bieten, wie unterschiedliche Intensitäten zu verteilen sind und das Training entsprechend zielgerichtet auf diese ausgerichtet und gesteuert werden muss. Beispielsweise neigen Hobbysportler oder junge Athleten häufig dazu, extensive Ausdauereinheiten zu intensiv und harte Trainingseinheiten zu wenig hart zu gestalten – eine Tendenz zur Mitte ist zu erkennen. Sollte dies nicht gewollt sein, kann durch den Ansatz des POL- oder PYR-Trainings und dessen strikte Umsetzung mithilfe von Monitoring für die Abgrenzung von Intensitätsbereichen dieser Problematik entgegengewirkt werden.

Damit die komplexe Wechselbeziehung von Training und Erholung im Prozess des Ausdauertrainings zielführend gesteuert werden und eine fortlaufend angepasste Planung erfolgen kann, ist deren Monitoring ein etabliertes und wichtiges Mittel, welches insbesondere durch den Einsatz von Wearables und digitalen Anwendungen immer mehr zum Einsatz kommt. Um unter der Vielzahl an Möglichkeiten den Überblick zu behalten und dessen Bedeutung unter Berücksichtigung der bisher vermittelten Inhalte einordnen zu können, sollen etablierte und valide Monitoringsansätze für die Steuerung des Trainings und der Regeneration im nachfolgenden Abschnitt beleuchtet und trainingspraktisch diskutiert werden.

MONITORINGANSÄTZE ZUR TRAININGS- UND REGENERATIONSSTEUERUNG

Zur Unterstützung der Planung und Steuerung des Ausdauertrainings unter Verwendung der Trainingsmethoden und -modelle werden Monitoringansätze eingesetzt, um unter anderem eine Anpassung von Intensitäts- und Umfangsplanungen vorzunehmen. Das Ziel sollte sein, Monitoringansätze regelmäßig im Trainingsprozess zu implementieren. Im Rahmen vom Belastungs- und Regenerationsmanagement werden in der Literatur sowohl leistungsbezogene, neuromuskuläre, vegetative, laborchemische als auch psychometrische Kenngrößen beschrieben.[365] Alle Parameter lassen sich der Ebene der Belastung oder Beanspruchung zuordnen, einzelne Metriken clustern beide Ebenen mit der Zielstellung einer integrativen Beschreibung des Belastungs- beziehungsweise Beanspruchungsgrades von Athleten. Die Evidenz der Diskrepanzfähigkeit zwischen verschiedenen organismischen Regulationszuständen in Bezug zur Beanspruchungssituation ist dabei nicht für jeden Parameter gegeben. Häufig ergibt sich ein Mehrwert erst durch eine individuelle Zusammenstellung sensitiver Kenngrößen auf der Ebene des Individuums im Sinne einer wirksamen Toolbox.

In Bezug zur Steuerung mittels der Herzfrequenz können die anvisierten Intensitätsbereiche durch retrospektive Analysen der einzelnen Trainingseinheiten sowie gesamter Trainingsabschnitte – zum Beispiel Mesozyklen über mehrere Wochen – durchgeführt werden. Derzeit existieren zahlreiche Desktop-Tools oder Smartphone-Apps, die eine solche Analyse ohne viel Aufwand durch Synchronisation der Trainingsdaten (sowohl Belastungs- als auch Beanspruchungskenngrößen) möglich machen. Dieses Vorgehen ermöglicht die Evaluation der eben beschriebenen Trainingsprinzipien unter anderem hinsichtlich individueller Intensitätszonen, der progressiven Belastungssteuerung, eines adäquaten Verhältnisses aus Belastungs- und Regenerationsphasen und letztendlich, ob die spezifische Beanspruchung (evaluiert über die Herzfrequenz) reizwirksam für den Organismus war. Weitere Möglichkeiten des Monitorings und ihre Anwendung über die Herzfrequenz und HRV werden nachfolgend vorgestellt.

Übersicht über Möglichkeiten eines Monitorings[366]

- Belastungsmarker wie Strecke, Geschwindigkeit, Leistung, Dauer, Intervallanzahl
- Blutmarker wie Kreatinkinase, Harnstoff, freies Testosteron, Kortisol, C-reaktives Protein
- Herzfrequenz und Herzfrequenzvariabilität wie HF_{RUHE}, $HF_{BELASTUNG}$, HF_{MAX}, $HF_{ERHOLUNG}$, HRV: zum Beispiel RMSSD
- Trainingsimpuls (TRIMP) wie Edwards' TRIMP [HF-Zonen × min], Session-RPE [RPE × min]
- Psychometrie wie Profile of Mood States [POMS], Recovery-Stress Questionnaire for Athletes [REST-Q-Sport], visuelle oder numerische Muskelschmerzskalen über Delayed Onset Muscle Soreness [DOMS], Kurzskala Erholung und Beanspruchung [KEB]
- Schlafdiagnostik (Qualität und Dauer)
- Neuromuskuläre Funktion wie Reflexaktivität über Tensiomyografie
- Einfache sportmotorische Tests, zum Beispiel isometrische Maximalkrafttests wie Griffkraft oder Isometric Mid-Thigh Pull [IMTP], dynamische Maximalkrafttests [1-RM] oder Wiederholungsmaxima, 20-m-Linearsprint, Counter Movement Jump [CMJ], Drop Jump [DJ], Multiple Rebound Jumps [10-5] und Cluster Scores wie Reactive Strength Index [RSI] oder Dynamic Strength Index [DSI], Tapping-Frequenz
- Submaximale Ausdauertests wie Lamberts and Lambert Submaximal Cycle Test [LSCT], Yo-Yo Intermittent Recovery Test [Yo-Yo IRT], 30-15 Intermittent Fitness Test [30-15 IFT]
- Trainingstagebücher, Ernährungs- und Körpergewichtsdokumentation

Session-RPE und Trainingsimpuls

Da sich im Ausdauertraining der Reiz immer aus einer Kombination von Intensität und Dauer ergibt beziehungsweise die Dauer einen entscheidenden Einflussfaktor für die Intensität darstellt, wird in der Praxis häufig ein Gesamt-Workload (Training Load) als dimensionslose Messgröße durch Multiplikation der Belastungskomponente Dauer mit dem subjektiven Beanspruchungsindikator Anstrengungsempfinden (RPE) (Stellvertreter für die Reizintensität) als sogenannter Session-RPE (sRPE) verwendet.[367] Ein

Beispiel: Eine Läuferin absolviert eine intensive Trainingseinheit über 60 Minuten bei einer Session-RPE von 7 auf der CR10-Skala nach Foster et al.[368] Hieraus ergibt sich folgender Training Load: 60 min × 7 = 420.[369] Die Anwendung in der Praxis ist beispielhaft in nachfolgender Abbildung dargestellt. In diesem Beispiel ist ein Monitoring der sRPE im Schwimmen dargestellt. Der sRPE wird hierbei zwischen Wasser- und Landtraining unterschieden, jedoch als Gesamtbelastung über den Tag addiert. Es ist damit die Beanspruchungsstruktur der einzelnen Wochen sowie über die Wochen hinweg abzulesen. Innerhalb der Wochen erfolgen immer am Montag, Dienstag, Donnerstag und Freitag zwei Trainingseinheiten pro Tag im Wasser, am Mittwoch und Samstag jeweils nur eine. Das Landtraining wird in unterschiedlicher Form zumeist von Montag bis Samstag einmal am Tag durchgeführt. Das kann beispielsweise Krafttraining, Beweglichkeitstraining oder ergänzendes Ausdauertraining sein.

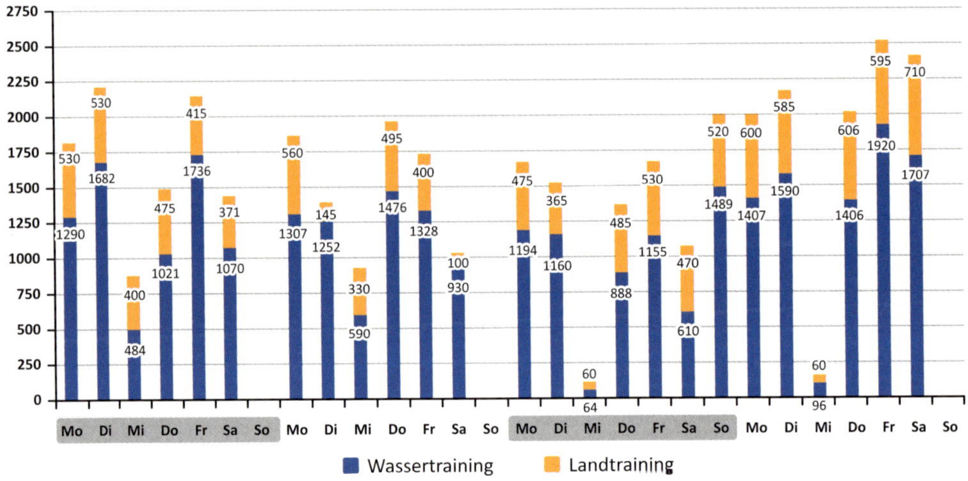

So könnte eine Analyse des Session-RPE für einen Leistungsschwimmer pro Tag über vier Wochen aussehen.

Banister et al.[370] schlägt als Alternative den sogenannten TRIMP vor (englisch *training impulse*, Trainingsimpuls), der in einer einfachen Form als Produkt der Reizdauer der relativen Ausschöpfung der maximalen Herzfrequenz wie folgt berechnet werden kann: $\%HF_{MAX} \times min$). Vorteil des zuvor genannten Session-RPE-Ansatzes ist die Unabhängigkeit von der spezifischen Messgröße der Herzfrequenz und die Möglichkeit der Verwendung auch für supplementäre Inhalte des Krafttrainings, für die die Herzfrequenz je nach Art des Trainings eine eher unspezifische Größe der Beanspruchung darstellt. Nachteil ist, dass der RPE eine subjektive Größe ist und weitere

Einflussgrößen wie etwa eine subjektive Wahrnehmung hier eine Rolle spielen können. Weiterentwicklungen des TRIMP von Edwards (5-Zonen-Modell)[371] und von Lucia et al. (3-Zonen-Modell)[372] geben den verschiedenen Intensitätsbereichen auf Basis der maximalen Herzfrequenz größer werdende Gewichtungsfaktoren mit steigender Intensität. Für eine Beispielrechnung nutzen wir die Bezüge für $\%HF_{MAX}$ zu den unterschiedlichen Intensitätsbereichen von Garber et al.[373] (Tabelle Seite 112). Für das 3-Zonen-Modell von Lucia et al.[374] führen wir abgewandelt Zone 1 und 2 sowie Zone 4 und 5 zusammen. Der Vollständigkeit halber ist anzumerken, dass im Ansatz von Lucia et al.[375] die Zonen in Referenz zu ventilatorischen Schwellen bestimmt wurden:

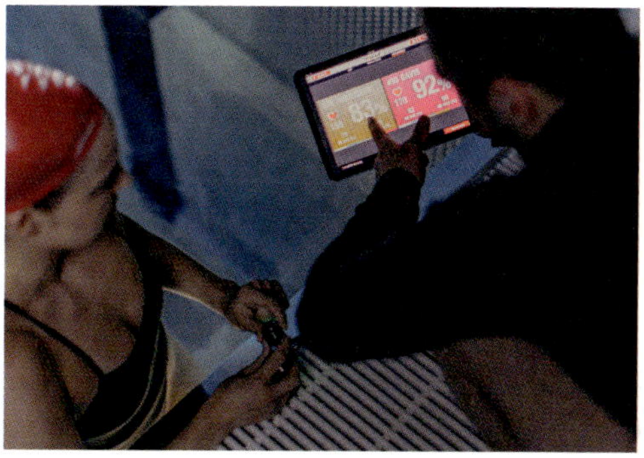

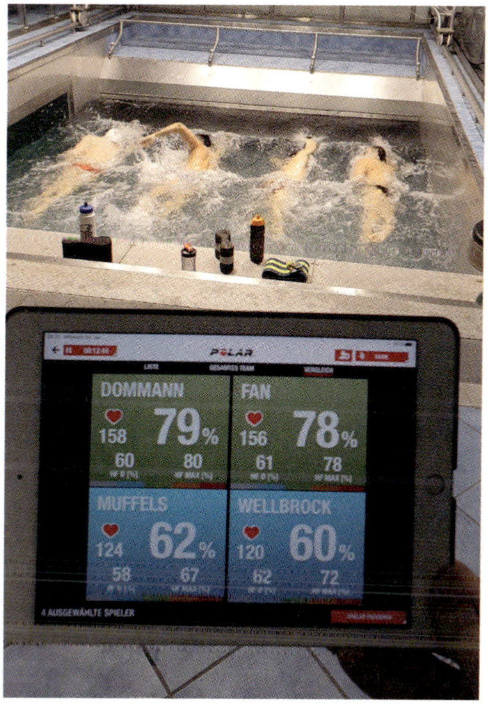

Für das Monitoring der Herzfrequenz im Schwimmtraining kommen hier das Polar Team System und der Verity-Sense-Sensor an der Schwimmbrille zum Einsatz.

TRIMP[376]

Zone 1: < 57 %
Zone 2: 57–63 %
Zone 3: 64–76 %
Zone 4: 77–95 %
Zone 5: ≥ 96

Die bereits erwähnte Läuferin auf Seite 154 hat eine Trainingseinheit über 60 Minuten absolviert mit folgenden Zeiträumen in den jeweiligen Zonen:

1 = 2 min
2 = 8 min
3 = 40 min
4 = 6 min
5 = 4 min

$$TRIMP = (2 \times 1) + (8 \times 2) + (40 \times 3) + (6 \times 4) + (4 \times 5) = 182$$

TRIMP[377]
Zone 1: < 64 %
Zone 2: 64–76 %
Zone 3: ≥ 77 %

Für dieselbe Trainingseinheit über 60 Minuten können die Zeiträume in den jeweiligen Zonen wie folgt zusammengeführt werden: 1 = 10 min, 2 = 40 min, 3 = 10 min.

TRIMP = (10 × 1) + (40 × 2) + (10 × 3) = 120

An den unterschiedlichen Ergebnissen der beiden Ansätze für die gleiche Trainingseinheit ist zu erkennen, dass die Auswahl einer Berechnungsmethode für eine Gesamteinschätzung großen Einfluss auf die Ergebnisse hat. Wenn man sich für einen Ansatz entschieden hat, sollte dieser für die Vergleichbarkeit der Ergebnisse beibehalten werden.

Trainingsmonitoring von Belastungs- versus Beanspruchungsparametern

Für das Monitoring der Verteilung von Intensitätsbereichen bedient man sich im Ausdauersport Belastungs- oder Beanspruchungsparametern. Hierbei haben sich zwei Ansätze im Ausdauersport etabliert. Hinsichtlich des Belastungsmonitorings wird der Umfang innerhalb von Belastungszonen – ausgerichtet auf Geschwindigkeit oder Leistung – festgehalten (englisch *session goal,* Ziel der Trainingseinheit). Für ein beanspruchungsorientiertes Monitoring wird der zeitliche Umfang von Herzfrequenzbereichen in Ausrichtung auf die Intensitätszonen erfasst (englisch *time in zone*, Zeit in der Zone; ab Seite 155 zu TRIMP).[378, 379] Dieses Monitoring kann sowohl für jede einzelne Trainingseinheit sowie für definierte Zeiträume angewendet werden (Beispiel für das Monitoring einer Saison gemäß »Ziel der Trainingseinheit« ist in der Abbildung auf Seite 159 dargestellt). Auf dieser Grundlage kann die Trainingsintensitätsverteilung analysiert und gesteuert werden.

In den folgenden Abbildungen ist der Umfang innerhalb der Intensitätszonen nach dem Ansatz »Ziel der Trainingseinheit« in Ausrichtung auf die Herzfrequenz dem Ansatz »Zeit in der Zone« gegenübergestellt, beispielhaft für zwei Athleten einer Trainingseinheit im Beckenschwimmen mit dem gleichen Trainingsset, 4 × 3 × 400 m, Steigerung der Belastung von Zone 1 zu Zone 2 innerhalb eines Intervallsets. Hierbei lässt sich zunächst erkennen, dass die Proportion der Belastungszonen in Abhängigkeit vom Monitoringansatz steht. Rechts neben dem Herzfrequenzdiagramm sind mit schmalen Säulen die individuellen Intensitätszonen nach einem 3-Zonen-Modell für beide Athleten dargestellt.

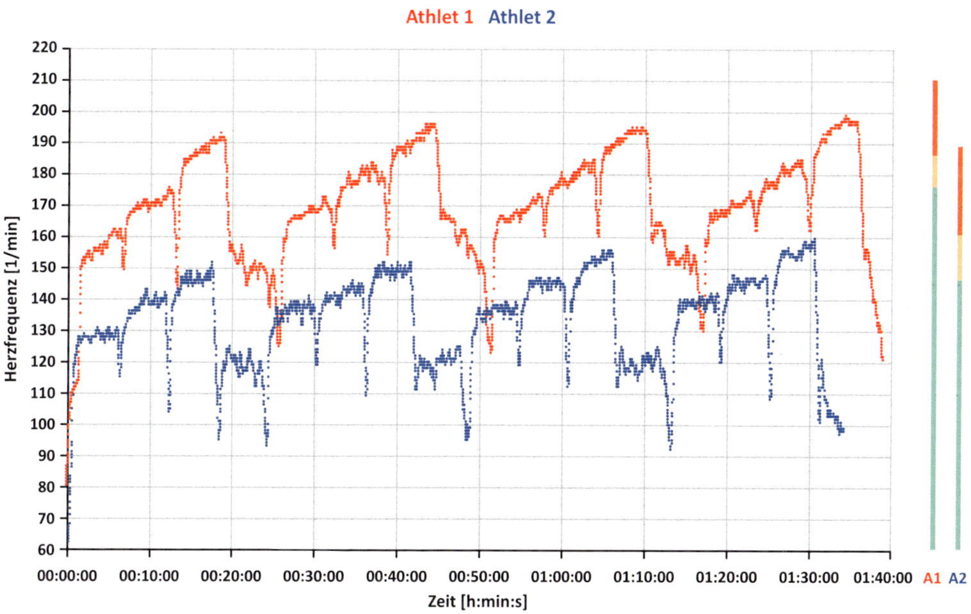

Zwei Athleten haben dieselbe Trainingseinheit im Beckenschwimmen mit dem gleichen Trainingsset absolviert, jedoch mit einem unterschiedlichen Ausmaß kardialer Beanspruchung, gemessen mittels der Herzfrequenz.

Es ist abzulesen, dass die Herzfrequenzbereiche in Ausrichtung auf die Zonen zwischen den Athleten deutlich differieren. Somit ist beispielsweise eine Herzfrequenz von 165 Schlägen pro Minute für Athlet 1 noch einer Beanspruchung in Zone 1 zuzuordnen, für Athlet 2 jedoch einer Beanspruchung in Zone 3. Bezüglich dieser Trainingseinheit wird in dem oberen Säulendiagramm auf Seite 158 die Trainingsintensitätsverteilung als »Ziel der Trainingseinheit« dargestellt (belastungsorientiertes Monitoring). Diese Verteilung wurde im Profil von Athlet 2 hinsichtlich seiner Beanspruchungssteuerung (»Zeit in der Zone«) adäquat realisiert. Athlet 1 hat hingegen zu intensiv trainiert (zu viel Zeit in Zone 3). Obwohl beide Athleten den gleichen Trainingsplan mit gleicher individueller Belastungsvorgabe erhalten haben (»Ziel der Trainingseinheit«), ist es Athlet 2 besser gelungen, sich so zu steuern, dass ein vergleichbares Beanspruchungsprofil gemäß der Proportionierung zur Belastungsvorgabe innerhalb der Intensitätszonen erreicht wurde.

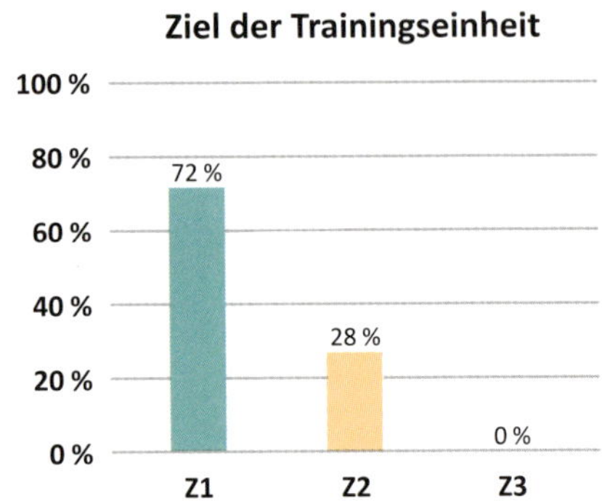

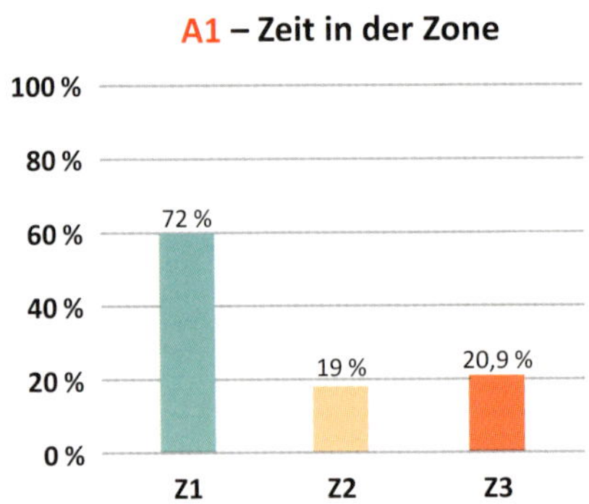

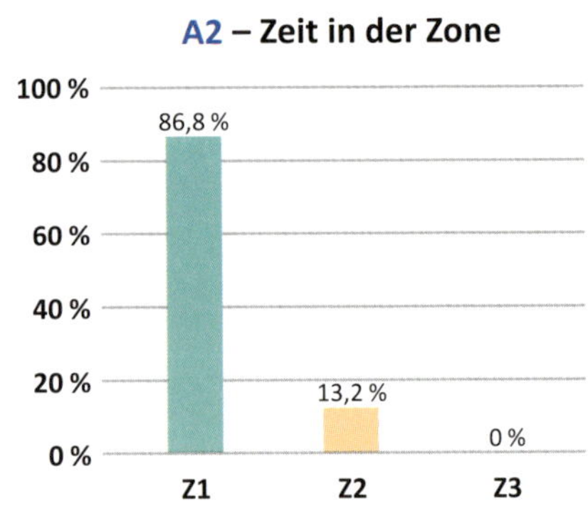

In der Trainingspraxis ist immer wieder festzustellen, dass es zu voneinander abweichenden Ergebnissen zwischen dem belastungsorientierten und dem beanspruchungsorientierten Monitoring kommt.[380, 381] Das ergibt sich entweder durch eine unzureichende Steuerung der Beanspruchung in Ausrichtung auf die Belastungsvorgabe, wie bei Athlet 1 im gezeigten Beispiel, oder es kann auf die charakteristische Reaktion der Herzfrequenz in Bezug zu einer Belastung zurückgeführt werden. Die Herzfrequenz steigt als Reaktion auf eine Belastung kontinuierlich an und ist somit nicht sofort in dem Herzfrequenzbereich der anvisierten Belastungszone. Somit werden Belastungen in Zone 2 und 3 eher im geringeren Umfang durch den Ansatz »Zeit in der Zone« im Vergleich zum Ansatz »Ziel der Trainingseinheit« erfasst, so wie bei Athlet 2 im gezeigten Beispiel. Dennoch können beide Monitoringansätze wertvolle Einblicke in die Effektivität von Trainingseinheiten liefern und Trainer und Athleten dabei unterstützen, die Trainingsplanung sowie -steuerung auf die Erreichung definierter Ziele abzustimmen. Die dargestellten Differenzen zwischen den Monitoringansätzen sollten dabei berücksichtigt werden.

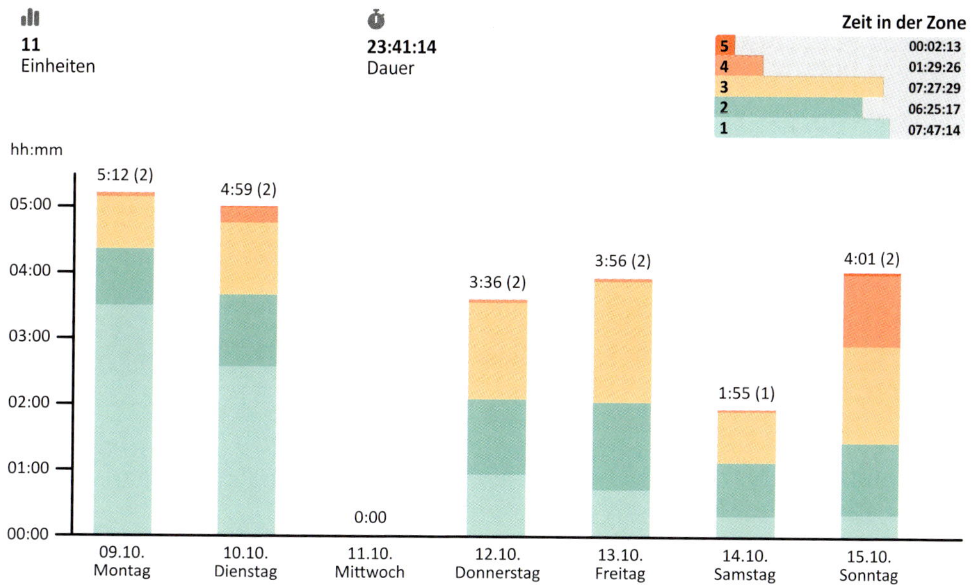

Diese beispielhafte Darstellung zum Ansatz »Zeit in der Zone« zeigt die Verteilung der Intensitätszonen nach der %HF_{MAX} für eine Leistungsschwimmerin für eine Woche, die während eines Höhentrainingslagers erfasst wurde. Die Datendarstellung erfolgte mittels der Polar Team App und die Erfassung der Herzfrequenz mittels des Sensors Verity Sense. In der Woche wurden insgesamt elf Trainingseinheiten im Wasser absolviert – zwei Trainingseinheiten am Montag, Dienstag, Donnerstag, Freitag und Sonntag; eine Trainingseinheit am Samstag, am Mittwoch hat kein Training stattgefunden –, wobei eine kontinuierliche Messung der Herzfrequenz erfolgte.

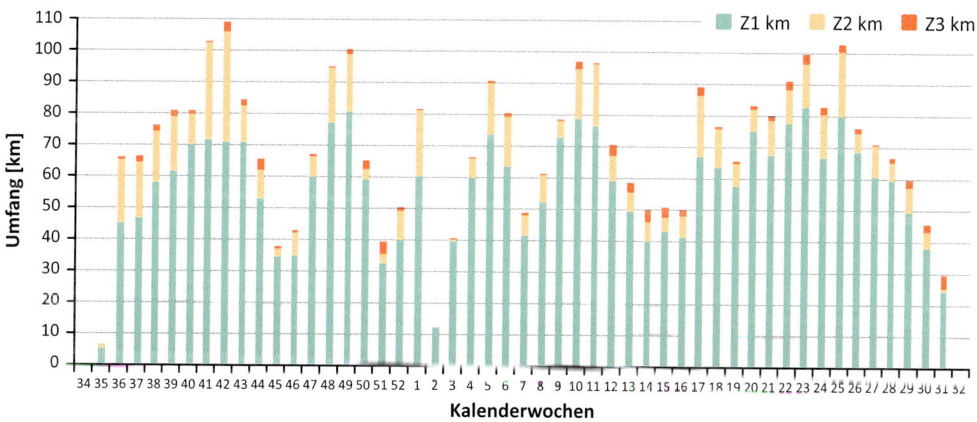

Diese beispielhafte Darstellung zeigt den Umfang je Woche einer Saison eines Langstreckenschwimmers sowie die Intensitätsverteilung (3-Zonen-Modell) innerhalb jeder Woche auf Basis des Monitoringansatzes »Ziel der Trainingseinheit«. Deutlich zu sehen ist die angewandte Periodisierung und Zyklisierung auch in der Proportionierung der Intensitätsbereiche. Diese Art des Monitorings kann genutzt werden, um die Umfänge und Intensitätsverteilung des realisierten Trainings retrospektiv im Zusammenhang mit Diagnostik- und Wettkampfergebnissen hinsichtlich ihrer Wirksamkeit zu analysieren.

Ermüdungsmarker in der Praxis

Ein idealer Marker, der integrativ alle Ermüdungsebenen auf einmal abbilden kann, existiert nicht, ebenso wie kein Marker die Leistungsfähigkeit von Athleten in Gänze und für alle organismischen Subsystemebenen abbilden kann. Es existiert zwar eine große Anzahl an physiologisch begründbaren Indikatoren, aufgrund der Komplexität von Ermüdungs- und Erholungsprozessen lässt jedoch bislang kein Parameter allein eine zuverlässige Erfassung der »Gesamtermüdung« zu. Die meisten Kenngrößen erfassen verschiedene Ebenen der organismischen Ermüdung nur teilweise. Psychometrische Skalen wie RPE sowie Parameter des autonomen Nervensystems wie HRV können wohl am ehesten eine globale Komponente der organismischen Ermüdung sichtbar machen, verlieren dabei aber die Spezifität, Aussagen über die genauen Ursachen machen zu können.

Um alle Ebenen der Ermüdung möglichst vollständig abzubilden, ist also eine kombinierte Anwendung mehrerer Ermüdungsmarker zu empfehlen.[382] Ebenso sollten Komponenten der Belastung und Beanspruchung in eine Monitoringstrategie implementiert werden. Dabei sind Überinterpretationen auf Basis einzelner Kenngrößen und Tageswerte unbedingt zu vermeiden, da sie zu fehlerhaften Entscheidungen in der Trainingssteuerung führen können. Weitere Informationen sind in den Guidelines zur Analyse der HRV unter Ruhebedingungen ab Seite 169 zu finden. In der Sportpraxis sollte zudem berücksichtigt werden, dass eine akute bis mittelfristige Ermüdung leichter zu erfassen ist als eine langfristige in Bezug zu einem potenziellen Übertrainingszustand. Letztendlich muss sich die Auswahl von Markern am Anforderungsprofil und an den sonstigen Charakteristiken der spezifischen Sportart orientieren. Dabei sind physiologische Hintergründe der Indikatoren ebenso zu berücksichtigen wie die Praktikabilität bei regelmäßiger Erfassung.[383] Nach wie vor können eine vertrauensvolle und ehrliche Kommunikation zwischen Trainern und Athleten sowie das erfahrene Auge von Trainern nicht komplett durch eine Monitoringstrategie basierend auf einem Portfolio an Indikatoren für das Belastungs- und Regenerationsmanagement ersetzt werden. Das Gute daran ist, dass diese Zielstellung auch nicht erfüllt sein muss und die langfristige Zusammenarbeit häufig den Grundstein für Erfolg und Gesundheit legt.

MONITORING ÜBER DIE HERZFREQUENZ UND DIE HERZFREQUENZVARIABILITÄT

Als Bestandteil eines umfassenden Diagnostik- und Monitoringsystems ermöglicht die Erfassung von Messgrößen wie der Herzfrequenz und der HRV einen Einblick in die

Aktivität des ANS sowie der kardiorespiratorischen Fitness. Im Sport sind im Rahmen eines kontinuierlichen Monitoringansatzes vor allem Messungen in standardisierten Ruhebedingungen, unter Belastungsbedingungen sowie in den anschließenden Erholungsbedingungen vielversprechend. Im Längsschnitt können so verschiedene Beanspruchungs- und Erholungsreaktionen widergespiegelt werden. So geht eine langfristig verbesserte kardiorespiratorische Fitness mit einer reduzierten Belastungsherzfrequenz bei standardisierten Akutbelastungen sowie einem schnelleren Rückgang der Herzfrequenz in Erholungsphasen einher. Auf dieser Grundlage wurde in den letzten Jahren vermehrt der routinemäßige Einsatz submaximaler Testverfahren evaluiert,[384, 385] welche die etablierten aufwendigen Verfahren der Leistungsdiagnostik ergänzen können und ein engmaschiges Monitoring ermöglichen.[386] Gleichzeitig lassen sich kurzzeitige Ermüdungs- und Erholungsreaktionen recht gut durch regelmäßige Ruhemessungen der Herzfrequenz und der HRV abbilden. Darüber hinaus zeigen verschiedene Untersuchungen, dass algorithmusbasiertes HRV-gesteuertes Training zu vorteilhaften Anpassungen und Leistungsveränderungen führen kann.[387, 388, 389]

Trotz der vielfältigen Einsatzmöglichkeiten stellt die Interpretation von Längsschnittdaten in verschiedenen Situationen und mit verschiedenen Zielstellungen immer noch eine Herausforderung dar.[390] Derzeit wird empfohlen, je nach Anwendungssetting regelmäßig Daten von einzelnen Athleten zu erheben und die jeweiligen Reaktionen und Trends hinsichtlich der Trainingsprogramme zu evaluieren, bevor der Prozess der Entscheidungsfindung mit solchen Daten unterstützt wird. Populationsbasierte Normwerte sind für die Diagnostik und den Entscheidungsprozess wenig hilfreich und es sollten intraindividuelle Normwerte für jedes Individuum erstellt werden. Nachfolgend werden Empfehlungen auf Basis der wissenschaftlichen und praktischen Evidenz formuliert und zahlreiche Anwendungsbeispiele vorgestellt.

Herzfrequenz während standardisierter submaximaler Belastung

Die Belastungsherzfrequenz bei submaximalen Fitnesstests ist ein zuverlässiges und valides Maß für die Ausdauerleistung. Athleten- und testprotokollbezogene Merkmale scheinen die Ergebnisse nicht wesentlich zu beeinflussen.[391] Die submaximale Herzfrequenz bei standardisierter Belastungsvorgabe bietet Vorteile, da diese regelmäßig mit wenig Aufwand und Anleitung beispielsweise während eines standardisierten Aufwärmens erhoben werden kann.[392, 393] Der Vorteil dieser Messung besteht auch darin, dass die Ergebnisse bei geringer Belastung stabiler gegenüber Stör- und Einflussgrößen abgeschirmt sind als unter Ruhebedingungen.[394] Der Nachteil liegt wie bei allen herzfrequenzbasierten Parametern darin, dass eine Abnahme der Belastungsherzfrequenz nicht immer eindeutig interpretiert werden kann. So wird beispielsweise eine verringerte Belastungsherzfrequenz in der Regel mit einer gesteigerten Fitness und Leistung in Verbindung gebracht,[395] kann aber auch bei akkumulierter Beanspruchungssituation (englisch *functional overreaching*, FOR) beobachtet werden.[396] So kann dies gleichermaßen ein Indikator für eine Leistungsverbesserung, aber auch für eine Ermüdungssituation sein. Beispielsweise durch Ermüdung des zentralen und autonomen Nervensystems, durch einen erhöhten »akuten« oder/und »chronischen« Beanspruchungszustand des Organismus kann es vorkommen, dass die Herzfrequenz nicht mehr adäquat nach oben reguliert wird.[397] Es wird daher empfohlen, dass Messungen der Belastungsherzfrequenz unter Berücksichtigung des Trainingskontextes und in Kombination mit zusätzlichen subjektiven Markern (zum Beispiel RPE, psychometrische Skalen) und nicht invasiven Leistungsmarkern (zum Beispiel Sprungdiagnostik) interpretiert werden sollten.[398, 399, 400] Nur durch die Einbeziehung von Kontextvariablen ist eine adäquate Interpretation von physiologischen Markern möglich. Es wurden zudem schon Ansätze über die Analyse nicht linearer HRV-Parameter unter standardisierten Belastungsbedingungen erprobt. Diese Ansätze sind jedoch noch im Pilotstadium, bieten aber Vorteile für die Interpretation eines globalen Beanspruchungs- beziehungsweise Ermüdungszustands des Organismus (Seite 103).[401, 402, 403]

Submaximale Testungen in den Ausdauersportarten

In den Ausdauersportarten wurden submaximale Tests für die Monitoringanwendung schon frühzeitig als zuverlässiges und valides Instrument erkannt.[404, 405] Im Laufe der Jahre wurde eine breite Palette von verschiedenen Testungen im Radfahren,[406, 407, 408, 409, 410] beim Laufen[411, 412] und beim Triathlon[413, 414, 415] eingesetzt. Weit verbreitete submaximale Testungen im Ausdauersport beinhalten Vorgaben, die mit festen Reizintensitäten (%HF_{MAX})[416, 417] arbeiten, während sowohl Belastungsfaktoren (zum Beispiel Geschwindigkeit,[418] Trittfrequenz, Leistung;[419] während des Tests erhoben) als auch Beanspruchungsfaktoren ($HF_{ERHOLUNG}$,[420, 421] Anstrengungsempfinden;[422] unmittelbar nach dem Test erhoben) berücksichtigt werden. Alternativ dazu wurden Tests mit standardisierter Belastungsvorgabe entwickelt – in der Regel über absolute Laufgeschwindigkeiten.[423, 424] Diese submaximalen Tests dienten ursprünglich in erster Linie der Vorhersage von Leistungen (zum Beispiel für das Zeitfahren) oder physiologischen Kapazitätsmaßen (zum Beispiel maximale Sauerstoffaufnahme).[425] In jüngerer Zeit wurden sie jedoch auch zur Ermittlung von Leistungseinschränkungen (zum Beispiel FOR) und physiologischen Anpassungen eingesetzt.[426, 427]

Erholungsherzfrequenz und HRV nach standardisierter Vorbelastung

Die Erholungsherzfrequenz kann für verschiedene Zeitintervalle erhoben werden, zum Beispiel über 1 bis 5 Minuten nach vorangegangener Belastung.[428] Diese kann als Absolutwert angegeben werden, etwa bei der Anzahl an Schlägen pro Minute für das Zeitintervall, oder als relativer Unterschied zur Belastungsherzfrequenz der vorangegangenen Belastung, etwa für die letzten 30 Sekunden der Belastung in Relation zum Wert nach 60 Sekunden Erholung.[429] Ähnliche Protokolle können auch für die Analyse der HRV – vorwiegend über den Zeitbereichsparameter RMSSD – in der Nachbelastung genutzt werden, um die Perturbationen beziehungsweise Störungen des ANS zu detektieren.[430, 431, 432, 433, 434, 435] Die vagale Reaktivierung nach Belastung hängt mit der Erholung verschiedener Subsysteme des Organismus zusammen.[436] Frühere Studien mit pharmakologischen Blockaden haben diese vagale Reaktivierung bestätigt, welche insbesondere innerhalb der ersten Minuten nach der Belastung dominiert.[437] Eine koordinierte kardiale sympathovagale Interaktion hingegen hängt in den folgenden Minuten bis Stunden der Erholung mit zirkulierenden Katecholaminen zusammen.[438] HRV-Analysen unmittelbar, mittel- und langfristig eingebettet in Erholungsphasen nach körperlicher Betätigung können daher Erkenntnisse über die Regulation von Sympathikus und Parasympathikus in Bezug zur Trainingssteuerung liefern. Obwohl es eine große Anzahl von Studien gibt, sind Kofaktoren wie die Heterogenität des Leistungsniveaus und der vorhergehenden körperlichen Betätigung (Intensität, Umfang, Art der Bewegung) sowie die Erholungsart (zum Beispiel aktiv versus passiv, Körperposition, Interventionen wie zum Beispiel Kaltwasserimmersion) der Probanden sehr unterschiedlich. Diese Faktoren haben jedoch einen erheblichen Einfluss auf die Erholungscharakteristik und müssen hinsichtlich ihres Einflusses wissenschaftlich noch tiefergehend analysiert werden. Die Anzahl der angewandten Methoden zur HRV-Analyse sowie der verwendeten Indizes erschweren einen systematischen Vergleich bisheriger Erkenntnisse.[439]

In Bezug zur Intensität kann festgehalten werden, dass dies einen der wichtigsten Faktoren darstellt, der die Reaktivierung der parasymphatischen Aktivität beeinflusst. Bei hoch trainierten Athleten konnte festgestellt werden, dass die Intensität an der aeroben Schwelle scheinbar ein wesentliches Kriterium darstellt, welches zu einer längeren Erholungsphase des ANS und anderer Subsysteme führen kann.[440] Fast unabhängig von der Belastungsdauer führen Belastungen unterhalb dieser aeroben Schwelle zu einer schnelleren Erholung des ANS als höhere Trainingsintensitäten.[441, 442] In einer Metaanalyse zeigen Stanley et al.[443] eine generalisierte vagale

Erholungskinetik nach drei verschiedenen Belastungsintensitäten (niedrig: unterhalb der aeroben Schwelle, < 70 %VO_{2MAX}; mittel: zwischen der aeroben und anaeroben Schwelle: 70–82 %VO_{2MAX}, hoch: oberhalb der anaeroben Schwelle > 82 %VO_{2MAX}) im Verhältnis zu den Ausgangswerten vor der Belastung. Ihre Ergebnisse unterstützen den dominanten Effekt der Intensität auf die akute Erholung der HRV mit verlängerten Erholungszeiten bei höherer Intensität in der Vorbelastung. Im Gegensatz dazu gab es keine eindeutige Beziehung zwischen der Trainingsdauer und der parasympathischen Erholung.[444] Abgesehen von der Intensität scheint die Erholung der HRV auch vom individuellen Leistungsniveau der Athleten abzuhängen. Diesbezüglich wurde in Querschnittsstudien festgestellt, dass trainierte Personen in der Regel eine schnellere vagale Reaktivierung nach der Belastung zeigen als untrainierte Personen.[445, 446]

Einfache Testungen zum Nachmachen

Führe ein 5-minütiges Laufen, Radfahren oder Schwimmen (zum Beispiel bei 9 km/h, 140 Watt oder 1:20 min/100 m, entsprechend einer Belastung am Übergang von Zone 1 in Zone 2 eines 3-Zonen-Modells) durch, gefolgt von einer 5-minütigen Ruhephase in sitzender Position (passive Nachbelastungs- beziehungsweise Erholungsphase). Erfasse die kontinuierliche Herzfrequenz und analysiere diese jede Minute zusammen mit dem subjektiven Anstrengungsempfinden (RPE), welches du während der Belastungs- und Erholungsphase notierst. Dieses Vorgehen kann als regelmäßiger Monitoringansatz genutzt werden, um sowohl die Belastungsherzfrequenz bei submaximaler Belastung als auch die Erholungsherzfrequenz in Bezug zur vorherigen Belastung zu interpretieren. Alternativ können die letzten 30 Sekunden jeder Belastungsstufe (bei einem gewählten Stufentestdesign) und der Nachbelastungsphase ermittelt werden. Die Belastungsvorgabe und die Umgebungsbedingungen sollten dabei für Wiederholungsmessungen standardisiert und, wenn möglich, an individuellen physiologischen Schwellen ausgerichtet werden (zum Beispiel 100 % der LT1 oder VT1).

Eine bewährte Herangehensweise ist auch, eine Vorgabe über die Herzfrequenz zu verwenden (zum Beispiel bei 60 %HF_{MAX}) oder/und zwei bis drei Intensitätsstufen in einem solchen Test einzubauen. Lamberts et al.[447] haben beispielsweise den Lamberts and Lambert Submaximal Cycle Test (LSCT) begründet, mit insgesamt drei Intensitätsstufen (6 min: 60 %HF_{MAX}, 6 min: 80 %HF_{MAX}, 3 min: 90 %HF_{MAX}) und der Erfassung der Erholungsherzfrequenz nach einer Minute. Das Anstrengungsempfinden wird ebenfalls nach jeder Stufe erfasst und die Trittfrequenz sollte konstant gehalten werden. Die Intensitätsstufung könnte einen zusätzlichen Regulationsreiz liefern, der Informationen über die Regulationsdynamik ergibt.

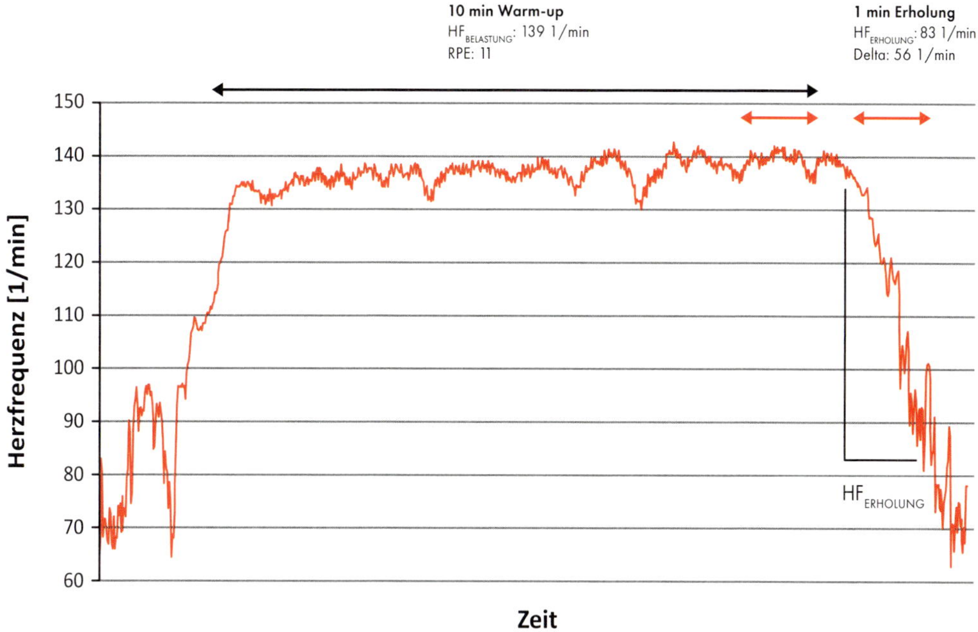

Beispiel für einen Herzfrequenzverlauf eines 5-minütigen submaximalen Lauftests bei einer Geschwindigkeit (11 km/h) an der aeroben Schwelle inklusive 1-minütiger Erholungsmessung (passiv: sitzend), implementiert in ein Warm-up. Die Belastungsherzfrequenz wurde über die letzten 30 s gemittelt und das subjektive Anstrengungsempfinden am Ende der Belastung erfragt.

Was bei Testungen mithilfe der Belastungs- und Erholungsherzfrequenz beachtet werden sollte

- Verschiedene Faktoren (Umgebungstemperatur, Hydratationszustand der Athleten, Tageszeit) können einen erheblichen Einfluss auf die Reaktion des Organismus auf eine bestimmte standardisierte Belastung haben. Es ist wichtig, Testbedingungen zu schaffen, die die potenziellen Auswirkungen aller Einflussgrößen minimieren.[448] Ein möglichst konstanter Zeitpunkt sollte für die Messungen genutzt werden. Möglich sind Vormittag, Nachmittag, der Bezug zum Wettkampftag oder zu Schlüsseltrainingseinheiten im Wochenzyklus.
- Das Ausmaß der beobachteten Veränderung (Signal) bei jeder Messung muss gegen den typischen Messfehler (englisch *typical error*, Rauschen) abgewogen werden. In diesem Zusammenhang ist es wichtig, das Ausmaß der Veränderung zu quantifizieren, das erforderlich ist, um einen praktischen Effekt zu erzielen (englisch *smallest worthwhile change*, kleinste bedeutsame Veränderung). Idealerweise

sollte der typische Messfehler die kleinste bedeutsame Veränderung nicht überschreiten.[449, 450] Um die allgemeine Herausforderung der beobachteten Messfehler in der Sportpraxis zu bewältigen, scheint es empfehlenswert, intraindividuelle Profile der Belastungs- und Erholungsreaktion durch wiederholte Tests als Teil einer Lernphase und Baseline zu erstellen, bevor Entscheidungen über Trainings- und Erholungsvorgaben unterstützt werden.[451] Ein möglicher Ansatz wird nachfolgend im Monitoringteil zur Ruheherzfrequenz und HRV beschrieben. Für die kleinste bedeutsame Veränderung der Belastungsherzfrequenz wird in der Literatur der Wert 1 % (Messfehler: 3 % über mittel- bis langfristige Trainingsperioden) und für die Erholungsherzfrequenz der Wert 7 % (Messfehler für eine Erholungsherzfrequenz von 1 Minute: 25 %) angegeben.[452]

- Unter standardisierten Bedingungen hat sich gezeigt, dass die täglichen Schwankungen der Belastungsherzfrequenz mit zunehmender Intensität abnehmen. Obwohl erforderlich ist, dass jeder submaximale Test so wenig invasiv und körperlich anstrengend wie möglich sein sollte, müssen sich Anwender darüber im Klaren sein, dass eine geringere Intensität zu einem geringeren Signal-Rausch-Verhältnis führen kann.[453]
- Ähnliche Veränderungen der Belastungsherzfrequenz können auf gegensätzliche Trends bei der Ausprägung der spezifischen Anpassung hinweisen. So könnte beispielsweise eine Abnahme der Belastungsherzfrequenz auf eine positive Anpassung des Fitnesslevels hinweisen, aber auch das Ergebnis einer überlastungsbedingten Leistungsbeeinträchtigung sein. Praktiker müssen verstehen und in ihren Teststrategien berücksichtigen, dass Ermüdung und Leistung multifaktorielle Konstrukte sind. Außerdem ist eine einzelne Messgröße wahrscheinlich nicht in der Lage, die Umstellungs- und Anpassungsfähigkeit sowie den Status eines Regenerationszustands der verschiedenen physiologischen Subsysteme oder des gesamten Organismus angemessen zu erfassen.[454, 455, 456]

Herzfrequenz und HRV unter Ruhebedingungen

Wie in Kapitel 2 ab Seite 55 beschrieben, kann das ANS als Hauptintegrationssystem für die Vielzahl von afferenten Signalen aufgefasst werden, die in Ruhe und während sportlicher Aktivität entstehen. Insofern erscheint es sinnhaft, die ANS-Aktivität im Sinne eines Effektparameters während der verschiedenen Trainingsphasen zu erfassen und zur Belastungs- und Regenerationssteuerung zu nutzen. Bisherige Studien belegen, dass sich ein guter Erholungszustand in hohen vagalen HRV-Parametern zeigt.[457, 458, 459] Es konnte schon frühzeitig anhand prospektiv randomisiert-kontrollierter Trainingsstudien gezeigt werden, dass mit einem HRV-Monitoring eine beanspruchungsorientierte Trainingssteuerung möglich ist und die Leistungsentwicklung in Ausdauersportarten positiv beeinflusst werden kann.[460, 461] Trainings- und HRV-Analysen belegen, dass vagale HRV-Parameter geeignet sind, ein FOR oder nicht funktionales Overreaching (englisch *non-functional overreaching*, NFOR) sowie in Einzelfällen ein Übertraining zu detektieren (englisch *overtraining*, OT).[462, 463, 464, 465]

Ziel einer Belastungs- und Regenerationssteuerung ist es, geeignete Messgrößen für die Erfassung des gesamtorganismischen Zustands zu detektieren und diese Informationen in den Trainingsprozess so zu implementieren, dass optimale Trainingseffekte über längere Zeiträume erzielt und ein Übertraining vermieden werden können. Dass dies im Leistungs- und Hochleistungssport nicht immer gelingt, liegt darin begründet, dass Trainingsreize mit zunehmender Leistungsfähigkeit der Athleten immer dichter aufeinanderfolgend gesetzt werden und auch intensiver und umfangreicher sein müssen, um wirksam zu werden. Dies führt dazu, dass der durch eine Trainingseinheit ausgelöste akute Ermüdungszustand meist noch bis zur nächsten Trainingseinheit vorhanden ist, was im Leistungssport auch durchaus gewollt ist. Die Athleten befinden sich bereits vor Beginn der neuen Trainingseinheit im Zustand der Untererholung, der Überbelastung oder in einem FOR.

Wird das Training ohne hinreichende Regeneration fortgesetzt, kann es zum NFOR und schließlich zum Übertrainingszustand mit zum Teil erheblichem Leistungsverlust kommen.[466, 467, 468] Mehrere Wochen bis Monate der Erholung sind dann notwendig, um aus dieser meist systemischen Erschöpfung wieder in eine leistungsaufbauende Trainingsphase zurückzukehren. Hauptsymptome von Übertraining lassen sich auf Störungen im ANS zurückführen.[469, 470] Bereits 1976 veranlasste dies Israel, ein »sympathikogenes« von einem »parasympatikogenen« Übertraining zu unterscheiden.[471] Basierend auf dieser Idee wurden unterschiedliche Parameter der HRV bei verschiedenen Kontrolltests (zum Beispiel Lagewechseltest) für die Frühdiagnose des Übertrainings entwickelt.[472, 473] Aufgrund der Vielzahl stimmungs- und leistungsbeeinträchtigender Symptome beim Übertraining und dem damit einhergehenden schlechten Leistungszustand sucht die Trainingswissenschaft nach Frühindikatoren von trainingsbedingter akuter und chronischer Ermüdung bis hin zum Übertrainingssyndrom. In einer aktuellen Übersichtsarbeit von Weakley et al.[474] konnten jedoch keine Studien eine starke Evidenz für Veränderungen der Leistung und Stimmung von einem »gesunden« versus übertrainierten Zustand mit Anzeichen einer anhaltenden Herabsetzung der Leistungsfähigkeit aufzeigen.

Während Übertraining in der Praxis beobachtet werden kann, gibt es nur wenige Daten, die systematisch beschreiben, wie sich physiologische und psychologische Symptome manifestieren. Dies ist auf eine unklare Terminologie, Schwierigkeiten bei der Überwachung über längere Zeiträume und die Notwendigkeit prospektiver Tests zurückzuführen. Reale Umgebungen können die Erhebung solcher Daten erleichtern, aber die ideale Testbatterie, die einfach und regelmäßig durchgeführt werden kann, existiert noch nicht. Folglich muss man zu dem Schluss kommen, dass eine wissenschaftlich ausreichende Grundlage zum Verständnis eines Übertrainings bei Athleten bislang fehlt.[475]

Neue Übersichtsarbeiten zur Thematik zeigen jedoch, dass die zeitlich engmaschige Bestimmung der efferenten Vagusaktivität vielversprechend ist, um unterschiedliche physiologische Regulationszustände mit Kontextvariablen darstellen zu können.[476, 477] In den aktuellen Metaanalysen konnte evaluiert werden, dass in der Mehrzahl der Studien ein HRV-gesteuertes Training zu weniger Trainingseinheiten mit moderaten und/oder hochintensiven Intensitäten führt als ein Programm mit vordefinierten Einheiten (zum Beispiel Intensität, Umfang). Im Vergleich zum vordefinierten Training zeigt ein HRV-gesteuertes Training darüber hinaus – über einen Zeitraum von bis zu 8 Wochen – einen etwas höheren (aber nicht signifikanten) Effekt auf die erhobenen Leistungsparameter (zum Beispiel die Zeit im 3000- oder 5000-m-Lauf, maximale Sauerstoffaufnahme). Studien, welche die Effekte nicht nur auf Gruppen, sondern auch auf der Ebene der individuellen Veränderungen analysiert haben, zeigen, dass ein HRV-gesteuertes Training in den Leistungsparametern im Gegensatz zu vordefiniertem Training zum einen zu weniger »non-response« – also Individuen, die gar nicht auf das Training reagiert haben – oder gar Verschlechterung der Leistung führt und zum anderen eine größere Anzahl an Individuen Leistungsverbesserungen in ausgewählten Ausdauersportarten aufzeigt.[478, 479, 480] Somit scheint für Sportarten wie Laufen, Radfahren und Skilanglauf ein HRV-gesteuertes Training eine vielversprechende Steuerungsmethode für die Entscheidungsunterstützung im täglichen Training zu sein.[481]

Es ist jedoch anzumerken, dass in all diesen Studien ein vorab festgelegter Trainingsplan mit einem HRV-gesteuerten Training verglichen wurde, wohingegen Athleten häufig mit einem professionellen Trainer zusammenarbeiten, der das Training entsprechend der individuellen Reaktionen der Athleten anpasst und nicht auf einen festgelegten Plan, beispielsweise für einen gesamten Mesozyklus über 8 bis 12 Wochen, zurückgreift.

In einer aktuellen Studie von Nuuttila et al.[482] wurde dieser Ansatz in einer Gruppe von Freizeitläufern weiterentwickelt. Die Entscheidungsgrundlage für Veränderungen im Trainingsplan wurde nicht nur anhand der HRV (lnRMSSD in der Nacht erhoben mit der Polar Vantage V2 und einem optischen Messprinzip), sondern auch über das subjektive Empfinden (Ermüdung, Muskelkater) sowie Trainingsdaten zur Interpretation der Leistungsfähigkeit gebildet. Ein weiteres Novum in dieser Studie war, dass durch den Algorithmus nicht nur Intensität und/oder Umfang auf Basis der Entscheidungsgrundlage reduziert wurden, sondern dass die Belastungscharakteristik leicht erhöht wurde, wenn alle eingehenden Daten im Normalbereich lagen. Die Leistungsfähigkeit im Laufen konnte durch diesen Ansatz im Vergleich zur Kontrollgruppe – die einen vordefinierten Trainingsplan nutzte – etwas mehr verbessert werden. Zudem konnte gezeigt werden, dass weniger Individuen »non-response« – keine positive Reaktion – auf die Intervention zeigten. Die Studie bildet ein gutes Beispiel, wie man mit HRV-Daten im Zusammenhang mit Kontextvariablen für eine Entscheidungshilfe durch ein Monitoring umgehen sollte. Weitere Studien müssen folgen, um diese Erkenntnisse auch auf Leistungssportler und andere Sportarten übertragen zu können. In Ergänzung sollten alle Vergleichsinterventionen individualisiert realisiert werden, wodurch der Effekt eines HRV-regulierten Programms isoliert herausgestellt werden könnte.

Belastungs- und Regenerationssteuerung mit der HRV – ein Monitoring-Guide

Für eine prospektive Belastungs- und Regenerationssteuerung empfiehlt es sich, im ersten Schritt über mehrere Wochen die Auslenkung vagaler HRV-Parameter bei weitgehend vergleichbaren Trainingsbelastungen durch morgendliche Ruhemessungen zu bestimmen. Nach dieser sogenannten individuellen Baseline-Bestimmung kann im nächsten Schritt eine Entscheidungshilfe für die Trainingsplanung, insbesondere die Intensitätssteuerung, vorgenommen werden. Den Untersuchungen von Plews et al.[483] zufolge sollten Korrekturen erst aus einem mehrtägigen Trend oder einem 7-Tage-Durchschnittswert erfolgen. Auslenkungen nach einem Tag über oder unter dem Baseline- beziehungsweise kalkulierten Normalbereich rechtfertigen keine Korrektur des Trainingsplans – es sei denn, andere Kontextvariablen deuten darauf hin (zum Beispiel psychometrische Skalen, Ermüdung, Muskelkater). Auf den nächsten Seiten wird dich ein ausführlicher Guide durch die Besonderheiten des HRV-Monitorings führen.

Was für Ruheanalysen beachtet werden sollte

Schritt 1 betrifft das Sammeln von Daten. Sammle über Wochen und Monate, bevor Entscheidungshilfen auf dieser Basis getroffen werden. Konsistenz ist sehr wichtig. Du solltest verstehen, was die eigene Physiologie beeinflusst. Jeder Mensch ist anders. Durch die Überwachung der physiologischen Reaktionen auf das Training erhältst du Erkenntnisse darüber, wie dein Organismus reagiert. In **Schritt 2** geht es darum, wie das Training mithilfe der HRV optimiert werden kann. Du kannst durch tägliche Veränderungen versuchen, die Leistung und das Training langfristig zu optimieren, was am Ende nicht unbedingt zu einer höheren HRV führt, sondern zu einer besseren Leistung, da du deinen Organismus zum richtigen Zeitpunkt mit adäquaten Reizen stresst.

Wie aussagekräftige Daten erhoben werden

Wann? Es ist wichtig, so zu messen, dass die Auswirkungen von Stressfaktoren und anderen Faktoren so weit wie möglich eingeschränkt werden. Am einfachsten ist es, eine Routine mit einem reproduzierbaren Messkontext in einem entspannten physiologischen Zustand zu schaffen, was im Grunde bedeutet, dass man unter Begrenzung aller externen Stressfaktoren gleich nach dem Aufwachen (eventuell nach dem Toilettengang, wenn die Blase voll ist), vor dem Training, dem Frühstück, dem Kaffee oder dem Lesen von E-Mails messen sollte. Analysen zeigten, das Tagesrhythmen bestehen, die das Herzfrequenz- und HRV-Verhalten beeinflussen – eine Standardisierung der Tageszeit ist daher zu empfehlen.[484, 485] Alternativ kann ein Mittelwert über die gesamte Nacht oder in Bezug zu einem bestimmten Stressor (zum Beispiel Pre-Post-Belastung, während Biofeedback) genutzt werden, um Analysen der HRV durchzuführen. Studien konnten zeigen, dass aktuelle Technologien auch Analysen während des Nachtschlafs zuverlässig ermöglichen (PPG von Oura-Ring,[486, 487] 1-Kanal-EKG von Firstbeat Bodyguard 2[488]) und auch vergleichbar mit den Ergebnissen von Messungen am Morgen nach dem Aufwachen sind.[489] Für Nachtmessungen gilt jedoch die Einschränkung, dass späte erhebliche Stressoren (zum Beispiel intensive Trainingseinheit am Abend, ungewohnte Stressoren, späte schwere Mahlzeit, Alkohol) die Ergebnisse beeinflussen können[490] und eventuell nicht die eigentliche Interpretationshilfe für den Trainingsprozess darstellen. Messungen am Morgen liefern hier eine vergleichbarere Messsituation, da die Regulation – mit Ausnahme von Einflüssen wie Erkrankung – wieder normalisiert ist. Ein weiterer Faktor, der gegen Nachtmessungen sprechen kann, ist der Einfluss von Artefakten. Arrhythmien können Daten aus der Nacht beeinträchtigen und eine höhere HRV wird suggeriert. Weil Nachtdaten längere Zeitabschnitte beinhalten, ist die Wahrscheinlichkeit solcher Artefakte höher. Die

Prävalenz in der Bevölkerung für solche Artefakte liegt bei 40 bis 75 %.[491] Für kurze morgendliche Messungen über 1 bis 2 Minuten ist dieser Einfluss überschaubar und kann durch Artefaktanzeige in der Software oder am Messgerät selbst und in der Folge durch potenzielle Wiederholungsmessungen ausgeschlossen werden.

Darüber hinaus kann angenommen werden, dass Aufzeichnungen aus der Nacht eher die physiologische und psychologische Belastung beziehungsweise Beanspruchung des Vortags widerspiegeln als den tatsächlichen Erholungszustand und die Leistungsbereitschaft am nächsten Tag. Es kommt auf den Zeitpunkt der Belastungssituationen an. Im Zusammenhang mit dem Training könnten die morgendlichen Daten die Erholung und die Fähigkeit, zusätzlichen Stress an einem bestimmten Tag zu verarbeiten, besser widerspiegeln.

Wie? Für die Vergleichbarkeit von Messergebnissen sollte eine Körperposition beibehalten werden, da diese einen erheblichen Einfluss auf die HF und die HRV nehmen kann.[492] Die Forschung zur Körperposition während der Datenerfassung veranschaulicht dies. In zahlreichen Studien wurde die HRV in Ruhe in verschiedenen Körperpositionen verglichen, darunter in Rückenlage, im Sitzen und im Stehen.[493, 494] Die höchsten HRV-Werte werden in der Regel in der Rückenlage gemessen, während sie im Sitzen abnehmen und im Stehen weiter sinken. Es wurde vermutet, dass Messungen im Sitzen stärker mit Veränderungen des Fitnessniveaus verbunden sind als Messungen im Liegen.[495] Daher ist beim intraindividuellen Monitoring der HRV oder beim Vergleich mit Bevölkerungsnormwerten die Konsistenz der Körperposition während der Messung ein entscheidender Faktor.

Eine sitzende oder stehende Körperlage kann unter Umständen einen Stressor liefern, welcher regulativ interessant ist, sodass eine sitzende im Vergleich zu einer liegenden Messung den nötigen Stressor für größere Sensitivität liefern kann. Bei stark ausdauertrainierten Athleten kann trotz hoher parasympathischer Aktivität diese nicht aussagekräftig über die HRV dargestellt werden (parasympathische Sättigung). Zudem könnte ein Lagewechseltest (Orthostase-Test) mit einem Wechsel von einer sitzenden oder liegenden in eine stehende Körperlage Zusatzinformationen liefern. Der Aufwand ist hier jedoch höher (zeitlicher Aufwand von 2 bis 3 Minuten in jeder Lage) und das PPG-Messprinzip ist durch potenzielle Bewegungsartefakte nur eingeschränkt nutzbar.

Der Wechsel von einer liegenden (Rückenlage) oder sitzenden Position in eine aufrechte beziehungsweise stehende Position bedeutet Stress durch die Schwerkraft, die das Blut unter anderem im Venenreservoir und in den Beinvenen staut.[496] Folglich ist das autonome Nervensystem bestrebt, die Hämodynamik aufrechtzuerhalten, um eine zerebrale Hypoperfusion zu vermeiden. Dies geht mit spezifischen Veränderungen der vagalen Aktivität einher, sodass der orthostatische Stresstest (Lagewechseltest) eine potenzielle praktische Methode zum Nachweis von Überlastung und Übertraining darstellen könnte. Gesunde Personen zeigen eine Reaktion des sympathischen Zweigs des ANS, was bedeutet, dass bei einem passiven Kipptest von einer liegenden in eine aufrechte Position – Personen liegen dazu auf einer Liege, welche gekippt werden kann – die Herzfrequenz steigt, während der Blutdruck sinkt. In der Trainingswissenschaft und in der praktischen Anwendung erfordert ein orthostatischer Test in der Regel aktives Aufstehen, was zu einem höheren Ausmaß an Veränderungen der Herzfrequenz und des Blutdrucks führt.[497]

Die folgende Abbildung zeigt einen Beispielherzfrequenzverlauf eines 35-jährigen gesunden Athleten während eines Orthostase-Tests im Rahmen einer 5-minütigen Messung im Liegen, gefolgt von einer 5-minütigen Messung im Stehen. Der schwarze vertikale Pfeil markiert den Lagewechsel und den Beginn der kompensatorischen Reaktion der Herzfrequenz. Es fällt auf, dass die Variabilität der Herzfrequenzzeitreihe in liegender Position sehr viel größer ausfällt im Vergleich zur stehenden Position.

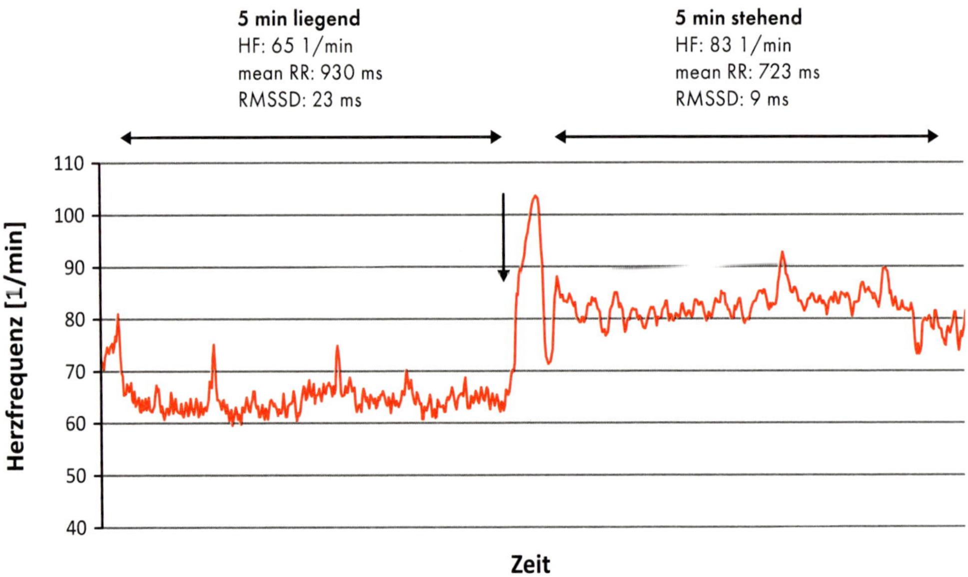

Beispiel eines Herzfrequenzverlaufs eines 35-jährigen gesunden Athleten ohne spezifische Anpassung während eines Orthostase-Tests im Rahmen einer 5-minütigen Messung im Liegen, gefolgt von einer 5-minütigen Messung im Stehen.

Die kompensatorische Reaktion des Organismus führt kurzzeitig zu einer Peak-Herzfrequenz von 103 Schlägen pro Minute, bevor sich die Zeitreihe wieder auf einem gleichbleibenden Niveau einpegelt, gekennzeichnet durch einen Herzfrequenzanstieg und eine Reduktion des mittleren R-R-Intervalls sowie des RMSSD durch die veränderte Körperposition.

Mehrwert durch einen Lagewechseltest?

In einer eigenen Fallstudie eines Elite-Marathonathleten (30 Jahre, VO_{2MAX}: 71 ml/min/kg) konnte der Mehrwert der HRV-Messung unter Ruhebedingungen zur Detektion eines viralen Infekts gezeigt werden. Zudem konnte anhand der Daten eine Entscheidungsunterstützung bezüglich des »Return to Sport«-Zeitpunkts getroffen werden. In diesem Zusammenhang lieferte ein regelmäßig durchgeführter Lagewechseltest die nötige Sensitivität mit verschiedenen Ergebnisparametern, um das Monitoring zu unterstützen.[498] Während der sechstägigen akuten Virusinfektionsphase stieg die Herzfrequenz in liegender Position signifikant um durchschnittlich 11 Schläge pro Minute und um 22 Schläge pro Minute im Stehen. Darüber hinaus verringerte sich der RMSSD von 21 auf 4 ms, der Peak der Herzfrequenz (HF_{PEAK}) verringerte sich um 13 Schläge pro Minute und die Zeit bis zum HF_{PEAK} in stehender Position stieg um 18 s an. Die Virusinfektion führte zu einer signifikanten Veränderung der HF- und HRV-Parameter. Das ANS reagierte im vorliegenden Fallbeispiel während einer Virusinfektion im Stehen empfindlicher als in Rückenlage (Seite 174).

Basierend auf früheren Erkenntnissen und Analysen[499, 500, 501, 502, 503, 504] können typische trainingsbedingte Veränderungen, die in einem Herzfrequenz-Tachogramm und durch Analyse der R-R-Intervalle während eines orthostatischen Tests zu sehen sind, modellhaft interpretiert werden. In der Abbildung auf Seite 175 werden die Herzfrequenz und der RMSSD während eines orthostatischen Tests eines gesunden Athleten mit hoher Leistungsfähigkeit gezeigt sowie Änderungen in Bezug zu spezifischen Belastungssituationen. Der schwarze vertikale Pfeil markiert den Lagewechsel und die kompensatorische Reaktion der Herzfrequenz.

In Feld A (Abbildung Seite 175) ist eine normale Reaktion einer Baseline-Messung zu sehen, die Herzfrequenz in Rückenlage ist niedrig und steigt beim aktiven Aufstehen schnell an. Anschließend erfolgt eine Gegenregulation.

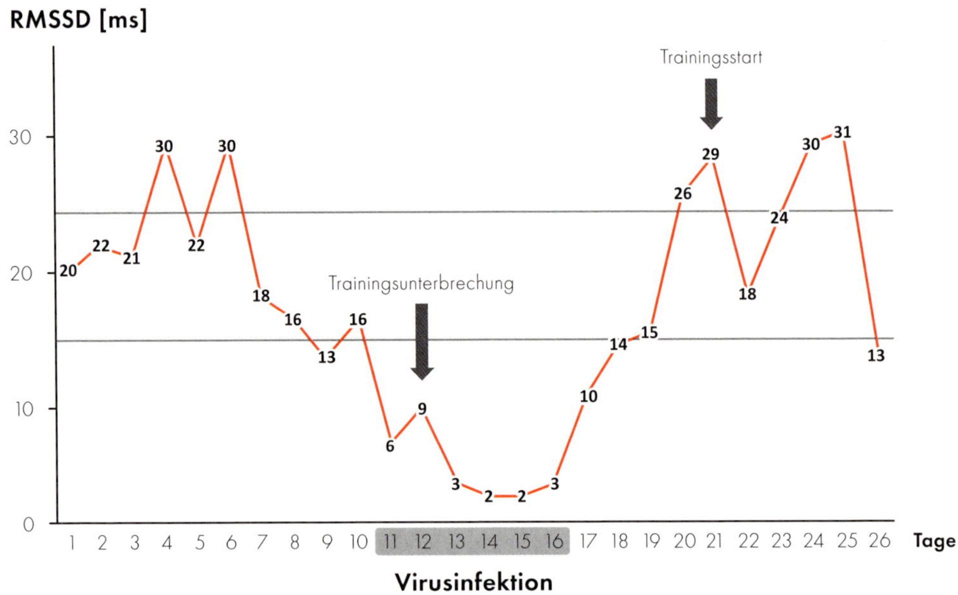

Hier sind die Tageswerte des RMSSD eines Marathonathleten in einer stehenden Position nach der orthostatischen Reaktion vor, während und nach der Virusinfektion zu sehen. An Tag 13, 14 und 15 hatte der Athlet Fieber. Die grauen Linien kennzeichnen die kleinste bedeutsame Veränderung als einen Ansatz zur Entscheidungshilfe.[498]

Bei hoher Kreislaufstabilität bleibt die Herzfrequenz im Stehen höher als in der Rückenlage. Das Stehen führt auch zu einem drei- bis vierfachen Rückgang der vagalen HRV-Indizes (zum Beispiel RMSSD) gegenüber den hohen Ausgangswerten in Rückenlage. Ein hochintensives Training über mehrere Tage kann zu einer Überreizung des Sympathikus führen, die sich durch eine erhöhte Herzfrequenz und eine verringerte vagale Aktivität sowohl in Rückenlage als auch im Stehen zeigt (Feld B, Abbildung Seite 175). Darüber hinaus kann ein Training mit hohen Umfängen in Kombination mit einigen intensiven Einheiten zu ähnlichen Veränderungen der Ausgangswerte führen, während die gegenregulatorische Umstellung geringer ausfällt. Infolgedessen ist der Unterschied in der Herzfrequenz zwischen Rückenlage und stehender Position geringer (Feld C, Abbildung Seite 175). Veränderungen des Tachogramms sind auch nach einer Woche Training mit hohem Volumen (> 100 % des ursprünglichen Umfangs vergangener Wochen) bei niedriger Trainingsintensität zu erkennen (Feld D, Abbildung Seite 175). Diese Art von Training kann potenziell zu einem parasympathischen Übertraining führen, das sich durch eine niedrige Herzfrequenz sowohl in Rückenlage als auch im Stehen manifestiert. Aufgrund der hohen vagalen Aktivität gibt es (fast) keinen Unterschied in der Herzfrequenz zwischen beiden Positionen.

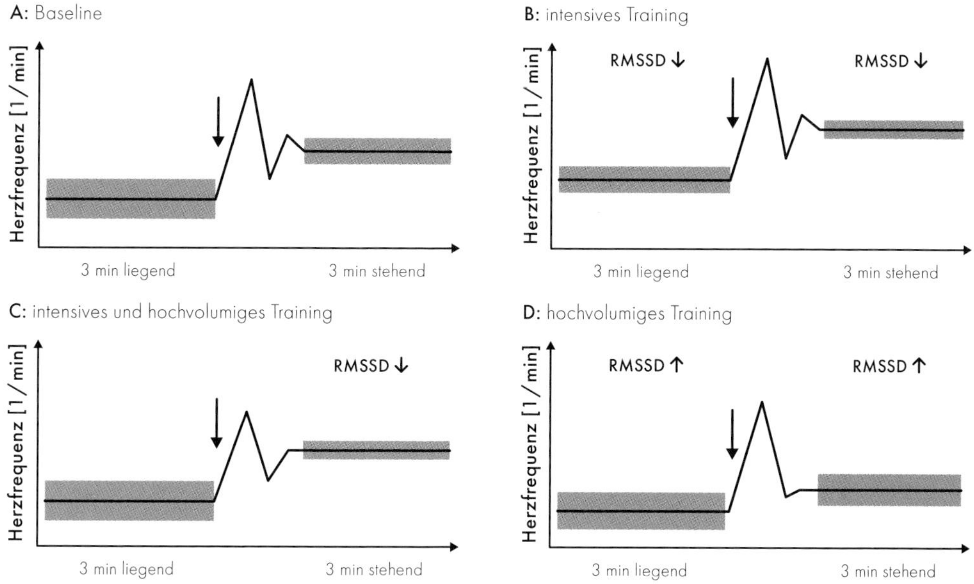

Die vier Diagramme zeigen den Verlauf der Herzfrequenz während eines orthostatischen Tests bei einem gesunden Athleten sowie Änderungen in Bezug zu spezifischen Belastungssituationen.[505, 506]

Das Modell und die Interpretation der Daten wurden modifiziert nach Hottenrott und Grünwald[505] sowie Hottenrott und Hoos[506] dargestellt. Es ist anzumerken, dass individuelle Charakteristiken zu erwarten sind, sodass eine kontinuierliche Erfassung und Analyse in Bezug zu Kontextdaten über mehrere Wochen notwendig sind, um eine zielführende Entscheidungshilfe für die Trainingssteuerung daraus ableiten zu können.

Beispiel für eine Regulationsveränderung: Anhand eines konkreten Beispiels bei einer 22-jährigen Mittel- und Langstreckenläuferin soll modellhaft dargestellt werden, wie die Veränderung der Herzfrequenz und der vagalen Aktivität bei Anwendung eines Lagewechseltests (3 min liegend, 2 min stehend) aufgenommen, durchgeführt und anschließend ausgewertet werden kann (die Messung erfolgte mit der Polar V800 und einem Brustgurt mit H7-Sensor täglich über drei Wochen morgens unmittelbar nach dem Aufstehen). Dargestellt sind die Werte von Tag 7 nach einem umfangreichen Mountainbike(MTB)-Training (24 h Wochenumfang) in den französischen Alpen, von Tag 14 nach 15 h MTB- und 2 h Lauftraining mit insgesamt reduziertem Umfang und von Tag 21 nach einer Regenerationswoche mit 6 h MTB- und 3 h Lauftraining sowie die Durchschnittswerte der Messungen einer Baseline über 21 Tage.

Der schwarze vertikale Pfeil markiert den Lagewechsel und die kompensatorische Reaktion der Herzfrequenz.[507] Das ANS reagiert auf das Umfangstraining mit einer ausgeprägten Bradykardie als Folge eines gesteigerten Vagotonus (Herzfrequenz im Liegen beziehungsweise Stehen von 41 beziehungsweise 42 Schlägen pro Minute, RMSSD im Liegen beziehungsweise Stehen von 188 beziehungsweise 159 ms). Die Athletin befindet sich in keinem Übertrainingszustand, sondern in einer funktionellen akkumulierten Belastungssituation, denn mit Reduzierung des Umfangstrainings nimmt die Vagotonie wieder ab und die Werte nähern sich den Durchschnittswerten an. Um mehr Sicherheit in der Interpretation der Werte aus dem Lagewechseltest zu gewinnen, sollten neben dem Training zusätzlich Kontextinformationen wie Schlafzeit, das Schlafverhalten und die Alltagsaktivitäten erhoben werden.

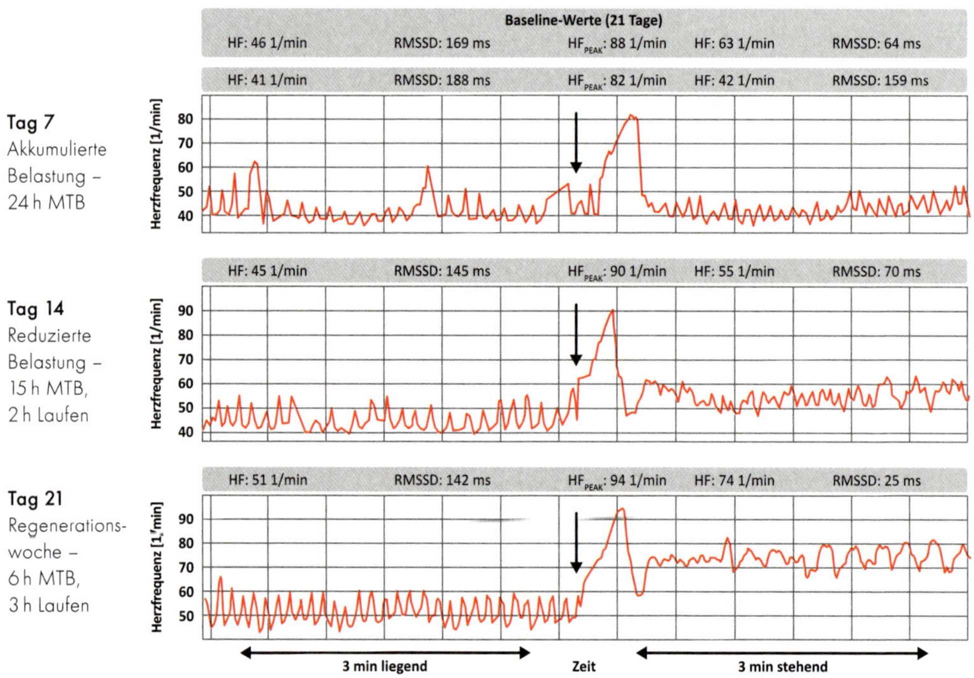

Diese Diagramme zeigen den Verlauf der Herzfrequenz und die Analysewerte der HRV (RMSSD) während verschiedener Lagewechseltests einer Mittel- und Langstreckenläuferin.[507]

Abschließend bleibt hierzu festzuhalten, dass die Atmung entspannt und spontan durchgeführt werden sollte (keine Metronomatmung). Zudem sind Gähnen, Schlucken oder jegliche Bewegungen während der Messungen zu vermeiden. Zum einen kann dies eine physiologische Reaktion hervorrufen und das Ergebnis verändern, zum anderen die Datenqualität in Abhängigkeit des Messprinzips (PPG versus EKG) mindern. Die Messlänge ist abhängig vom Zielparameter der HRV. Für RMSSD-Analysen genügen schon Messlängen von 60 Sekunden. Für andere Parameter und für Lagewechseltestungen sind mehrere Minuten zu empfehlen, damit sich das Signal einschwingen kann und/oder genügend Datenpunkte in die Analyse eingehen.[508] Ruhemessungen sollten im besten Fall jeden Morgen oder jeden zweiten Morgen (beziehungsweise Nachtmessungen) durchgeführt werden.

Was bei der Interpretation der Daten beachtet werden sollte

Insbesondere Analysen der HRV – und hier des RMSSD als Zeitbereichsparameter mit hoher Evidenzlage bezüglich der Verknüpfung mit dem parasympathischen Subsystem des ANS – erfordern eine Änderung der Denkweise. Wir müssen die Daten und die ständigen Umstellungsprozesse des ANS verstehen und daher alle notwendigen Schritte unternehmen, damit die Messung zuverlässig ist. Wir sollten von einer »Höher ist besser«-Mentalität zu einer »Normal ist besser«-Mentalität übergehen, da physiologisch gesehen ein stabiler Zustand normalerweise ein gutes Zeichen ist und der Organismus gut auf die verschiedenen Stressoren im Leben reagiert – inklusive der Trainingsreize. Eine Software, die jeden täglichen HRV-Anstieg als ein gutes Zeichen oder jeden HRV-Abfall als ein schlechtes Zeichen interpretiert, verkennt die Tatsache, dass es normale physiologische Schwankungen gibt. Nur Schwankungen, die außerhalb des normalen Bereichs liegen, sollten Anlass zur Besorgnis geben, mehr Aufmerksamkeit erregen oder einfach als tatsächliche Veränderungen interpretiert werden.

Die Ansicht, dass Training zu einem Abfall der HRV führen sollte, ist etwas vereinfacht. Die HRV ist ein Maß für physiologischen Stress und Phasen mit höherem kumulativem Stress werden typischerweise durch eine Verringerung der HRV hervorgehoben, aber akute (tägliche) Veränderungen sind kaum mit der Trainingsintensität verbunden. Die HRV steigt in einer Situation positiver Anpassung an das Training (oder zumindest bleibt sie stabil), wenn die Trainingsbelastung konsequent erhöht wird. Die HRV ermöglicht es unter Einbezug von Kontextinformationen, die am besten geeigneten Trainingsreize rechtzeitig zu setzen, wenn der Körper bereit ist, diese aufzunehmen, sodass eine positive Anpassung erfolgen und die Leistung verbessert werden kann. Der Zusammenhang ist symbolhaft in der folgenden Abbildung eines Stressmodells dargestellt. Unter den angegebenen Stresskategorien sind konkrete Stressoren zu finden, beispielsweise für psychologischen, physischen und verhaltensbezogenen

Stress. Dazu gehören Trainingsbelastung, Krankheit und Verletzung, Schlaf- und Ernährungsqualität, Bewältigungsstrategien, Situationen in Freizeit und Beruf, Alkohol- und Drogenkonsum, Medikamenteneinnahme, körperliche Inaktivität.

Die Größe des Eimers steht stellvertretend für die individuelle Belastbarkeit und Leistungsfähigkeit sowie die Vulnerabilität des Individuums. Die Verarbeitung der Stressbelastung in Form einer organismischen Beanspruchung kann über die Messgröße HRV kontextbezogen erfasst und analysiert werden. Eine isolierte Betrachtung spezifischer Stressoren ist nur sehr eingeschränkt und bei sehr eindeutigen Stressoren möglich, etwa bei einem Infekt oder einer Nahrungsmittelvergiftung. Das Abfließen des Füllstands des Eimers steht stellvertretend für Stressmanagement, wie zum Beispiel durch Coping-Strategien und spezifische Regenerationsmaßnahmen.

Absolutwerte der HRV (zum Beispiel RMSSD) liefern nur eingeschränkte Informationen. Das gilt auch für den Vergleich mit »Normwerten«, die lediglich für sehr spezifische Populationen eingesetzt werden können, zum Beispiel für vergleichbare klinische Indikationen und Krankheitsstadien. Der Vergleich der täglichen Werte mit eigenen historischen Daten einer Baseline ist dagegen eine einfache statistische Methode, um festzustellen, wann ein täglicher Wert oder eine Baseline signifikant von dem abweicht, was für das Individuum normal ist.

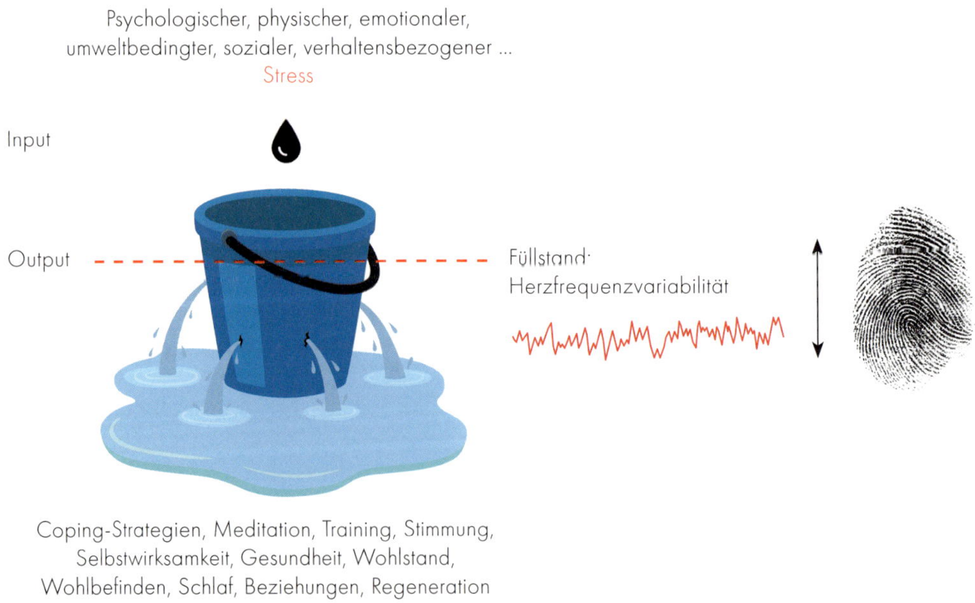

Dieses schematische Stressmodell steht für unterschiedliche Quellen von Stress, die alle im Organismus verarbeitet und über die Herzfrequenzvariabilität insgesamt operationalisiert werden können.

Die Ruheherzfrequenz sollte als Kontextvariable mit in die Interpretation einbezogen werden. Die HRV ersetzt keine anderen Daten und der Kontext der Messungen sowie der vergangenen Tage spielt eine erhebliche Rolle. Psychometrische Skalen sowie Trainingsdaten (Intensität, Umfang) sollten in die Interpretation einfließen, weil Informationen über muskuläre Schäden beziehungsweise Muskelkater nicht über die HRV isoliert sichtbar werden. Ein Trainingsplan bestehend aus leichten und harten Tagen (gesteuert durch Intensität und Umfang) ist daher a priori notwendig, um monitoringunterstützte Entscheidungen für die akute Trainingssteuerung treffen zu können und um diesen Plan anzupassen. Wenn die HRV nach einem harten Training weiterhin im Normalbereich liegt, bedeutet dies eine positive Reaktion, auf die nicht die nächste harte Einheit folgen, sondern weiterhin dem Plan gefolgt werden sollte. In der vielfach verwandten Anwendung HRV4Training wird daher zum Beispiel auf Basis der HRV-Werte lediglich eine Empfehlung »weitermachen wie geplant« (englisch *proceed as planned*) gegeben, wenn sich die Werte im individuellen Normalbereich befinden. Ein Beispielansatz wird dazu auf den nächsten Seiten beschrieben.

Die Relevanz subjektiver Daten anhand psychometrischer Skalen

Psychometrische Skalen können dabei helfen, regelmäßig subjektive Daten und Feedback der Athleten in einen Monitoringprozess einfließen zu lassen. Subjektiv erhobene Parameter können dabei einen deutlichen Mehrwert gegenüber objektiven Kenngrößen liefern, um das allgemeine Wohlbefinden und nicht trainingsinduzierten Stress abzubilden.[509, 510] Gemäß einem 24/7-Monitoringansatz[511] können psychometrische Skalen akute und chronische Veränderungen der Verarbeitung von Stressoren vermutlich besser abbilden und sollten für einen ganzheitlichen Monitoringansatz zusammen mit objektiven Kenngrößen implementiert werden.

Ansätze für psychometrische Skalen gibt es zahlreiche. Ein weitverbreitetes Tool bietet die »Kurzskala Erholung und Beanspruchung« (KEB).[512,513] Die Kurzskala besteht aus acht Unterskalen, welche mit einer siebenstufigen Likert-Skala von 0 (»trifft gar nicht zu«) bis 6 (»trifft voll zu«) bewertet werden. Dazu gehören für den Bereich der Erholung: körperliche Leistungsfähigkeit, mentale Leistungsfähigkeit, emotionale Ausgeglichenheit, allgemeiner Erholungszustand. Für den Bereich der Beanspruchung sind muskuläre Beanspruchung, Aktivierungsmangel, emotionale Unausgeglichenheit und allgemeiner Beanspruchungszustand entscheidend. Die Einschätzungen sollten ohne nachzudenken erfolgen und sich nicht nach wünschenswerten Antworten richten. Für die tägliche Anwendung haben sich zudem kürzere Skalen als vielversprechende Ansätze des Monitorings von psychometrischen Markern bewährt. Ein Beispiel dafür ist der Hooper-Index oder einzelne seiner Subskalen – Ermüdung, Muskelkater, Schlafqualität, Stresslevel.[514, 515, 516] Muskelkater wird auch im Englischen als *delayed onset muscle soreness* (DOMS) beschrieben und häufig als eigene visuelle Analogskala verwendet. In ähnlicher Weise hat sich gezeigt, dass eine Kombination aus physiologischen und psychologischen Messungen in der Lage sein kann, Übertrainingszustände zu detektieren.[517] In gängigen Monitoringanwendungen der HRV sind psychometrische Skalen bereits implementiert und dienen einer ganzheitlichen Interpretation der Daten (zum Beispiel HRV4Training, Anhang Seite 194).

Beispiel des Hooper-Index[518]

	1	2	3	4	5	Score
Ermüdung	sehr ermüdet	schlecht	Durchschnitt	niedrig	sehr niedrig	
Muskelkater	sehr hoch	hoch	Durchschnitt	niedrig	sehr niedrig	
Schlafqualität	sehr schlecht	schlecht	Durchschnitt	gut	sehr gut	
Stresslevel	sehr gestresst	hoch	Durchschnitt	niedrig	sehr niedrig	
Total						

Die Messung der HRV ist ein nicht invasiver Indikator dafür, wie gut das ANS funktioniert. Das ANS ist ein Regulator, der die wichtige Aufgabe hat, die Homöodynamik aufrechtzuerhalten. Eine monotone Herzfrequenzzeitreihe (weniger Variabilität) ist nicht unbedingt das Ziel, denn wenn der Organismus erschöpft ist, kann sich das ANS nicht so effektiv auf interne und externe Reize einstellen. Im Rahmen dieser Argumentation können wir die HRV nutzen, um die Trainingssteuerung zu unterstützen und die Beanspruchungssituation des Organismus zu überwachen.

Möglicherweise ist dies sinnvoll, um zu verstehen, wie gut sich der Organismus an das Training anpasst. Negative Umstellungen oder Anpassungen an ein langfristiges Training können mit einer Verringerung der HRV einhergehen. Eine Zunahme der Fitness (positive Anpassung) kann mit einer Zunahme und/oder Stabilität der vagal-dominanten HRV-Indizes (zum Beispiel RMSSD) einhergehen.

Akute HRV-Veränderungen können besonders durch tägliche Schwankungen bei akuten Stressfaktoren wie intensivem Training, Krankheit oder Reisen auftreten. Trendanalysen verschiedener Parameter (HRV, Ruheherzfrequenz, psychometrische Skalen) ermöglichen Interpretationen mittel- bis langfristiger beziehungsweise chronischer Veränderungen der Ausgangswerte durch Maladaptation an das Training oder positive Entwicklungen, wie ein Tapering in Form einer Reduktion des Trainingsvolumens vor Wettkampfphasen.

Die Definition eines physiologisch normalen Bereichs erfolgt auf individueller Basis unter Verwendung der kleinsten bedeutsamen Veränderung,[519, 520] die über eine Messreihe von Tagen bis Wochen ermittelt werden kann. Eine Reihe von Anwendungen wie zum Beispiel »HRV4Training« und »Elite HRV«[521], »ithlete«[522] und »Welltory«[523] wurden für die Messung der täglichen HRV validiert und können von Athleten verwendet werden, um eine individuelle Baseline zu ermitteln und den täglichen Beanspruchungsgrad im Sinne der globalen Stresssituation des Organismus zu beurteilen. Es wurden alternative Ansätze für die kleinste bedeutsame Veränderung untersucht. Bei der Umsetzung eines HRV-gesteuerten Trainings sollten sich Coaches und Athleten der möglichen Veränderungen der HRV bewusst sein, die bei Änderungen des Trainingsumfangs oder der Trainingsintensität auftreten können.[524]

Es scheint klar zu sein, dass die HRV allein die Leistung nicht vorhersagen kann, da beobachtet wurde, dass die HRV in der Phase der höchsten Leistungsfähigkeit (englisch *peaking phase*) leicht abnehmen kann.[525] Darüber hinaus sind Änderungen der Ausdauerleistungsfähigkeit nicht immer mit Änderungen der HRV oder anderer Messgrößen eines Monitorings, wie zum Beispiel der Leistung im Counter Movement Jump, verbunden.[526] Die Beobachtung individueller Muster, Trends und Reaktionen auf das Training, die im Längsschnitt durchgeführt wird, ermöglicht jedoch ein Verständnis der individuellen physiologischen Reaktionen auf das Training und andere Reizquellen. Somit können HRV-Daten als ein Teil eines Puzzles betrachtet werden, das zur Verbesserung der Trainingssteuerung sowie zur Ausrichtung von Trainings- und Wettkampfstrategien in den Ausdauersportarten beiträgt.[527]

Obwohl eine langfristige Stabilität und vielleicht ansteigende HRV-Indikatoren für positive Ausdaueranpassungen stehen, können akute positive Veränderungen der HRV wahrscheinlich nicht dazu verwendet werden, einen hohen Trainingsreiz zu setzen (Intensität und/oder Umfang). Die HRV kann höchstwahrscheinlich Informationen darüber liefern, wann sich der Organismus nicht oder schlecht an das durchgeführte Training anpasst. Die HRV wird jedoch keine Informationen darüber liefern, wann der Organismus für eine Bestleistung bereit ist! Als zusätzliche Information kann auch die Variation der Daten dienen. In einer Studie von Flatt und Howells[528] konnte gezeigt werden, dass die Stabilität der Messwerte (hier der natürliche Logarithmus des RMSSD, lnRMSSD) und weniger Fluktuationen (hier ein reduzierter Variationskoeffizient, englisch *coefficient of variation*, CV) des lnRMSSD – berechnet über die Standardabweichung dividiert durch den Mittelwert der Messreihe über mehrere Tage – für eine positive Bewältigungsreaktion im Trainingsprozess steht. Probanden mit dem niedrigsten Variationskoeffizienten zeigten die höchste Verbesserung der Leistungsfähigkeit im Laufen. Diese Ergebnisse lassen den Schluss zu, dass im Trend reduzierte HRV-Werte und größere Tag-zu-Tag-Fluktuationen dargestellt im Variationskoeffizienten ein Zeichen von schlechter Regulation und Reaktion auf die Trainingsreize sein können. Diese Schlussfolgerungen sollten mithilfe von praxisnahen Studien weiter überprüft werden.

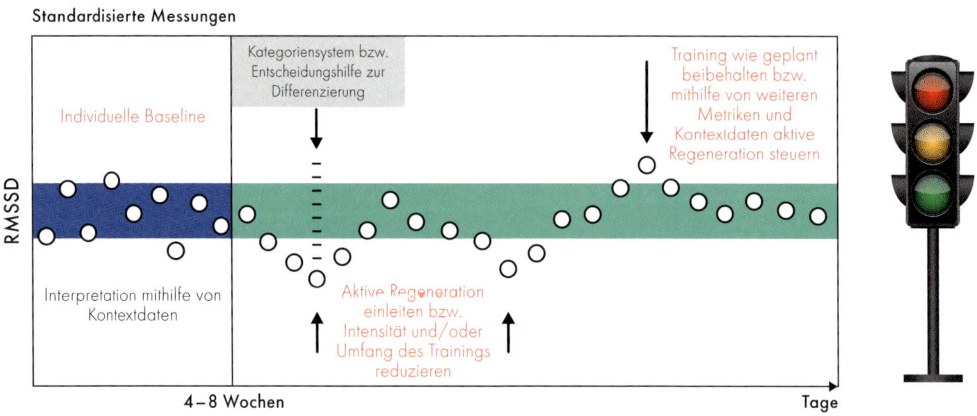

Schemadarstellung eines HRV-Monitorings mit Entscheidungshilfen: Nach der Erfassung einer Baseline über mehrere Wochen können die Daten genutzt werden, um eine Baseline und einen Normalbereich festzulegen. Verlassen die Daten der HRV diesen Normalbereich, kann in Abhängigkeit anderer Metriken (vor allem Daten psychometrischer Skalen) eine Entscheidungsgrundlage für die individuelle Steuerung von Intensität und Umfang im Trainingsalltag[529] *gelegt werden.*

Beispielansatz und Berechnungsbeispiel

Die Abbildung auf Seite 184 zeigt einen Beispielansatz mit Interpretationshilfe anhand einer »rollenden« Baseline, die sich jeden Tag auf Basis des Mittelwerts der letzten 7 Tage aktualisiert. Zudem ist ein Normalbereich abgebildet, der sich auf Basis der letzten 30 Tage ebenfalls in Form eines rollenden Mittelwerts täglich verändert. Der Normalbereich wird hier über einen Ansatz der kleinsten bedeutsamen Veränderung (englisch *smallest worthwhile change*, SWC) mithilfe der Standardabweichung (SD) berechnet (SD × 0,5) und trägt sich nach oben und unten ab (±). Wenn die Baseline-Trendlinie den Normalbereich verlässt, wäre das ein Anhaltspunkt für eine Entscheidungsgrundlage in Bezug zu Kontextinformationen sowie anderen Messgrößen in der Toolbox. Zudem sollten einzelne Tageswerte zwar nicht überinterpretiert, jedoch in Bezug zu anderen Informationen potenziell als relevant eingestuft werden. Die Interpretationsschwierigkeit liegt hier im Detail, da zum Beispiel Tageswerte kurz vor einem oder am Wettkampftag aufgrund des Bereitschaftspotenzials und der Vorstartsituation relativ niedrig ausfallen können. Das muss jedoch nicht zwangsläufig mit einer herabgesetzten Leistungsfähigkeit am Wettkampftag in Zusammenhang stehen. Letztendlich reagiert die HRV multifaktoriell auf Stressoren im Rahmen der Verarbeitung durch das ANS. Lebensstress, schlaflose Nächte und Angstzustände können sich negativ auf die HRV auswirken, egal wie gut der Tapering-Ansatz war – **Context is key**. Mit diesem Verständnis sollten auch plötzliche Anstiege der HRV im Rahmen von Kontextdaten interpretiert werden, da diese auch für eine kompensatorische Verarbeitung von Stressoren und Regenerationsprozesse stehen könnten.

Die Angaben zum Normalbereich und zur Interpretation von Trends betrifft ebenso die Ruheherzfrequenz. Auch hier ist es empfehlenswert, intraindividuelle Profile der Belastungs- und Erholungsreaktion durch wiederholte Tests als Teil einer Lernphase und Baseline zu erstellen, bevor Entscheidungen über Trainings- und Erholungsvorgaben getroffen werden. In der Literatur werden studienbasierte Angaben zur kleinsten bedeutsamen Veränderung der Ruheherzfrequenz von 2 % (Messfehler: 10 %) und für den lnRMSSD von 3 % (Messfehler: 12 %) gemacht.[530] Letztendlich kann eine HRV-unterstützte Monitoringstrategie dazu beitragen, die Beanspruchungssituation des Organismus während verschiedener Phasen des Trainingsprozesses und des Alltagslebens im Blick zu haben und besser verstehen beziehungsweise nachvollziehen zu können, um diese Erkenntnis im weiteren Trainingsprozess für die Trainingsplanung zu nutzen. Das Aufstellen eines Trainingsplans, ausgerichtet an den Trainingsprinzipien und der Zielstellung des Trainingsprozesses, ist jedoch unerlässlich, um Anpassungen durch Entscheidungshilfen einer Monitoring-Toolbox vornehmen zu können.

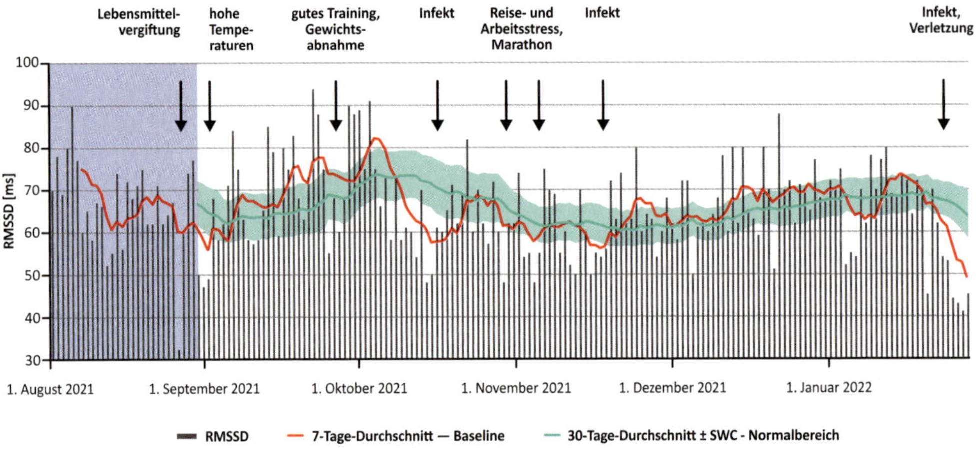

Dies ist eine beispielhafte Trendanalyse über RMSSD-Daten (Tageswerte, graue Balken) eines 39-jährigen männlichen Probanden über einen Zeitraum von sechs Monaten, erhoben am Morgen nach dem Aufwachen in sitzender Position über eine 60-sekündige Messung mit dem PPG-Messprinzip mithilfe der Handykamera und der HRV4Training-Anwendung. Blau hinterlegt ist die sogenannte Baseline-Phase (hier über 30 Tage) als Referenz für den Normalbereich (in Grün) zur Entscheidungsunterstützung der kleinsten bedeutsamen Veränderung des 7-Tage-Durchschnittswertes (in Rot) in Zusammenhang mit weiteren Kontextdaten wie psychometrischen Skalen (Seite 179).

Die folgende Tabelle stellt eine Zusammenfassung und Interpretationshilfe für Veränderungen mit den einzelnen Monitoringansätzen über die Herzfrequenz und die HRV unter vergleichbaren Bedingungen dar.[531, 532]

Parameter	Positive Reaktion	Akkumulation von Belastungsreizen
HF_{RUHE}	↓	↓
$HF_{BELASTUNG}$	↓	↓
$HF_{ERHOLUNG}$	↑	↓
HF_{MAX}	↔	↓
RPE	↓	↑
Leistungsfähigkeit	↑	↓

↓ Absinken des Parameters
↑ Anstieg des Parameters beziehungsweise schnellerer Abfall in Bezug zur $HF_{ERHOLUNG}$
↔ keine Veränderung des Parameters

Die Ruhe- und Belastungsherzfrequenz unter standardisierten Bedingungen sind gegenüber Veränderungen des Leistungsniveaus sensitiv und wahrscheinlich die Parameter mit der höchsten Aussagekraft. Sie sollten dennoch im Zusammenhang mit psychometrischen Markern sowie Parametern der Leistungsfähigkeit interpretiert und in den Kontext der Alltags-, Trainings- und Wettkampfsituation gesetzt werden.

AUSBLICK – WAS SIND DIE GAMECHANGER AM HORIZONT?

In einer erst kürzlich erschienenen Expertenmeinung, *The Evolution of World-Class Endurance Training: The Scientist's View on Current and Future Trends,*[533] von 25 führenden Trainingswissenschaftlern und -praktikern wurden sowohl Schlüsseldeterminanten als auch Praxistrends der letzten 10 bis 15 Jahre im Ausdauersport herausgearbeitet. Die Experten benennen als eine der entscheidenden Triebkräfte im Hochleistungsbereich des Ausdauersports die bessere Zugänglichkeit zu wissenschaftlichen Erkenntnissen für Trainer und Athleten. Insbesondere schätzen die Experten die bessere Integration von praktischem und wissenschaftlichem Wissensaustausch über multidisziplinäre Perspektiven innerhalb der professionalisierten Strukturen der Spitzensportbetreuung, zu der das vorliegende Buch beitragen soll. Zudem wird die Nutzung neuer technologischer Fortschritte sowie ein besseres Verständnis der sportspezifischen Anforderungsprofile angesprochen, was wiederum zu präziseren Ansätzen für die Trainingssteuerung und einer verbesserten Trainingsqualität bei weiterhin sehr hohen, jedoch spezifischeren Trainingsbelastungen führt. Es wird außerdem eine vermehrte Professionalisierung und ein gesünderer Lebensstil der Athleten als bedeutsamer Faktor benannt.

Als Perspektive stellt das Expertenpanel zukünftige Trends heraus, die zu einer weiteren Verbesserung der Trainingsansätze für die Ausprägung der Ausdauerleistungsfähigkeit führen können. Hierfür wird der intensivere Gebrauch fortschrittlicher technologischer Lösungen für holistische Monitoringansätze im Rahmen der Belastungs- und Regenerationssteuerung angesprochen sowie weiterhin unterstützende interventionale Ansätze des Hitze- und Höhentrainings und der Ernährung. Zudem wird ein besseres Verständnis und Bewusstsein für präventive Ansätze zur Verletzungs- und Krankheitsprävention benannt.

Bezugnehmend auf die Ausführungen dieser Experten hinsichtlich zurückliegender Schlüsseldeterminanten und zukünftiger Potenziale für das Ausdauertraining kann für das vorliegende Buch schlussfolgernd und ausblickend festgehalten werden, dass die Herzfrequenz und deren Erfassung als eine solche Schlüsseldeterminante und gleichzeitig als weiterführendes zukünftiges Potenzial benannt werden kann. Somit ist die Herzfrequenz – bereits seit über 50 Jahren – eines der vielversprechendsten und sicher mit am häufigsten berücksichtigte Biosignal für eine Echtzeitanalyse der spezifischen Beanspruchung während Ausdauerbelastung.

Millionen Athleten und deren Trainer haben in diesem Kontext mittlerweile den Mehrwert eines beanspruchungsorientierten Trainings für sich erkannt und nutzen die Herzfrequenz für ihre konkrete Trainingssteuerung im Ausdauersport. Das Anwendungsspektrum reicht vom Breitensport bis zum Leistungssport und vom Gesundheitssport bis zur Rehabilitation. Jedoch liefert auch die Herzfrequenz nicht alle spezifischen Informationen, die wir für eine ganzheitliche Trainingsanalyse für andere organismische Subsysteme – Metabolismus, Atmung, Muskelaktivität und muskuläre Beanspruchung – gern zur Verfügung hätten. Weitere Marker wie das subjektive Anstrengungsempfinden oder punktuell eingesetzte Erhebungen der Blutlaktatkonzentration können das Bild teils komplettieren, kommen jedoch auch nicht ganz ohne Limitationen daher. So stellt sich die Frage nach den Gamechangern der Zukunft, welche mit kostengünstigen und einfachen (Sensor-)Lösungen ergänzende oder gänzlich neue Aspekte der organismischen Umstellungsreaktionen erfassen und für Athleten und Trainer sichtbar machen können. Wearable-Lösungen zur kontinuierlichen Erfassung der Atemfrequenz, die als objektive Größe hohe Zusammenhänge mit dem subjektiven Anstrengungsempfinden aufweist[534, 535] (zum Beispiel über Wearable-Shirts oder Brustgurte), die kontinuierliche Analyse der Glukose- und Laktatkonzentration[536, 537, 538, 539] über teils neue Messprinzipien sowie die Analyse der Muskeloxygenierung (Sauerstoffsättigung) über die Nahinfrarotspektroskopie (NIRS)[540] könnten in Zukunft Erfolg versprechende neue methodische Ansätze liefern – vorausgesetzt die Gütekriterien der Validität und Reliabilität sind abgesichert. Unter diesen Voraussetzungen wird jedoch auch die einfache Anwendung in der Praxis sowie der monetäre Einsatz für die regelmäßige Implementierung im Trainingsprozess entscheidend für den Erfolg solcher Wearables sein.

Wie in Kapitel 4 zum Monitoring beschrieben, kann auch die nicht lineare Analyse der HRV unter Belastungsbedingungen Erfolg versprechende neue Ansätze liefern, die es zumindest in weiteren anwendungsorientierten Studien zu verfolgen gilt.[541, 542] Auf diese Weise konnten beispielsweise auch über die HRV schon Analysen der Atemfrequenz durchgeführt werden, die es uns ermöglichen, ohne weiteren Zusatzaufwand nur mit einem HF-HRV-Brustgurt bestückt sensorische Informationen

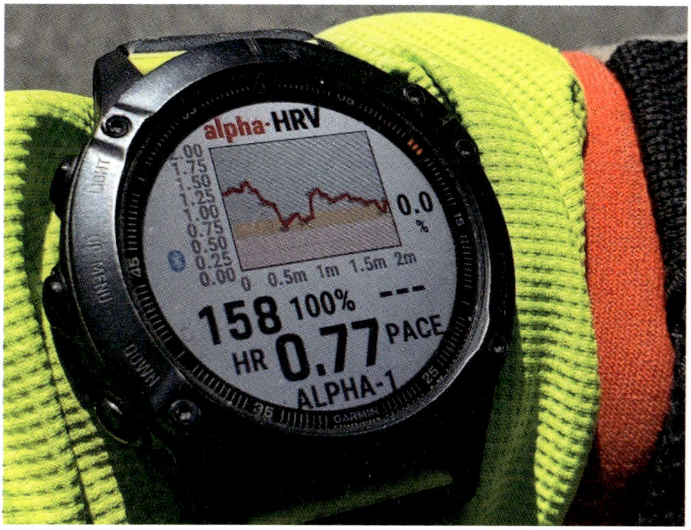

Das Beispiel zeigt die Trainingssteuerung über die Herzfrequenz und die nicht lineare Analyse der HRV (DFA-a1) mit der Datenfeldanwendung alphaHRV für Garmin-Wearables.

verschiedener organismischer Subsysteme für die Trainingssteuerung zu nutzen. Auf diesem Weg können nicht redundante Informationen über den Regulationszustand des Organismus aus verschiedenen Perspektiven betrachtet werden.[543]

Bei aller Technikverliebtheit bleibt jedoch festzuhalten, dass die bisherige wissenschaftliche und praktische Evidenz gezeigt hat, dass es am wichtigsten zu sein scheint, wenn die angewandten Methoden zur Trainingssteuerung einfach zu handhaben sind und die Schwelle zur Implementierung besonders niedrig ist. Insofern werden auch in den kommenden Jahren Lösungen und Messprinzipien zur Erfassung der Herzfrequenz und das subjektive Anstrengungsempfinden weiterhin einen hohen Stellenwert haben, um den Organismus und seine Umstellungsreaktionen im Zusammenspiel mit Belastungsdaten, wie Geschwindigkeit oder Leistung, sowie Kontextinformationen über psychometrische Skalen und Trainingstagebücher für die Trainingssteuerung zu nutzen.

GESCHWINDIGKEITEN UND ZIELZEITEN FÜR VERSCHIEDENE STRECKENLÄNGEN FÜR DAS LAUFEN

Geschwindigkeit			Zeit [h:min:s]						
v [m/s]	v [km/h]	v [min/km]	1000 m	2000 m	3000 m	5000 m	10000 m	21,1 km	42,2 km
2,5	9,00	06:40	00:06:40	00:13:20	00:20:00	00:33:20	01:06:40	02:20:40	04:41:20
2,6	9,36	06:25	00:06:25	00:12:50	00:19:15	00:32:05	01:04:10	02:15:24	04:30:47
2,7	9,72	06:10	00:06:10	00:12:20	00:18:30	00:30:50	01:01:40	02:10:07	04:20:14
2,8	10,08	05:57	00:05:57	00:11:54	00:17:51	00:29:45	00:59:30	02:05:33	04:11:05
2,9	10,44	05:45	00:05:45	00:11:30	00:17:15	00:28:45	00:57:30	02:01:20	04:02:39
3,0	10,80	05:33	00:05:33	00:11:06	00:16:39	00:27:45	00:55:30	01:57:06	03:54:13
3,1	11,16	05:23	00:05:23	00:10:46	00:16:09	00:26:55	00:53:50	01:53:35	03:47:11
3,2	11,52	05:13	00:05:13	00:10:26	00:15:39	00:26:05	00:52:10	01:50:04	03:40:09
3,3	11,88	05:03	00:05:03	00:10:06	00:15:09	00:25:15	00:50:30	01:46:33	03:33:07
3,4	12,24	04:54	00:04:54	00:09:48	00:14:42	00:24:30	00:49:00	01:43:23	03:26:47
3,5	12,60	04:46	00:04:46	00:09:32	00:14:18	00:23:50	00:47:40	01:40:35	03:21:09
3,6	12,96	04:38	00:04:38	00:09:16	00:13:54	00:23:10	00:46:20	01:37:46	03:15:32
3,7	13,32	04:30	00:04:30	00:09:00	00:13:30	00:22:30	00:45:00	01:34:57	03:09:54
3,8	13,68	04:23	00:04:23	00:08:46	00:13:09	00:21:55	00:43:50	01:32:29	03:04:59
3,9	14,04	04:16	00:04:16	00:08:32	00:12:48	00:21:20	00:42:40	01:30:02	03:00:03
4,0	14,40	04:10	00:04:10	00:08:20	00:12:30	00:20:50	00:41:40	01:27:55	02:55:50
4,1	14,76	04:04	00:04:04	00:08:08	00:12:12	00:20:20	00:40:40	01:25:48	02:51:37
4,2	15,12	03:58	00:03:58	00:07:56	00:11:54	00:19:50	00:39:40	01:23:42	02:47:24
4,3	15,48	03:53	00:03:53	00:07:46	00:11:39	00:19:25	00:38:50	01:21:56	02:43:53
4,4	15,84	03:47	00:03:47	00:07:34	00:11:21	00:18:55	00:37:50	01:19:50	02:39:39
4,5	16,20	03:42	00:03:42	00:07:24	00:11:06	00:18:30	00:37:00	01:18:04	02:36:08
4,6	16,56	03:37	00:03:37	00:07:14	00:10:51	00:18:05	00:36:10	01:16:19	02:32:37
4,7	16,92	03:33	00:03:33	00:07:06	00:10:39	00:17:45	00:35:30	01:14:54	02:29:49

Geschwindigkeit			Zeit [h:min:s]						
v [m/s]	v [km/h]	v [min/km]	1000 m	2000 m	3000 m	5000 m	10000 m	21,1 km	42,2 km
4,8	17,28	03:28	00:03:28	00:06:56	00:10:24	00:17:20	00:34:40	01:13:09	02:26:18
4,9	17,64	03:24	00:03:24	00:06:48	00:10:12	00:17:00	00:34:00	01:11:44	02:23:29
5,0	18,00	03:20	00:03:20	00:06:40	00:10:00	00:16:40	00:33:20	01:10:20	02:20:40
5,1	18,36	03:16	00:03:16	00:06:32	00:09:48	00:16:20	00:32:40	01:08:56	02:17:51
5,2	18,72	03:12	00:03:12	00:06:24	00:09:36	00:16:00	00:32:00	01:07:31	02:15:02
5,3	19,08	03:09	00:03:09	00:06:18	00:09:27	00:15:45	00:31:30	01:06:28	02:12:56
5,4	19,44	03:05	00:03:05	00:06:10	00:09:15	00:15:25	00:30:50	01:05:04	02:10:07
5,5	19,80	03:02	00:03:02	00:06:04	00:09:06	00:15:10	00:30:20	01:04:00	02:08:00
5,6	20,16	02:59	00:02:59	00:05:58	00:08:57	00:14:55	00:29:50	01:02:57	02:05:54
5,7	20,52	02:55	00:02:55	00:05:50	00:08:45	00:14:35	00:29:10	01:01:33	02:03:05
5,8	20,88	02:52	00:02:52	00:05:44	00:08:36	00:14:20	00:28:40	01:00:29	02:00:58
5,9	21,24	02:49	00:02:49	00:05:38	00:08:27	00:14:05	00:28:10	00:59:26	01:58:52
6,0	21,60	02:47	00:02:47	00:05:34	00:08:21	00:13:55	00:27:50	00:58:44	01:57:27
6,1	21,96	02:44	00:02:44	00:05:28	00:08:12	00:13:40	00:27:20	00:57:40	01:55:21
6,2	22,32	02:41	00:02:41	00:05:22	00:08:03	00:13:25	00:26:50	00:56:37	01:53:14
6,3	22,68	02:39	00:02:39	00:05:18	00:07:57	00:13:15	00:26:30	00:55:55	01:51:50
6,4	23,04	02:36	00:02:36	00:05:12	00:07:48	00:13:00	00:26:00	00:54:52	01:49:43
6,5	23,40	02:34	00:02:34	00:05:08	00:07:42	00:12:50	00:25:40	00:54:09	01:48:19
6,6	23,76	02:32	00:02:32	00:05:04	00:07:36	00:12:40	00:25:20	00:53:27	01:46:54
6,7	24,12	02:29	00:02:29	00:04:58	00:07:27	00:12:25	00:24:50	00:52:24	01:44:48
6,8	24,48	02:27	00:02:27	00:04:54	00:07:21	00:12:15	00:24:30	00:51:42	01:43:23
6,9	24,84	02:25	00:02:25	00:04:50	00:07:15	00:12:05	00:24:10	00:51:00	01:41:59
7,0	25,20	02:23	00:02:23	00:04:46	00:07:09	00:11:55	00:23:50	00:50:17	01:40:35

ZIELZONEN DER HF AUF BASIS DER MAXIMALEN HF (%HF_{MAX})

	%HF_{MAX}								
HF_{MAX} (100 %)	95 %	90 %	85 %	80 %	75 %	70 %	65 %	60 %	55 %
210	200	189	179	168	158	147	137	126	116
209	199	188	178	167	157	146	136	125	115
208	198	187	177	166	156	146	135	125	114
207	197	186	176	166	155	145	135	124	114
206	196	185	175	165	155	144	134	124	113
205	195	185	174	164	154	144	133	123	113
204	194	184	173	163	153	143	133	122	112
203	193	183	173	162	152	142	132	122	112
202	192	182	172	162	152	141	131	121	111
201	191	181	171	161	151	141	131	121	111
200	190	180	170	160	150	140	130	120	110
199	189	179	169	159	149	139	129	119	109
198	188	178	168	158	149	139	129	119	109
197	187	177	167	158	148	138	128	118	108
196	186	176	167	157	147	137	127	118	108
195	185	176	166	156	146	137	127	117	107
194	184	175	165	155	146	136	126	116	107
193	183	174	164	154	145	135	125	116	106
192	182	173	163	154	144	134	125	115	106
191	181	172	162	153	143	134	124	115	105
190	181	171	162	152	143	133	124	114	105
189	180	170	161	151	142	132	123	113	104
188	179	169	160	150	141	132	122	113	103
187	178	168	159	150	140	131	122	112	103
186	177	167	158	149	140	130	121	112	102
185	176	167	157	148	139	130	120	111	102
184	175	166	156	147	138	129	120	110	101
183	174	165	156	146	137	128	119	110	101
182	173	164	155	146	137	127	118	109	100
181	172	163	154	145	136	127	118	109	100
180	171	162	153	144	135	126	117	108	99

	%HF_{MAX}								
HF_{MAX} (100 %)	95 %	90 %	85 %	80 %	75 %	70 %	65 %	60 %	55 %
179	170	161	152	143	134	125	116	107	98
178	169	160	151	142	134	125	116	107	98
177	168	159	150	142	133	124	115	106	97
176	167	158	150	141	132	123	114	106	97
175	166	158	149	140	131	123	114	105	96
174	165	157	148	139	131	122	113	104	96
173	164	156	147	138	130	121	112	104	95
172	163	155	146	138	129	120	112	103	95
171	162	154	145	137	128	120	111	103	94
170	162	153	145	136	128	119	111	102	94
169	161	152	144	135	127	118	110	101	93
168	160	151	143	134	126	118	109	101	92
167	159	150	142	134	125	117	109	100	92
166	158	149	141	133	125	116	108	100	91
165	157	149	140	132	124	116	107	99	91
164	156	148	139	131	123	115	107	98	90
163	155	147	139	130	122	114	106	98	90
162	154	146	138	130	122	113	105	97	89
161	153	145	137	129	121	113	105	97	89
160	152	144	136	128	120	112	104	96	88
159	151	143	135	127	119	111	103	95	87
158	150	142	134	126	119	111	103	95	87
157	149	141	133	126	118	110	102	94	86
156	148	140	133	125	117	109	101	94	86
155	147	140	132	124	116	109	101	93	85
154	146	139	131	123	116	108	100	92	85
153	145	138	130	122	115	107	99	92	84
152	144	137	129	122	114	106	99	91	84
151	143	136	128	121	113	106	98	91	83
150	143	135	128	120	113	105	98	90	83
149	142	134	127	119	112	104	97	89	82
148	141	133	126	118	111	104	96	89	81
147	140	132	125	118	110	103	96	88	81
146	139	131	124	117	110	102	95	88	80
145	138	131	123	116	109	102	94	87	80

ÜBER DIE AUTOREN

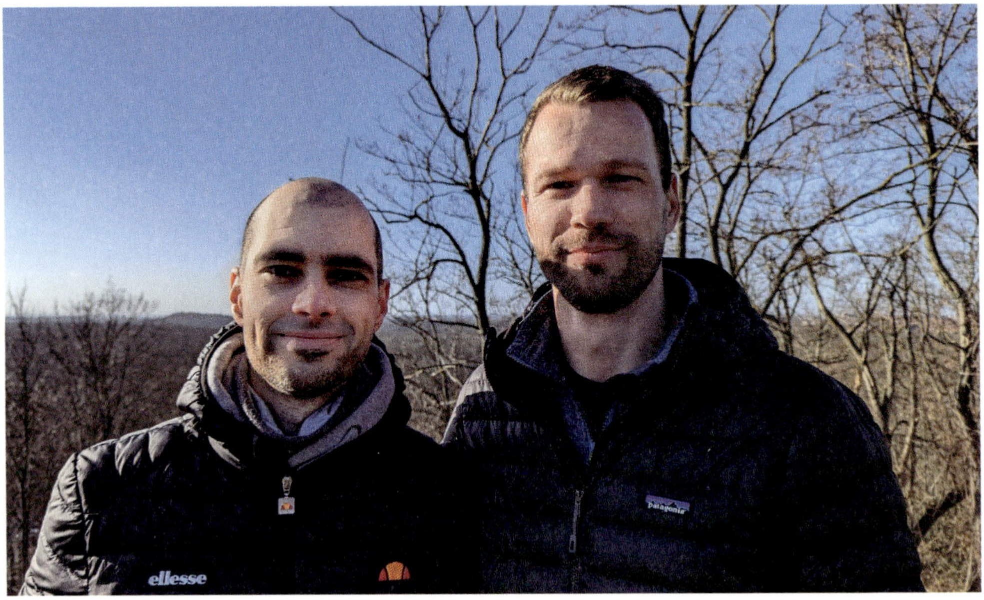

Prof. Dr. phil. habil. Thomas Gronwald (im Bild links) leitet das Department Performance, Neuroscience, Therapy and Health an der MSH Medical School Hamburg und ist Trainingswissenschaftler und -methodiker mit dem Schwerpunkt Belastungs- und Beanspruchungssteuerung. Im Speziellen beschäftigt er sich mit der Trainingssteuerung für Ausdauer- und Spielsportathleten über Biomarker-Analysen sowie mit Auswirkungen von Ermüdungsprozessen auf das autonome und zentrale Nervensystem und der systemdynamischen Selbstregulation, zum Beispiel über nicht lineare Analysen der Herzfrequenzvariabilität. Zudem arbeitet er an Analysen von Verletzungsmustern und multimodalen Trainingsansätzen zur Verletzungsreduktion in Spielsport- und Individualsportarten. Er hat mehrere Bücher geschrieben und über 80 wissenschaftliche und praxisbezogene Zeitschriftenartikel veröffentlicht. Beim riva Verlag sind bereits *Starke und gesunde Hamstrings* sowie *Funktionelles Krafttraining für Läufer* erschienen, welche sich mit multimodalen Trainingsansätzen zur Verletzungsreduktion im Spiel- und Laufsport auseinandersetzen. Er ist Mitglied der National Strength and Conditioning Association (NSCA) und unterstützt das Global Chapter Germany. Außerdem ist er Mitglied des European College of Sport Science (ECSS), der weltweit führenden Institution für Sportwissenschaft.

Dr. phil. Alexander Törpel (im Bild rechts) ist Sportwissenschaftler und arbeitet seit Ende 2019 als Bundestrainer Diagnostik für den Deutschen Schwimm-Verband e. V. (DSV). Zuvor war er als wissenschaftlicher Mitarbeiter an der Universität in Magdeburg sowie als Gastwissenschaftler an der University of Canberra, Research Institute for Sport and Exercise in Australien tätig. In Magdeburg sowie in Australien legte er seinen wissenschaftlichen Fokus auf das Höhentraining respektive das simulierte Höhentraining und behält diesen bis heute bei. Im DSV liegt bei ihm die Verantwortung für die Themenfelder der sportwissenschaftlichen Strategie im Becken- und Freiwasserschwimmen. Die Nationalmannschaften des DSV werden von ihm sowohl bei Trainingslagern als auch bei Wettkampfmaßnahmen begleitet, bei denen er mit seinen Betreuungs- und Beratungsleistungen die Brücke zwischen Wissenschaft und Praxis schlägt – so auch bei den Olympischen Spielen 2021 in Tokio und 2024 in Paris, den Weltmeisterschaften 2022, 2023 und 2024 in Budapest, Fukuoka und Doha sowie den Europameisterschaften 2021, 2022 und 2024 in Budapest, Rom und Belgrad.

EMPFEHLENSWERTE TOOLS UND REFERENZEN FÜR HRV-MESSUNGEN UND -ANALYSEN

Smartphone-Apps und Desktop-Software

www.elitehrv.com

Elite HRV ist eine kostenfreie App, über die mit einem zusätzlichen Brustgurt die Herzfrequenz und die Herzfrequenzvariabilität erfasst werden können. Zudem liefert die App erste automatisierte Analysen, wie zum Beispiel RMSSD, und die Möglichkeit, Atmungsinterventionen zu implementieren. Rohdaten können exportiert werden.

www.hrv4training.com

HRV4Training ist eine kostengünstige App, mit der unter anderem mithilfe des PPG Messprinzips über die Handykamera morgendliche Herzfrequenz- und Herzfrequenzvariabilitätsmessungen (RMSSD) durchgeführt werden können. In einer erweiterten Version können auch über eine Desktop-Software Trendanalysen unter Verwendung von psychometrischen Daten einbezogen werden.

www.hrv.tools
Mit der App **Heart Rate Variability Logger** können Herzfrequenz- und Herzfrequenzvariabilitätsmessungen in Ruhe-, Belastungs- und Nachbelastungssituationen durchgeführt werden. Zudem liefert die App erste automatisierte Analysen. Rohdaten können exportiert werden.

Mit der App **HRV4Biofeedback** können Atmungsinterventionen als Biofeedback-Verfahren implementiert und gleichzeitig Parameter der Herzfrequenz und der Herzfrequenzvariabilität in Bezug zur gewählten Intervention analysiert werden.

Camera Heart Rate Variability ist eine kostengünstige App, mit der wie bei der genannten HRV4Training-App unter anderem mithilfe des PPG-Messprinzips über die Handykamera morgendliche Herzfrequenz- und Herzfrequenzvariabilitätsmessungen durchgeführt werden können. Zudem liefert die App erste automatisierte Analysen, zum Beispiel für RMSSD. Auch hier können Rohdaten exportiert werden.

www.kubios.com/hrv-scientific
Kubios HRV Scientific ist eine kostenpflichtige Desktop-Software, in die Rohdaten der Herzfrequenzvariabilität über EKG, PPG oder R-R-Intervalle importiert und tiefgreifende Analysen ausgeführt werden können. Hierbei können alle klassischen Parameter des Zeit- und Frequenzbereichs sowie der nicht linearen Domäne analysiert werden. Ein automatisiertes Reporting erleichtert die Darstellung der Werte. Die Kubios-HRV-Scientific-Lite-Version ist kostenfrei erhältlich. Hier ist ebenfalls ein Großteil der Anwendungen eingebettet.

Sensor-Hardware

www.polar.com
Die Polar Electro GmbH bietet eine Brustgurtsensorik für die Erfassung der Herzfrequenz und der Herzfrequenzvariabilität an, unter anderem den H9- und H10-Sensor. Die Sensoren sind via Bluetooth mit den meisten Smartphone-Apps und Smartwatches kompatibel, auch mit anderen Herstellern. Der Polar Verity Sense kann über das PPG-Messprinzip stabile Herzfrequenzmessungen an anderen Ableitstellen wie dem Unter- oder dem Oberarm bereitstellen. Das ist beispielsweise im Schwimmen und bei einer Sensoreinbettung in die Schwimmbrille an der Schläfe sinnvoll. Über die Vantage-V-Modelle ist eine Orthostasetestung mithilfe eines Brustgurtsensors implementiert, die über die Desktop-Software Polar Flow automatisierte Analysen der

Herzfrequenz und der Herzfrequenzvariabilität (RMSSD) ermöglicht. Im neuesten Vantage-V3-Modell ist die Testung auch über das PPG-Messprinzip am Handgelenk möglich; eine Validierung steht für dieses neue Modell noch aus.

www.movesense.com
Die Movesense Ltd. bietet Sensorik für die Erfassung der Herzfrequenz und der Herzfrequenzvariabilität an, unter anderem den Movesense-HR+-Sensor oder Movesense Medical, registriert als Medizinprodukt der Klasse IIa (MDR). Die Sensorik kann sowohl über Brustgurtableitungen oder über Klebepatches, zum Beispiel unter dem Brustmuskel, für Messungen über mehrere Tage appliziert werden. Hierüber ist zudem eine 1-Kanal-EKG-Registrierung als Rohsignal für die Analyse der Herzfrequenz und der Herzfrequenzvariabilität möglich.

Blogs und Weiterbildungskurse

www.hrvtraining.com und marcoaltini.substack.com
Für einen umfassenden wissenschaftlichen Transfer und Anwendungsbeispiele sind die Blogs von Dr. Andrew Flatt (@andrew_flatt) und Dr. Marco Altini (@altini_marco) mit den verknüpften X-Accounts (ehemals Twitter) zu empfehlen. Hierbei werden viele Studien und Trendanalysen aus den Anwendungsfeldern »Gesundheit«, »Leistungsfähigkeit« und »Lifestyle« präsentiert, die für den eigenen Kontext und die Anwendung von Analysen der Herzfrequenz und der Herzfrequenzvariabilität hilfreich sein können.

www.elitehrv.com/academy und www.hrv-sport.de
Für eine Weiterbildungsmöglichkeit kann der kostengünstige Onlinekurs »Foundations of Heart Rate Variability« in englischer Sprache von Elite HRV empfohlen werden, der allgemeine Basics vermittelt, aber auch detailreiche Informationen zu spezifischen Themen für die Anwendung und Analyse der Herzfrequenzvariabilität thematisiert. In deutscher Sprache sind die kostengünstigen Onlineworkshops *Wissenschaftliches Arbeiten mit der Herzfrequenzvariabilität* und *Monitoring und Coaching mit der Herzfrequenzvariabilität* für die wissenschaftliche und praktische Anwendung von Prof. Dr. Olaf Hoos und Prof. Dr. Kuno Hottenrott zu empfehlen.

QUELLENVERZEICHNIS

1 Cannon, W. B. (1929). Organization for physiological homeostasis. *Physiol. Rev., 9,* S. 399–431

2 Bernard, C. (1865). *Introduction a l'etude de la Médicine Expérimentale.* Paris: Baillière

3 Adolph, E. F. (1961). Early concepts of physiological regulations. *Physiol. Rev., 41,* S. 737–770

4 Billman, G. E. (2020). Homeostasis: The Underappreciated and Far Too Often Ignored Central Organizing Principle of Physiology. *Front. Physiol., 11,* S. 200

5 Cannon, W. B. (1926). *Physiological regulation of normal states: some tentative postulates concerning biological homeostatics.* Paris: Editions Medicales

6 Billman, G. E. (2020). Homeostasis: The Underappreciated and Far Too Often Ignored Central Organizing Principle of Physiology. *Front. Physiol., 11,* S. 200

7 Cannon, W. B. (1929). Organization for physiological homeostasis. *Physiol. Rev., 9,* S. 399–431

8 Ebd., S. 400

9 Selye, H. (1956). *The stress of life.* New York: McGraw-Hill

10 Hottenrott, K., Neumann, G. (2010). Ist das Superkompensationsmodell noch aktuell. *Leistungssport, 40* (2), S. 13–19

11 Olivier, N., Marschall, F., Büsch, D. (2016). *Grundlagen der Trainingswissenschaft und -lehre.* Schorndorf: Hofmann

12 Fröhlich, M., Kemmler, W., Pfeiffer, M. (2023). Training im Sport als Prozess-Trainingssteuerung: Modelle, Theorien, Methoden und Anpassungen. In: Güllich, A., Krüger, M. (Hrsg.): *Bewegung, Training, Leistung und Gesundheit,* S. 783–810. Berlin, Heidelberg: Springer

13 Mod. nach Haff, G. G., Triplett, N. T. (2015). *Essentials of strength training and conditioning.* Champaign: Human Kinetics

14 Goldstein, D. S., Kopin, I. J. (2007). Evolution of concepts of stress. *Stress, 10,* S. 109–120

15 Wiener, N. (1948). *Cybernetics: or control and communication in the animal and the machine.* New York: Wiley

16 Davies, K. J. (2016). Adaptive homeostasis. *Mol. Asp. Med., 49,* S. 1–7

17 Fossion, R., Fossion, J. P. J., Rivera, A. L., Lecona, O. A., Toledo-Roy, J. C., García-Pelagio, K. P., García-Iglesias, L., Estañol, B. (2018). Homeostasis from a time-series perspective: An intuitive interpretation of the variability of physiological variables. In: Olivares-Quiroz, L., Resendis-Antonio, O. (Hrsg.): *Quantitative models for microscopic to macroscopic biological macromolecules and tissues,* S. 87–109. Berlin: Springer

18 Mod. nach Hohmann, A., Lames, M., Letzelter, M. (2020). *Einführung in die Trainingswissenschaft.* Wiebelsheim: Limpert

19 von Bertalanffy, L. (1950a). An outline on General System Theory. *Brit. J. Phil. Sci, 2,* S. 134–165

20 von Bertalanffy, L. (1950b). The Theory of Open Systems in Physics and Biology. *Science, 111,* S. 23–29

21 Rosen, R. (1970). *Dynamical System Theory in Biology.* New York, NY: Wiley

22 Soodak, H., Iberall, A. (1978). Homeokinetics: A Physical Science for Complex Systems. *Science, 201,* S. 579–582

23 Yates, F. E. (2008). Homeokinetics/Homeodynamics: A Physical Heuristic for Life and Complexity. *Ecolog. Psychol., 20,* S. 148–179

24 Lloyd, D., Aon, M. A., Cortassa, S. (2001). Why homeodynamics, not homeostasis? *Sci. World, 1,* S. 133–145

25 Cannon, W. B. (1929). Organization for physiological homeostasis. *Physiol. Rev., 9,* S. 399–431

26 Billman, G. E. (2020). Homeostasis: The Underappreciated and Far Too Often Ignored Central Organizing Principle of Physiology. *Front. Physiol., 11,* S. 200

27 Cannon, W. B. (1929). Organization for physiological homeostasis. *Physiol. Rev., 9,* S. 399

28 Kresh, J. Y. (2006). Integrative systems view of life: perspectives from general systems thinking. In: Deisboeck, T. S., Kresh, J. Y. (Hrsg.): *Complex Systems Science in Biomedicine,* S. 3–29. Berlin: Springer Verlag

29 Hottenrott, K., Neumann, G. (2010). *Trainingswissenschaft. Ein Lehrbuch in 14 Lektionen.* Aachen: Meyer & Meyer Verlag

30 Schlicht, W. (1992). Das sportliche Training: Überlegungen auf dem Wege zu einem integrierten Belastungs-Beanspruchungs-Konzept. In: Janssen, J.-P., Schlicht, W., Rieckert, H., Carl, K. (Hrsg.): *Belastung und Beanspruchung*, S. 31–44. Köln: Bundesinstitut für Sportwissenschaft

31 Krumholz, I., Schmidt, A., Nieß, A., Beiter, T., Hudemann, J., Steinacker, J., Wagner, C., Mooren, F.-C. (2011). Optimierung von Training und Wettkampf: Belastungs- und Anpassungsmanagement im Spitzensport. In: Müller, E. (Hrsg.): *Bisp-Symposium »Top-Forschung für den Spitzensport«*, S. 81–95. Köln: Sportverlag Strauß

32 Neumann, G., Feustel, G., Schober, F. (1991). Zur Erhöhung der Reizwirksamkeit der Trainingsbelastung. In: Reiß, M. Pfeiffer, U. (Hrsg.): *Leistungsreserven im Ausdauertraining*, S. 145–160. Berlin: Sportverlag

33 Pickenhain, L. (1992). Psychophysiologische Aspekte von Belastung und Beanspruchung. In: Janssen, J.-P., Schlicht, W., Rieckert, H., Carl, K. (Hrsg.): *Belastung und Beanspruchung*, S. 9–30. Köln: Bundesinstitut für Sportwissenschaft

34 In Anlehnung an Bourdon, P. C., Cardinale, M., Murray, A., Gastin, P., Kellmann, M., Varley, M. C., Gabbett, T. J., Coutts, A. J., Burgess, D. J., Gregson, W., Cable, N. T. (2017). Monitoring Athlete Training Loads: Consensus Statement. *International journal of sports physiology and performance, 12*(Suppl 2), S. 2161–S. 2170

35 In Anlehnung an Herold, F., Törpel, A., Hamacher, D., Budde, H., Gronwald, T. (2020). A Discussion on Different Approaches for Prescribing Physical Interventions – Four Roads Lead to Rome, but Which One Should We Choose? *Journal of personalized medicine, 10* (3), S. 55

36 In Anlehnung an Gronwald, T., Törpel, A., Herold, F., Budde, H. (2020). Perspective of Dose and Response for Individualized Physical Exercise and Training Prescription. *J. Funct. Morphol. Kinesiol., 5* (3), S. 48

37 In Anlehnung anImpellizzeri, F. M., Marcora, S. M., Coutts, A. J. (2019). Internal and external training load: 15 years on. *Int. J. Sport Physiol. Perf., 14*, S. 270–273

38 Borg, G. (1982). Psychophysical bases of perceived exertion. *Med. Sci. Sports Exerc., 14*, S. 377–381

39 Borg, G. (2004). Anstrengungsempfinden und körperliche Aktivität. *Deutsches Ärzteblatt, 101* (15), S. 1016–1021

40 Hottenrott, K., Neumann, G. (2010). *Trainingswissenschaft. Ein Lehrbuch in 14 Lektionen*. Aachen: Meyer & Meyer Verlag

41 Hohmann, A., Lames, M., Letzelter, M. (2020). Einführung in die Trainingswissenschaft. Wiebelsheim: Limpert

42 Pickenhain, L., Neumann, G., Scharschmidt, F. (1993). *Sportmedizin – Grundfragen, Methoden, Ziele*. Bern: Hans Huber Verlag

43 Neumann, G., Schüler, K.-P. (1994). *Sportmedizinische Funktionsdiagnostik*. Leipzig: J.A. Barth Verlag

44 Schlicht, W. (1992). Das sportliche Training: Überlegungen auf dem Wege zu einem integrierten Belastungs-Beanspruchungs-Konzept. In: Janssen, J.-P., Schlicht, W., Rieckert, H., Carl, K. (Hrsg.): *Belastung und Beanspruchung*, S. 31–44. Köln: Bundesinstitut für Sportwissenschaft

45 Olivier, N. (2001). Eine Beanspruchungstheorie sportlichen Trainings und Wettkampfs. *Sportwissenschaft, 31*, S. 437–453

46 Rohmert, W. (1984). Das Belastungs-Beanspruchungskonzept. *Z. Arbeitswiss., 38*, S. 193–200

47 Hottenrott, K., Neumann, G. (2010). *Trainingswissenschaft. Ein Lehrbuch in 14 Lektionen*. Aachen: Meyer & Meyer Verlag

48 Bouchard, C., An, P., Rice, T., Skinner, J. S., Wilmore, J. H., Gagnon, J., Rao, D. C. (1999). Familial aggregation of VO_{2MAX} response to exercise training: results from the HERITAGE Family Study. *Journal of applied physiology, 87*(3), S. 1003–1008

49 Ross, R., Goodpaster, B. H., Koch, L. G., Sarzynski, M. A., Kohrt, W. M., Johannsen, N. M., Bouchard, C. (2019). Precision exercise medicine: understanding exercise response variability. *British journal of sports medicine, 53*(18), S. 1141–1153

50 Neumann, G., Schüler, K.-P. (1994). *Sportmedizinische Funktionsdiagnostik*. Leipzig: J. A. Barth Verlag

51 Israel, S. (1995). Prinzipien der bewegungsbedingten körperlichen Adaptation. In: Badtke, G., F. Bittmann (Hrsg.), *Lehrbuch der Sportmedizin - Leistungsentwicklung, Anpassung, Belastbarkeit, Schul- und Breitensport* (S. 1–8). Heidelberg: Barth

52 Mod. nach Herold, F., Törpel, A., Hamacher, D., Budde, H., Gronwald, T. (2020). A Discussion on Different Approaches for Prescribing Physical Interventions – Four Roads Lead to Rome, but Which One Should We Choose? *Journal of personalized medicine, 10* (3), S. 55

53 Mod. nach Gronwald, T., Törpel, A., Herold, F., Budde, H. (2020). Perspective of Dose and Response for Individualized Physical Exercise and Training Prescription. *J. Funct. Morphol. Kinesiol., 5* (3), S. 48

54 Zinner, C., Sperlich, B. (2023). Belastung und Beanspruchung im sportlichen Training. In: Güllich, A., Krüger, M. (eds). *Bewegung, Training, Leistung und Gesundheit,* S. 771–781. Berlin, Heidelberg: Springer

55 Herold, F., Törpel, A., Hamacher, D., Budde, H., Gronwald, T. (2020). A Discussion on Different Approaches for Prescribing Physical Interventions – Four Roads Lead to Rome, but Which One Should We Choose? *Journal of personalized medicine, 10* (3), S. 55

56 Gronwald, T., Törpel, A., Herold, F., Budde, H. (2020). Perspective of Dose and Response for Individualized Physical Exercise and Training Prescription. *J. Funct. Morphol. Kinesiol., 5* (3), S. 48

57 Hottenrott, K., Neumann, G. (2010). *Methodik des Ausdauertrainings.* Schorndorf: Hofmann Verlag

58 Ebd.

59 Ebd

60 Hobfoll, S. E. (1998). *Stress, culture, and community: The psychology and philosophy of stress.* New York: Plenum

61 Hottenrott, K., Neumann, G. (2010). *Trainingswissenschaft. Ein Lehrbuch in 14 Lektionen.* Aachen: Meyer & Meyer Verlag

62 Banister, E. W., Calvert, T. W., Savage, M. V., Bach, T. (1975). A systems model of training for athletic performance. *Aust J Sports Med, 7*(3), S. 57–61

63 Borresen, J., Lambert, M. I. (2008). Autonomic control of heart rate during and after exercise. *Sports Med., 38,* S. 633–646

64 Foster, C., Florhaug, J. A., Franklin, J., Gottschall, L., Hrovatin, L. A., Parker, S., Dodge, C. (2001). A new approach to monitoring exercise training. *The Journal of Strength & Conditioning Research, 15*(1), S. 109–115

65 Foster, C., Rodriguez-Marroyo, J. A., De Koning, J. J. (2017). Monitoring training loads: the past, the present, and the future. *International journal of sports physiology and performance, 12*(s2), S. 2–8

66 Zinner, C., Sperlich, B. (2023). Belastung und Beanspruchung im sportlichen Training. In: Güllich, A., Krüger, M. (Hrsg.). Bewegung, Training, Leistung und Gesundheit, S. 771–781. Berlin, Heidelberg: Springer

67 Weineck, J., Kemmler, W., Fröhlich, M. (2023). Trainingsziele, -inhalte, -mittel und -methoden im Sport. In: Güllich, A., Krüger, M. (Hrsg.). *Bewegung, Training, Leistung und Gesundheit,* S. 757–769. Berlin, Heidelberg: Springer

68 Mod. nach Weineck, J., Kemmler, W., Fröhlich, M. (2023). Trainingsziele, -inhalte, -mittel und -methoden im Sport. In: Güllich, A., Krüger, M. (Hrsg.). *Bewegung, Training, Leistung und Gesundheit,* S. 757–769. Berlin, Heidelberg: Springer

69 Herold, F., Törpel, A., Hamacher, D., Budde, H., Gronwald, T. (2020). A Discussion on Different Approaches for Prescribing Physical Interventions - Four Roads Lead to Rome, but Which One Should We Choose? *Journal of personalized medicine, 10* (3), S. 55

70 Gronwald, T., Törpel, A., Herold, F., Budde, H. (2020). Perspective of Dose and Response for Individualized Physical Exercise and Training Prescription. *J. Funct. Morphol. Kinesiol., 5* (3), S. 48

71 Mod. nach Zinner, C., Sperlich, B. (2023). Belastung und Beanspruchung im sportlichen Training. In: Güllich, A., Krüger, M. (Hrsg.). *Bewegung, Training, Leistung und Gesundheit* (S. 771–781). Berlin, Heidelberg: Springer

72 Mod. nach Fröhlich, M., Kemmler, W., Pfeiffer, M. (2023). Training im Sport als Prozess–Trainingssteuerung: Modelle, Theorien, Methoden und Anpassungen. In: Güllich, A., Krüger, M. (eds). Bewegung, Training, Leistung und Gesundheit (S. 783–810). Berlin, Heidelberg: Springer

73 Mod. nach Kroidl, R. F., Schwarz, S., Lehnigk, B., Fritsch, J. (2014). Kursbuch Spiroergometrie: Technik und Befundung verständlich gemacht. Stuttgart, New York: Georg Thieme Verlag

74 Falz, R., Fikenzer, S., Hoppe, S., Busse, M. (2019). Normal Values of Hemoglobin Mass and Blood Volume in Young, Active Women and Men. *International journal of sports medicine, 40*(4), S. 236–244

75 Hargreaves, M., Spriet, L. L. (2020). Skeletal muscle energy metabolism during exercise. *Nature metabolism, 2*(9), S. 817–828

76 Mod. nach Gastin P. B. (2001). Energy system interaction and relative contribution during maximal exercise. *Sports medicine (Auckland, N.Z.), 31*(10), S. 725–741

77 Mod. nach Swanwick, E., Matthews, M. (2018). Energy systems: a new look at aerobic metabolism in stressful exercise. *MOJ Sports Med., 2* (1), S. 15–22

78 de Marées, H. (2003). Leistungsphysiologie. Köln: SPORT und BUCH Strauß

79 Ebd.

80 Heck, H., Bartmus, U. (2022). In: Heck, H., Bartmus, U., Grabow, V. (Hrsg.), *Laktat. Stoffwechselgrundlagen, Leistungsdiagnostik, Trainingssteuerung*, S. 29–47. Berlin, Heidelberg: Springer Verlag

81 Rogatzki, M. J., Ferguson, B. S., Goodwin, M. L., Gladden, L. B. (2015). Lactate is always the end product of glycolysis. *Frontiers in neuroscience, 9*, S. 22

82 de Marées, H. (2003). *Leistungsphysiologie*. Köln: SPORT und BUCH Strauß

83 Mod. nach Eisenhut, A., Zintl, F. (2013). *Ausdauertraining. Grundlagen, Methoden, Trainingssteuerung*. München: blv

84 mod. nach Heck, H., Bartmus, U. (2022). In: Heck, H., Bartmus, U., Grabow, V. (Hrsg.), *Laktat. Stoffwechselgrundlagen, Leistungsdiagnostik, Trainingssteuerung*, S. 29–47. Berlin, Heidelberg: Springer Verlag

85 Ebd.

86 Heck, H., Bartmus, U. (2022). In: Heck, H., Bartmus, U., Grabow, V. (Hrsg.), *Laktat. Stoffwechselgrundlagen, Leistungsdiagnostik, Trainingssteuerung*, S. 29–47. Berlin, Heidelberg: Springer Verlag

87 Heck, H., Schulz, H, Bartmus, U. (2003). Diagnostics of Anaerobic Power and Capacity. *European Journal of Sport Science*. 9, S. 9

88 Cairns S. P. (2006). Lactic acid and exercise performance: culprit or friend? *Sports medicine (Auckland, N.Z.), 36*(4), S. 279–291

89 Röcker, K. (2013). Die sportmedizinische Laktatdiagnostik: Technische Rahmenbedingungen und Einsatzbereiche. *German Journal of Sports Medicine/Deutsche Zeitschrift fur Sportmedizin, 64*(12), S. 367–371

90 Vgl. Wahl, P., Bloch, W., Mester, J. (2009). Moderne Betrachtungsweisen des Laktats: Laktat ein überschätztes und zugleich unterschätztes Molekül. *Schweizerische Zeitschrift für Sportmedizin und Sporttraumatologie, 57*(3), S. 100

91 Billat, V. L., Sirvent, P., Py, G., Koralsztein, J. P., Mercier, J. (2003). The concept of maximal lactate steady state: a bridge between biochemistry, physiology and sport science. *Sports medicine (Auckland, N.Z.), 33*(6), S. 407–426

92 Heck, H., Bartmus, U. (2022). In: Heck, H., Bartmus, U., Grabow, V. (Hrsg.): *Laktat. Stoffwechselgrundlagen, Leistungsdiagnostik, Trainingssteuerung*, S. 29–47. Berlin, Heidelberg: Springer Verlag

93 de Marées, H. (2003). *Leistungsphysiologie*. Köln: SPORT und BUCH Strauß

94 Hill, A.V. (1925). The physiological basis of athletic records. *Nature, 116*: S. 544–548

95 Fröhlich, M., Kemmler, W., Pfeiffer, M. (2023). Training im Sport als Prozess-Trainingssteuerung: Modelle, Theorien, Methoden und Anpassungen. In: Güllich, A., Krüger, M. (Hrsg.). *Bewegung, Training, Leistung und Gesundheit*, S. 783–810. Berlin, Heidelberg: Springer

96 Hottenrott, K., Neumann, G. (2020). *Trainingswissenschaft. Ein Lehrbuch in 14 Lektionen*. Aachen: Meyer & Meyer Verlag

97 Mod. nach Heck, H., Bartmus, U. (2022). In: Heck, H., Bartmus, U., Grabow, V. (Hrsg.): *Laktat. Stoffwechselgrundlagen, Leistungsdiagnostik, Trainingssteuerung*, S. 29–47. Berlin, Heidelberg: Springer Verlag

98 Mod. nach Wackerhage, H., Gehlert, S., Schulz, H., Weber, S., Ring-Dimitriou, S., Heine, O. (2022). Lactate Thresholds and the Simulation of Human Energy Metabolism: Contributions by the Cologne Sports Medicine Group in the 1970s and 1980s. *Frontiers in physiology, 13*, 899670

99 Ebd.

100 Ferguson, B. S., Rogatzki, M. J., Goodwin, M. L., Kane, D. A., Rightmire, Z., Gladden, L. B. (2018). Lactate metabolism: historical context, prior misinterpretations, and current understanding. *European journal of applied physiology, 118*(4), S. 691–728

101 Brooks G. A. (2021). The "Anaerobic Threshold" Concept Is Not Valid in Physiology and Medicine. *Medicine and science in sports and exercise, 53*(5), S. 1093–1096

102 Lundby, C., Montero, D., Joyner, M. (2017). Biology of VO_2 max: looking under the physiology lamp. *Acta physiologica (Oxford, England), 220*(2), S. 218–228

103 Ebd.

104 Levine B. D. (2008). VO_{2MAX}: what do we know, and what do we still need to know? *The Journal of physiology, 586*(1), S. 25–34

105 Jones, A. M., Burnley, M. (2009). Oxygen uptake kinetics: an underappreciated determinant of exercise performance. International journal of sports physiology and performance, 4(4), S. 524–532

106 Uth, N., Sørensen, H., Overgaard, K., Pedersen, P. K. (2004). Estimation of VO_{2MAX} from the ratio between HRmax and HRrest--the Heart Rate Ratio Method. *European journal of applied physiology, 91*(1), S. 111–115

107 Rexhepi, A. M., Brestovci, B. (2014). Prediction of VO_{2MAX} based on age, body mass, and resting heart rate. *Human Movement, 15*(1), S. 56–59

108 George, J. D., Vehrs, P. R., Allsen, P. E., Fellingham, G. W., Fisher, A. G. (1993). VO_{2MAX} estimation from a submaximal 1-mile track jog for fit college-age individuals. *Medicine and science in sports and exercise, 25*(3), S. 401–406

109 Ebd.

110 Podlogar, T., Leo, P., Spragg, J. (2022). Using VO_{2MAX} as a marker of training status in athletes - can we do better? *Journal of applied physiology (Bethesda, Md.: 1985), 133*(1), S. 144–147

111 Olivier, N., Marschall, F., Büsch, D. (2016). *Grundlagen der Trainingswissenschaft und -lehre.* Schornforf: Hofmann

112 Fröhlich, M., Kemmler, W., Pfeiffer, M. (2023). Training im Sport als Prozess–Trainingssteuerung: Modelle, Theorien, Methoden und Anpassungen. In: Güllich, A., Krüger, M. (Hrsg.). *Bewegung, Training, Leistung und Gesundheit* (S. 783–810). Berlin, Heidelberg: Springer

113 Hohmann, A., Lames, M., Letzelter, M. (2020). *Einführung in die Trainingswissenschaft.* Wiebelsheim: Limpert

114 Ebd.

115 Fröhlich, M., Kemmler, W., Pfeiffer, M. (2023). Training im Sport als Prozess–Trainingssteuerung: Modelle, Theorien, Methoden und Anpassungen. In: Güllich, A., Krüger, M. (eds). *Bewegung, Training, Leistung und Gesundheit* (S. 783–810). Berlin, Heidelberg: Springer

116 Heinonen, I., Kalliokoski, K. K., Hannukainen, J. C., Duncker, D. J., Nuutila, P., Knuuti, J. (2014). Organ-specific physiological responses to acute physical exercise and long-term training in humans. *Physiology (Bethesda, Md.), 29*(6), S. 421–436

117 Vega, R. B., Konhilas, J. P., Kelly, D. P., Leinwand, L. A. (2017). Molecular Mechanisms Underlying Cardiac Adaptation to Exercise. Cell metabolism, 25(5), S. 1012–1026

118 Hottenrott, K., Neumann, G. (2020). *Trainingswissenschaft. Ein Lehrbuch in 14 Lektionen.* Aachen: Meyer & Meyer Verlag

119 Daten aus Benson, R., Connolly, D. (2020). *Heart rate training. Customize your training based on individual data and goals.* Champaign, IL: Human Kinetics

120 Gronwald, T., Törpel, A., Herold, F., Budde, H. (2020). Perspective of Dose and Response for Individualized Physical Exercise and Training Prescription. *J. Funct. Morphol. Kinesiol., 5* (3), S. 48

121 Düking, P., Achtzehn, S., Holmberg, H. C., Sperlich, B. (2018). Integrated Framework of Load Monitoring by a Combination of Smartphone Applications, Wearables and Point of Care Testing Provides Feedback that Allows Individual Responsive Adjustments to Activities of Daily Living. *Sensors, 18*(5), S. 1632

122 Buchheit M. (2014). Monitoring training status with HR measures: do all roads lead to Rome? *Frontiers in physiology, 5*, S. 73

123 White, D. W., Raven, P. B. (2014). Autonomic neural control of heart rate during dynamic exercise: revisited. *J. Physiol., 592*, S. 2491–2500

124 Rowell, L. B. (1993). *Human cardiovascular control.* New York: Oxford University Press

125 Smith, D. L., Fernhall, B. (2011). *Advanced cardiovascular exercise physiology.* Champaign: Human Kinetics

126 Ebd.

127 White, D.W., Raven, P. B. (2014). Autonomic neural control of heart rate during dynamic exercise: revisited. *J. Physiol., 592*, S. 2491–2500

128 Rowell, L. B. (1993). *Human cardiovascular control.* New York: Oxford University Press

129 Michael, S., Graham, K. S., Davis, G. M., Oam (2017). Cardiac Autonomic Responses during Exercise and Post-exercise Recovery Using Heart Rate Variability and Systolic Time Intervals-A Review. *Frontiers in physiology, 8*, S. 301

130 Mod. nach White, D.W., Raven, P. B. (2014). Autonomic neural control of heart rate during dynamic exercise: revisited. *J. Physiol., 592*, S. 2491–2500. Aus Rowell, L.B. (1993). *Human cardiovascular control*. New York: Oxford University Press

131 Hottenrott, K. (2006). *Trainingskontrolle mit Herzfrequenz-Messgeräten* Aachen: Meyer & Meyer Verlag

132 Such, U., Meyer, T. (2010). Die maximale Herzfrequenz. *Deutsche Zeitschrift für Sportmedizin, 61*(12), S. 310–311

133 Löllgen, H., Leyk, D. (2018). Exercise testing in sports medicine. *Deutsches Ärzteblatt International, 115*(24), 409

134 Nes, B. M., Janszky, I., Wisløff, U., Støylen, A., Karlsen, T. (2013). Age-predicted maximal heart rate in healthy subjects: The HUNT fitness study. *Scandinavian journal of medicine & science in sports, 23*(6), S. 697–704

135 Lach, J., Wiecha, S., Śliż, D., Price, S., Zaborski, M., Cieśliński, I., Postuła, M., Knechtle, B., Mamcarz, A. (2021). HR Max Prediction Based on Age, Body Composition, Fitness Level, Testing Modality and Sex in Physically Active Population. *Frontiers in physiology, 12*, 695950

136 Fox, S.M., Haskell, W.L. (1970). The exercise stress test: needs for standardization. In: M. Eliakim, H.N. Neufeld (Hrsg..), *Cardiology: Current Topics and Progress* (S. 149–154). New York: Academic Press

137 Miller, W. C., Wallace, J. P., Eggert, K. E. (1993). Predicting max HR and the HR-VO2 relationship for exercise prescription in obesity. *Medicine and science in sports and exercise, 25*(9), S. 1077–1081

138 Tanaka, H., Monahan, K. D., Seals, D. R. (2001). Age-predicted maximal heart rate revisited. *Journal of the American College of Cardiology, 37*(1), S. 153–156

139 Bushman, B. A. (2014). Determining the I (Intensity) for a FITT-VP aerobic exercise prescription. *ACSM's Health & Fitness Journal, 18*(3), S. 4–7

140 Coote, J. H. (2010). Recovery of heart rate following intense dynamic exercise. *Experimental physiology, 95*(3), S. 431–440

141 Hottenrott, K. (2006). *Trainingskontrolle mit Herzfrequenz-Messgeräten*. Aachen: Meyer & Meyer Verlag

142 Michael, S., Graham, K. S., Oam, G.M.D. (2017). Cardiac Autonomic Responses during Exercise and Post-exercise Recovery Using Heart Rate Variability and Systolic Time Intervals-A Review. *Frontiers in physiology, 8*, S. 301

143 Hottenrott, K. (2006). *Trainingskontrolle mit Herzfrequenz-Messgeräten*. Aachen: Meyer & Meyer Verlag

144 Buchheit M. (2014). Monitoring training status with HR measures: do all roads lead to Rome? *Frontiers in physiology, 5*, S. 73

145 White, D.W., Raven, P. B. (2014). Autonomic neural control of heart rate during dynamic exercise: revisited. *J. Physiol., 592*, S. 2491–2500

146 Hottenrott, K. (2006). *Trainingskontrolle mit Herzfrequenz-Messgeräten*. Aachen: Meyer & Meyer Verlag

147 Task Force (1996). Task Force of the European Society of Cardiology and the North American Society of Pacing and Electrophysiology: Heart rate variability - Standards of measurement, physiological interpretation and clinical use. *Circulation, 93*, S. 1043–1065

148 Berntson, G. G., Bigger, J. T. J., Eckberg, D. L., Grossman, P., Kaufmann, P. G., Malik, M., Nagaraja, H. N., Porges, S. W., Saul, J. P., Stone, P. H., der, v., Molen, M. W. (1997). Heart rate variability: origins, methods, and interpretive caveats. *Psychophysiology, 34* (6), S. 623–648

149 Esperer, H.-D. (2004). Physiologische Grundlagen der Herzfrequenzvariabilität. In K. Hottenrott (Hrsg.), *Herzfrequenzvariabilität im Fitness und Gesundheitssport* (Schriften der Deutschen Vereinigung für Sportwissenschaft, Band 142, S. 11–40). Hamburg: Czwalina Verlag

150 Laborde, S., Mosley, E., Thayer, J. F. (2017). Heart Rate Variability and Cardiac Vagal Tone in Psychophysiological Research - Recommendations for Experiment Planning, Data Analysis, and Data Reporting. *Frontiers in psychology, 8*, S. 213

151 Michael, S., Graham, K. S., Oam, G.M.D. (2017). Cardiac Autonomic Responses during Exercise and Post-exercise Recovery Using Heart Rate Variability and Systolic Time Intervals-A Review. *Frontiers in physiology, 8*, S. 301

152 Hottenrott, K., Gronwald, T. (2014). Bedeutung der Herzfrequenzvariabilität für die Regenerationssteuerung. *Leistungssport, 44* (5), S. 9–13

153 Voss, A., Schroeder, R., Heitmann, A., Peters, A., Perz, S. (2015). Short-term heart rate variability--influence of gender and age in healthy subjects. *PloS one, 10*(3), e0118308

154 Fatisson, J., Oswald, V., Lalonde, F. (2016). Influence diagram of physiological and environmental factors affecting heart rate variability: an extended literature overview. *Heart Int., 11* (1), e32-e40

155 Sammito, S., Böckelmann, I. (2016). Möglichkeiten und Einschränkungen der Herzfrequenzmessung und der Analyse der Herzfrequenzvariabilität mittels mobiler Messgeräte. *Herzschr Elektrophys, 27*, S. 38–45

156 Natarajan, A., Pantelopoulos, A., Emir-Farinas, H., Natarajan, P. (2020). Heart rate variability with photoplethysmography in 8 million individuals: a cross-sectional study. *The Lancet. Digital health*, 2(12), e650–e657

157 Altini, M., Plews, D. (2021). What Is behind Changes in Resting Heart Rate and Heart Rate Variability? A Large-Scale Analysis of Longitudinal Measurements Acquired in Free-Living. *Sensors, 21*(23), 7932.

158 mod. nach Hoos, O. (2009). Herzfrequenzvariabilität und Physiotherapie. Grundlagen, Methoden und Anwendungen. *Z. Physiotherapeuten, 61* (3), S. 277–282

159 Eckberg, D. L. (2000). Physiological basis for human autonomic rhythms. *Annals of medicine, 32*(5), S. 341–349

160 Kilpatrick, M., Foster, C., Robertson, R., Green, M. (2020). Scientific rationale for RPE use in fitness assessment and exercise participation. *ACSM's Health & Fitness Journal, 24*(4), S, 24–30

161 Borg, G. (1982). Psychophysical bases of perceived exertion. *Med. Sci. Sports Exerc., 14*, S. 377–381

162 Zum Beispiel nach Foster, C., Florhaug, J. A., Franklin, J., Gottschall, L., Hrovatin, L. A., Parker, S., Dodge, C. (2001). A new approach to monitoring exercise training. *The Journal of Strength & Conditioning Research, 15*(1), S. 109–115

163 Helms, E. R., Cronin, J., Storey, A., Zourdos, M. C. (2016). Application of the Repetitions in Reserve-Based Rating of Perceived Exertion Scale for Resistance Training. *Strength and conditioning journal, 38*(4), S. 42–49

164 Lagally, K. M., Robertson, R. J. (2006). Construct validity of the OMNI resistance exercise scale. *Journal of strength and conditioning research, 20*(2), S. 252–256

165 Robertson, R. J., Goss, F. L., Rutkowski, J., Lenz, B., Dixon, C., Timmer, J., Frazee, K., Dube, J., Andreacci, J. (2003). Concurrent validation of the OMNI perceived exertion scale for resistance exercise. *Medicine and science in sports and exercise, 35*(2), S. 333–341

166 Abe, D., Yoshida, T., Ueoka, H., Sugiyama, K., Fukuoka, Y. (2015). Relationship between perceived exertion and blood lactate concentrations during incremental running test in young females. *BMC sports science, medicine & rehabilitation, 7*, S. 5

167 Chen, M. J., Fan, X., Moe, S. T. (2002). Criterion-related validity of the Borg ratings of perceived exertion scale in healthy individuals: a meta-analysis. *Journal of sports sciences, 20*(11), S. 873–899

168 Gabbett, T. J., Domrow, N. (2007). Relationships between training load, injury, and fitness in sub-elite collision sport athletes. *Journal of sports sciences, 25*(13), S. 1507–1519

169 Herman, L., Foster, C., Maher, M.A., Mikat, R.P., Porcari, J.P. (2006). Validity and reliability of the session RPE method for monitoring exercise training intensity. *South African Journal of Sports Medicine, 18* (1), S. 14–17

170 Day, M. L., McGuigan, M. R., Brice, G., Foster, C. (2004). Monitoring exercise intensity during resistance training using the session RPE scale. *Journal of strength and conditioning research, 18*(2), S. 353–358

171 Ebd.

172 Morishita, S., Yamauchi, S., Fujisawa, C., Domen, K. (2013). Rating of Perceived Exertion for Quantification of the Intensity of Resistance Exercise. *International Journal of Physical Medicine and Rehabilitation, 1*, S. 1–4

173 Singh, F., Foster, C., Tod, D., McGuigan, M. R. (2007). Monitoring different types of resistance training using session rating of perceived exertion. *International journal of sports physiology and performance, 2*(1), S. 34–45

174 Borg, G. (2004). Anstrengungsempfinden und körperliche Aktivität. *Deutsches Ärzteblatt, 101* (15), S. 1016–1021

175 Eston, R. G., Parfitt, G. (2018). Perceived exertion, heart rate, and other non-invasive methods for exercise testing and intensity control. In K. Norton, R. Eston (Hrsg.), *Kinanthropometry and Exercise Physiology* (S. 464–499), New York: Routledge

176 Foster, C., Florhaug, J. A., Franklin, J., Gottschall, L., Hrovatin, L. A., Parker, S., Dodge, C. (2001). A new approach to monitoring exercise training. *The Journal of Strength & Conditioning Research, 15*(1), S. 109–115

177 Arney, B. E., Glover, R., Fusco, A., Cortis, C., de Koning, J. J., van Erp, T., Jaime, S., Mikat, R. P., Porcari, J. P., Foster, C. (2019). Comparison of RPE (Rating of Perceived Exertion) Scales for Session RPE. *International journal of sports physiology and performance, 14*(7), S. 994–996

178 Faude, O., Meyer, T. (2008). Methodische Aspekte der Laktatbestimmung. *Deutsche Zeitschrift fur Sportmedizin, 59*(12), S. 305–309

179 Bonaventura, J. M., Sharpe, K., Knight, E., Fuller, K. L., Tanner, R. K., Gore, C. J. (2015). Reliability and accuracy of six hand-held blood lactate analysers. *Journal of sports science & medicine, 14*(1), S. 203–214

180 Van Hooren, B., Souren, T., Bongers, B. C. (2023). Accuracy of respiratory gas variables, substrate, and energy use from 15 CPET systems during simulated and human exercise. *Scandinavian journal of medicine & science in sports,* 10.1111/sms.14490

181 Midgley, A. W., Bentley, D. J., Luttikholt, H., McNaughton, L. R., Millet, G. P. (2008). Challenging a dogma of exercise physiology: does an incremental exercise test for valid VO 2 max determination really need to last between 8 and 12 minutes? *Sports medicine (Auckland, N.Z.), 38*(6), S. 441–447

182 Röcker, K. (2013). Die sportmedizinische Laktatdiagnostik: Technische Rahmenbedingungen und Einsatzbereiche. *German Journal of Sports Medicine/Deutsche Zeitschrift fur Sportmedizin, 64*(12), S. 367–371

183 Beneke, R., Leithäuser, R. M., Ochentel, O. (2011). Blood lactate diagnostics in exercise testing and training. *International journal of sports physiology and performance, 6*(1), S. 8–24

184 Billat, V. L., Sirvent, P., Py, G., Koralsztein, J. P., Mercier, J. (2003). The concept of maximal lactate steady state: a bridge between biochemistry, physiology and sport science. *Sports medicine (Auckland, N.Z.), 33*(6), S. 407–426

185 Mader, A., Liesen, H., Heck, H., Philippi, H., Rost, R., Schuerch, P., Hollmann, W. (1976). Zur Beurteilung der sportartspezifischen Ausdauerleistungsfähigkeit im Labor. *Sporttarzt und Sportmedizin, 27*, S. 80–112

186 Wackerhage H. (2021). Contributions by the Cologne group to the development of lactate exercise testing and anaerobic threshold concepts in the 1970s and 1980s. *The Journal of physiology, 599*(5), S. 1713–1714

187 Heck, H., Mader, A., Hess, G., Mücke, S., Müller, R., Hollmann, W. (1985). Justification of the 4-mmol/l lactate threshold. *International journal of sports medicine, 6*(3), S. 117–130

188 Poole, D. C., Rossiter, H. B., Brooks, G. A., Gladden, L. B. (2021). The anaerobic threshold: 50+ years of controversy. *The Journal of physiology, 599*(3), S. 737–767

189 Faude, O., Kindermann, W., Meyer, T. (2009). Lactate threshold concepts: how valid are they? *Sports medicine (Auckland, N.Z.), 39*(6), S. 469–490

190 Westhoff, M., Rühle, K. H., Greiwing, A., Schomaker, R., Eschenbacher, H., Siepmann, M., Lehnigk, B. (2013). Ventilatorische und metabolische (Laktat-)Schwellen. Positionspapier der Arbeitsgemeinschaft Spiroergometrie [Positional paper of the German working group "cardiopulmonary exercise testing" to ventilatory and metabolic (lactate) thresholds]. *Deutsche medizinische Wochenschrift (1946), 138*(6), S. 275–280

191 Jamnick, N. A., Botella, J., Pyne, D. B., Bishop, D. J. (2018). Manipulating graded exercise test variables affects the validity of the lactate threshold and VO2peak. *PloS one, 13*(7), e0199794

192 Wasserman, K., Whipp, B. J., Koyl, S. N., Beaver, W. L. (1973). Anaerobic threshold and respiratory gas exchange during exercise. *Journal of applied physiology, 35*(2), S. 236–243

193 Glaab, T., Schmidt, O., Fritsch, J. (2020). Spiroergometrie kompakt–Physiologie, Durchführung und Auswertung. *Pneumologie, 74*(02), S. 88–102

194 Hogan M. C. (2021). What Wasserman wrought: a celebratory review of 50 years of research arising from the concept of an 'anaerobic threshold'. *The Journal of physiology, 599*(4), S. 1005

195 Caen, K., Bourgois, J. G., Stassijns, E., Boone, J. (2022). A longitudinal study on the interchangeable use of whole-body and local exercise thresholds in cycling. *European journal of applied physiology, 122*(7), S. 1657–1670

196 Pallarés, J. G., Morán-Navarro, R., Ortega, J. F., Fernández-Elías, V. E., Mora-Rodriguez, R. (2016). Validity and Reliability of Ventilatory and Blood Lactate Thresholds in Well-Trained Cyclists. *PloS one, 11*(9), e0163389

197 Hurst J. W. (1998). Naming of the waves in the ECG, with a brief account of their genesis. *Circulation, 98*(18), S. 1937–1942

198 Schaffarczyk, M., Rogers, B., Reer, R., Gronwald, T. (2022). Fractal correlation properties of HRV as a noninvasive biomarker to assess the physiological status of triathletes during simulated warm-up sessions at low exercise intensity: a pilot study. *BMC Sports Science, Medicine and Rehabilitation, 14*, S. 203

199 Rogers, B., Schaffarczyk, M., Clauß, M., Mourot, L., Gronwald, T. (2022). The Movesense Medical Sensor Chest Belt Device as Single Channel ECG for RR Interval Detection and HRV Analysis during Resting State and Incremental Exercise: A Cross-Sectional Validation Study. *Sensors, 22* (5), S. 2032

200 Burma, J. S., Lapointe, A. P., Soroush, A., Oni, I. K., Smirl, J. D., Dunn, J. F. (2021). Insufficient sampling frequencies skew heart rate variability estimates: Implications for extracting heart rate metrics from neuroimaging and physiological data. *Journal of Biomedical Informatics, 123*, 103934

201 mod. nach Achten, J., Jeukendrup, A.E. (2003). Heart rate monitoring. Applications and limitations. *Sports Med., 33*, S. 517–538

202 John, D., Sforzo, G.A., Swensen, T. (2007). Monitoring exercise heart rate using manual palpation. *ACSM's Health & Fitness Journal, 11* (6), S. 14–18

203 Charlton, P. H., Kyriacou, P. A., Mant, J., Marozas, V., Chowienczyk, P., Alastruey, J. (2022). Wearable photoplethysmography for cardiovascular monitoring. *Proceedings of the IEEE, 110*(3), S. 355–381

204 Charlton, P. H., Pilt, K., Kyriacou, P. A. (2022). Establishing best practices in photoplethysmography signal acquisition and processing. *Physiological Measurement, 43*(5), 050301

205 Stone, J. D., Ulman, H. K., Tran, K., Thompson, A. G., Halter, M. D., Ramadan, J. H., Stephenson, M., Finomore, V. S., Jr, Galster, S. M., Rezai, A. R., Hagen, J. A. (2021). Assessing the Accuracy of Popular Commercial Technologies That Measure Resting Heart Rate and Heart Rate Variability. *Frontiers in sports and active living, 3*, 585870

206 Dobbs, W.C., Fedewa, M.V., MacDonald, H.V., Holmes, C.J., Cicone, Z.S., Plews, D.J., Esco, M.R. (2019). The accuracy of acquiring heart rate variability from portable devices: a systematic review and meta-analysis. *Sports Med., 49* (3), S. 417–435

207 Stone, J. D., Ulman, H. K., Tran, K., Thompson, A. G., Halter, M. D., Ramadan, J. H., Stephenson, M., Finomore, V. S., Jr, Galster, S. M., Rezai, A. R., Hagen, J. A. (2021). Assessing the Accuracy of Popular Commercial Technologies That Measure Resting Heart Rate and Heart Rate Variability. *Frontiers in sports and active living, 3*, 585870

208 Plews, D. J., Scott, B., Altini, M., Wood, M., Kilding, A. E., Laursen, P. B. (2017). Comparison of heart-rate-variability recording with smartphone photoplethysmography, polar H7 chest strap, and electrocardiography. *International journal of sports physiology and performance, 12*(10), S. 1324–1328

209 Ebd.

210 Altini, M., Amft, O. (2016). HRV4Training: Large-scale longitudinal training load analysis in unconstrained free-living settings using a smartphone application. *Annual International Conference of the IEEE Engineering in Medicine and Biology Society. IEEE Engineering in Medicine and Biology Society. Annual International Conference, 2016*, S. 2610–2613

211 Kinnunen, H., Rantanen, A., Kenttä, T., Koskimäki, H. (2020). Feasible assessment of recovery and cardiovascular health: accuracy of nocturnal HR and HRV assessed via ring PPG in comparison to medical grade ECG. *Physiological measurement, 41*(4), 04NT01

212 Stone, J. D., Ulman, H. K., Tran, K., Thompson, A. G., Halter, M. D., Ramadan, J. H., Stephenson, M., Finomore, V. S., Jr, Galster, S. M., Rezai, A. R., Hagen, J. A. (2021). Assessing the Accuracy of Popular Commercial Technologies That Measure Resting Heart Rate and Heart Rate Variability. *Frontiers in sports and active living, 3*, 585870

213 Altini, M., Kinnunen, H. (2021). The Promise of Sleep: A Multi-Sensor Approach for Accurate Sleep Stage Detection Using the Oura Ring. *Sensors, 21*(13), S. 4302

214 Rogers, B., Schaffarczyk, M., Clauß, M., Mourot, L., Gronwald, T. (2022). The Movesense Medical Sensor Chest Belt Device as Single Channel ECG for RR Interval Detection and HRV Analysis during Resting State and Incremental Exercise: A Cross-Sectional Validation Study. *Sensors, 22* (5), S. 2032

215 Schaffarczyk, M., Rogers, B., Reer, R., Gronwald, T. (2022). Validity of the Polar H10 Sensor for Heart Rate Variability Analysis during Resting State and Incremental Exercise in Recreational Men and Women. *Sensors, 22* (17), S. 6536

216 Miller, D. J., Sargent, C., Roach, G. D. (2022). A Validation of Six Wearable Devices for Estimating Sleep, Heart Rate and Heart Rate Variability in Healthy Adults. *Sensors, 22*(16), S. 6317

217 Altini, M., Kinnunen, H. (2021). The Promise of Sleep: A Multi-Sensor Approach for Accurate Sleep Stage Detection Using the Oura Ring. *Sensors, 21*(13), S. 4302

218 Mod. nach Charlton, P. H., Pilt, K., Kyriacou, P. A. (2022). Establishing best practices in photoplethysmography signal acquisition and processing. *Physiological Measurement, 43*(5), 050301

219 Bent, B., Goldstein, B. A., Kibbe, W. A., Dunn, J. P. (2020). Investigating sources of inaccuracy in wearable optical heart rate sensors. *NPJ digital medicine, 3*(1), S. 18

220 McGuigan, M. (2017). *Monitoring training and performance in athletes.* Champaign: Human Kinetics

221 Scheid, J. L., O'Donnell, E. (2019). Revisiting heart rate target zones through the lens of wearable technology. *ACSM's Health & Fitness Journal, 23* (3), S. 21–26

222 Stone, J. D., Ulman, H. K., Tran, K., Thompson, A. G., Halter, M. D., Ramadan, J. H., Stephenson, M., Finomore, V. S., Jr, Galster, S. M., Rezai, A. R., Hagen, J. A. (2021). Assessing the Accuracy of Popular Commercial Technologies That Measure Resting Heart Rate and Heart Rate Variability. *Frontiers in sports and active living, 3,* 585870

223 Miller, D. J., Sargent, C., Roach, G. D. (2022). A Validation of Six Wearable Devices for Estimating Sleep, Heart Rate and Heart Rate Variability in Healthy Adults. *Sensors, 22*(16), 6317

224 vgl. Windt, J., MacDonald, K., Taylor, D., Zumbo, B. D., Sporer, B. C., Martin, D. T. (2020). "To tech or not to tech?" A critical decision-making framework for implementing technology in sport. *Journal of Athletic Training, 55*(9), S. 902–910

225 Sperlich, B., Matzka, M., Holmberg, H. C. (2023). The proportional distribution of training by elite endurance athletes at different intensities during different phases of the season. *Frontiers in sports and active living, 5,* 1258585

226 Jamnick, N. A., Pettitt, R. W., Granata, C., Pyne, D. B., Bishop, D. J. (2020). An Examination and Critique of Current Methods to Determine Exercise Intensity. *Sports medicine (Auckland, N.Z.), 50*(10), S. 1729–1756

227 Ebd.

228 Mann, T., Lamberts, R.P., Lambert, M. I. (2013). Methods of prescribing relative exercise intensity: physiological and practical considerations. *Sports Med., 43,* S. 613–625

229 Vgl. Jamnick, N. A., Pettitt, R. W., Granata, C., Pyne, D. B., Bishop, D. J. (2020). An Examination and Critique of Current Methods to Determine Exercise Intensity. *Sports medicine (Auckland, N.Z.), 50*(10), S. 1729–1756

230 Vgl. Meyler, S., Bottoms, L., Muniz-Pumares, D. (2021). Biological and methodological factors affecting VO_{2MAX} response variability to endurance training and the influence of exercise intensity prescription. *Experimental physiology, 106*(7), S. 1410–1424

231 Iannetta, D., Inglis, E. C., Mattu, A. T., Fontana, F. Y., Pogliaghi, S., Keir, D. A., Murias, J. M. (2020). A Critical Evaluation of Current Methods for Exercise Prescription in Women and Men. *Medicine and science in sports and exercise, 52*(2), S. 466–473

232 Scharhag-Rosenberger, F., Meyer, T., Gässler, N., Faude, O., Kindermann, W. (2010). Exercise at given percentages of VO_{2MAX}: heterogeneous metabolic responses between individuals. *Journal of science and medicine in sport, 13*(1), S. 74–79

233 Meyer, T., Gabriel, H. H., Kindermann, W. (1999). Is determination of exercise intensities as percentages of VO_{2MAX} or HRmax adequate? *Medicine and science in sports and exercise, 31*(9), S. 1342–1345

234 Jones, A. M., Burnley, M., Black, M. I., Poole, D. C., Vanhatalo, A. (2019). The maximal metabolic steady state: redefining the 'gold standard'. *Physiological reports, 7*(10), e14098

235 Ebd.

236 Kaufmann, S., Gronwald, T., Herold, F., Hoos, O. (2023). Heart rate variability derived thresholds for exercise intensity prescription in endurance sports: A systematic review on interrelations and agreement with different ventilatory and blood lactate thresholds. *Sports Medicine - Open, 9* (1), S. 59

237 Gronwald, T., Hoos, O. (2020). Correlation properties of heart rate variability during endurance exercise: a systematic review. *Ann. Noninvasive Electrocardiol., 25* (1), e1269

238 Gronwald, T., Rogers, B., Hoos, O. (2020b). Fractal correlation properties of heart rate variability: A new biomarker for intensity distribution in endurance exercise and training prescription? *Frontiers in Physiology - Exercise Physiology, 11,* 550572

239 Gronwald, T., Berk, S., Altini, M., Mourot, L., Hoos, O., Rogers, B. (2021). Real-time estimation of aerobic threshold and exercise intensity distribution using fractal correlation properties of heart rate variability: A single-case field application in a former Olympic triathlete. *Front. Sports Act. Living, 3,* 66881248

240 Rogers, B., Gronwald, T. (2022). Fractal correlation properties of heart rate variability as a biomarker for intensity distribution and training prescription in endurance exercise: An update. *Frontiers in Physiology - Exercise Physiology, 13*, 879071

241 Mann, T., Lamberts, R. P., Lambert, M. I. (2013). Methods of prescribing relative exercise intensity: physiological and practical considerations. *Sports Med., 43*, S. 613–625

242 Jamnick, N. A., Pettitt, R. W., Granata, C., Pyne, D. B., Bishop, D. J. (2020). An Examination and Critique of Current Methods to Determine Exercise Intensity. *Sports medicine (Auckland, N.Z.), 50*(10), S. 1729–1756

243 Lehtonen, E., Gagnon, D., Eklund, D., Kaseva, K., Peltonen, J. E. (2022). Hierarchical framework to improve individualised exercise prescription in adults: a critical review. *BMJ open sport & exercise medicine, 8*(2), e001339

244 Meyler, S., Bottoms, L., Muniz-Pumares, D. (2021). Biological and methodological factors affecting VO_{2MAX} response variability to endurance training and the influence of exercise intensity prescription. *Experimental physiology, 106*(7), S. 1410–1424

245 Lehtonen, E., Gagnon, D., Eklund, D., Kaseva, K., Peltonen, J. E. (2022). Hierarchical framework to improve individualised exercise prescription in adults: a critical review. *BMJ open sport & exercise medicine, 8*(2), e001339.

246 Eisenhut, A., Zintl, F. (2013). *Ausdauertraining. Grundlagen, Methoden, Trainingssteuerung.* München: blv

247 Swiss Olympic (2016). *Manual Leistungsdiagnostik.* Magglingen: Swiss Olympic

248 Ebd.

249 Erweitert nach ebd.

250 Maunder, E., Seiler, S., Mildenhall, M. J., Kilding, A. E., Plews, D. J. (2021). The Importance of 'Durability' in the Physiological Profiling of Endurance Athletes. *Sports medicine (Auckland, N.Z.), 51*(8), S. 1619–1628

251 Smyth, B., Maunder, E., Meyler, S., Hunter, B., Muniz-Pumares, D. (2022). Decoupling of Internal and External Workload During a Marathon: An Analysis of Durability in 82,303 Recreational Runners. *Sports medicine (Auckland, N.Z.), 52*(9), S. 2283–2295

252 Smith, D. L., Fernhall, B. (2011). *Advanced cardiovascular exercise physiology.* Champaign: Human Kinetics

253 Fritzsche, R. G., Switzer, T. W., Hodgkinson, B. J., Coyle, E. F. (1999). Stroke volume decline during prolonged exercise is influenced by the increase in heart rate. *Journal of Applied Physiology, 86*(3), S. 799–805

254 Ebd.

255 Coyle, E. F., Gonzalez-Alonso, J. (2001). Cardiovascular drift during prolonged exercise: new perspectives. *Exercise and sport sciences reviews, 29*(2), S. 88–92

256 Hottenrott, K. (2006). *Trainingskontrolle mit Herzfrequenz-Messgeräten.* Aachen: Meyer & Meyer Verlag

257 Gronwald, T., Hollander, K. (2021). *Funktionelles Krafttraining für Läufer. Das Programm, um deine Performance zu steigern, die Technik zu verbessern und Verletzungen vorzubeugen.* München: riva Verlag

258 mod. nach Garber, C. E., Blissmer, B., Deschenes, M. R., Franklin, B. A., Lamonte, M. J., Lee, I. M., Nieman, D. C., Swain, D. P., American College of Sports Medicine (2011). American College of Sports Medicine position stand. Quantity and quality of exercise for developing and maintaining cardiorespiratory, musculoskeletal, and neuromotor fitness in apparently healthy adults: guidance for prescribing exercise. *Medicine and science in sports and exercise, 43*(7), S. 1334–1359

259 Mod. nach Hottenrott, K. (2006). *Trainingskontrolle mit Herzfrequenz-Messgeräten.* Aachen: Meyer & Meyer Verlag

260 Hottenrott, K., Neumann, G. (2012). Geschlechtsspezifische Formel für optimale Trainingsherzfrequenzen. *Schweizerische Zeitschrift fur Sportmedizin und Sporttraumatologie, 60* (3), S. 102–105

261 Zum Beispiel Garber, C. E., Blissmer, B., Deschenes, M. R., Franklin, B. A., Lamonte, M. J., Lee, I. M., Nieman, D. C., Swain, D. P., American College of Sports Medicine (2011). American College of Sports Medicine position stand. Quantity and quality of exercise for developing and maintaining cardiorespiratory, musculoskeletal, and neuromotor fitness in apparently healthy adults: guidance for prescribing exercise. *Medicine and science in sports and exercise, 43*(7), S. 1334–1359

262 Beltz, N. M., Gibson, A. L., Janot, J. M., Kravitz, L., Mermier, C. M., Dalleck, L. C. (2016). Graded Exercise Testing Protocols for the Determination of VO_{2MAX}: Historical Perspectives, Progress, and Future Considerations. *Journal of sports medicine (Hindawi Publishing Corporation), 2016*, 3968393

263 Pettitt, R. W., Clark, I. E., Ebner, S. M., Sedgeman, D. T., Murray, S. R. (2013). Gas exchange threshold and VO_{2MAX} testing for athletes: an update. *Journal of strength and conditioning research, 27*(2), S. 549–555

264 Poole, D. C., Jones, A. M. (2012). Oxygen uptake kinetics. *Comprehensive Physiology, 2*(2), S. 933–996

265 Millet, G.P., Burtscher, J., Bourdillon, N., Manferdelli, G., Burtscher. M., Sandbakk, O. (2023). The V˙O2max Legacy of Hill and Lupton (1923) – 100 Years On. *International Journal of Sports Physiology and Performance*, online ahead of print.

266 Martin-Rincon, M., Calbet, J. A. L. (2020). Progress Update and Challenges on V. O_{2max} Testing and Interpretation. *Frontiers in physiology, 11*, S. 1070

267 Seiler S. (2010). What is best practice for training intensity and duration distribution in endurance athletes? *International journal of sports physiology and performance, 5*(3), S. 276–291

268 Westhoff, M., Rühle, K. H., Greiwing, A., Schomaker, R., Eschenbacher, H., Siepmann, M., Lehnigk, B. (2013). Ventilatorische und metabolische (Laktat-)Schwellen. Positionspapier der Arbeitsgemeinschaft Spiroergometrie [Positional paper of the German working group »cardiopulmonary exercise testing« to ventilatory and metabolic (lactate) thresholds]. *Deutsche medizinische Wochenschrift (1946), 138*(6), S. 275–280

269 Swaine, I. L., Emmett, J., Murty, D., Dickinson, C., Dudfield, M. (1995). Rating of perceived exertion and heart rate relative to ventilatory threshold in women. *British journal of sports medicine, 29*(1), S. 57–60

270 Hill, D. W., Cureton, K. J., Grisham, S. C., Collins, M. A. (1987). Effect of training on the rating of perceived exertion at the ventilatory threshold. *European journal of applied physiology and occupational physiology, 56*(2), S. 206–211

271 Fabre, N., Mourot, L., Zerbini, L., Pellegrini, B., Bortolan, L., Schena, F. (2013). A novel approach for lactate threshold assessment based on rating of perceived exertion. *International journal of sports physiology and performance, 8*(3), S. 263–270

272 Elsangedy, H. M., Krinski, K., Costa, E. C., Haile, L., Fonteles, A. I., da Silva Timossi, L., da Silva, S. G. (2013). The rating of perceived exertion is not different at the ventilatory threshold in sedentary women with different body mass indices. *Journal of Exercise Science & Fitness, 11*(2), S. 102-106

273 Hydren, J. R., Cohen, B. S. (2015). Current Scientific Evidence for a Polarized Cardiovascular Endurance Training Model. *Journal of strength and conditioning research, 29*(12), S. 3523–3530

274 Garber, C. E., Blissmer, B., Deschenes, M. R., Franklin, B. A., Lamonte, M. J., Lee, I. M., Nieman, D. C., Swain, D. P., American College of Sports Medicine (2011). American College of Sports Medicine position stand. Quantity and quality of exercise for developing and maintaining cardiorespiratory, musculoskeletal, and neuromotor fitness in apparently healthy adults: guidance for prescribing exercise. *Medicine and science in sports and exercise, 43*(7), S. 1334–1359

275 Bok, D., Rakovac, M., Foster, C. (2022). An Examination and Critique of Subjective Methods to Determine Exercise Intensity: The Talk Test, Feeling Scale, and Rating of Perceived Exertion. *Sports medicine (Auckland, N.Z.), 52*(9), S. 2085–2109

276 Lehtonen, E., Gagnon, D., Eklund, D., Kaseva, K., Peltonen, J. E. (2022). Hierarchical framework to improve individualised exercise prescription in adults: a critical review. *BMJ open sport & exercise medicine, 8*(2), e001339

277 Borg, G. (2004). Anstrengungsempfinden und körperliche Aktivität. *Deutsches Ärzteblatt, 101* (15), S. 1016–1021

278 Foster, C., Florhaug, J. A., Franklin, J., Gottschall, L., Hrovatin, L. A., Parker, S., Dodge, C. (2001). A new approach to monitoring exercise training. *The Journal of Strength & Conditioning Research, 15*(1), S. 109–115

279 Inoue, A., Dos Santos Bunn, P., do Carmo, E. C., Lattari, E., da Silva, E. B. (2022). Internal Training Load Perceived by Athletes and Planned by Coaches: A Systematic Review and Meta-Analysis. *Sports medicine - open, 8*(1), S. 35

280 Reed, J. L., Pipe, A. L. (2014). The talk test: a useful tool for prescribing and monitoring exercise intensity. *Current opinion in cardiology, 29*(5), S. 475–480

281 Woltmann, M. L., Foster, C., Porcari, J. P., Camic, C. L., Dodge, C., Haible, S., Mikat, R. P. (2015). Evidence that the talk test can be used to regulate exercise intensity. *Journal of strength and conditioning research, 29*(5), 1248–1254

282 Reed, J. L., Pipe, A. L. (2014). The talk test: a useful tool for prescribing and monitoring exercise intensity. *Current opinion in cardiology, 29*(5), S. 475–480

283 Gillespie, B. D., McCormick, J. J., Mermier, C. M., Gibson, A. L. (2015). Talk test as a practical method to estimate exercise intensity in highly trained competitive male cyclists. *Journal of strength and conditioning research, 29*(4), S. 894–898

284 Jeanes, E. M., Foster, C., Porcari, J. P., Gibson, M., Doberstein, S. (2011). Translation of exercise testing to exercise prescription using the talk test. *Journal of strength and conditioning research, 25*(3), S. 590–596

285 Bok, D., Rakovac, M., Foster, C. (2022). An Examination and Critique of Subjective Methods to Determine Exercise Intensity: The Talk Test, Feeling Scale, and Rating of Perceived Exertion. *Sports medicine (Auckland, N.Z.), 52*(9), S. 2085–2109

286 Hottenrott, K., Neumann, G. (2020). *Trainingswissenschaft. Ein Lehrbuch in 14 Lektionen.* Aachen: Meyer & Meyer Verlag

287 Donath, L., Faude, O. (2023). (Evidenzbasierte) Trainingsprinzipien. In: Güllich, A., Krüger, M. (eds). *Bewegung, Training, Leistung und Gesundheit* (S. 811–827). Berlin, Heidelberg: Springer

288 Hohmann, A., Lames, M. Letzelter, M. (2020). *Einführung in die Trainingswissenschaft.* Wiebelsheim: Limpert.

289 Wackerhage, H., Schoenfeld, B. J. (2021). Personalized, evidence-informed training plans and exercise prescriptions for performance, fitness and health. *Sports Medicine, 51*(9), 1805–1813

290 Hohmann, A., Lames, M. Letzelter, M. (2020). *Einführung in die Trainingswissenschaft.* Wiebelsheim: Limpert.

291 Wackerhage, H., Schoenfeld, B. J. (2021). Personalized, evidence-informed training plans and exercise prescriptions for performance, fitness and health. *Sports Medicine, 51*(9), 1805–1813

292 Faude, O., Donath, L. (2023). Ausdauer und Ausdauertraining im Sport. Anwendungsbereiche, Diagnostik, Trainingsformen, Organisation, Methoden, Anpassungen. In: Güllich, A., Krüger, M. (Hrsg.). *Bewegung, Training, Leistung und Gesundheit* (S. 849–864). Berlin, Heidelberg: Springer Verlag

293 Joyner, M. J., Coyle, E. F. (2008). Endurance exercise performance: the physiology of champions. *The Journal of physiology, 586*(1), 35–44

294 Erweitert nach ebd.

295 Abbiss, C. R., Laursen, P. B. (2008). Describing and understanding pacing strategies during athletic competition. *Sports medicine (Auckland, N.Z.), 38*(3), 239–252

296 Thiel, C., de Koning, J. J., Foster, C. (2015). Potenzielle Einflussfaktoren auf Pacing im ausdauersportlichen Wettkampf. *Sportwissenschaft, 45*(4), 173–189

297 Haugen, T., Tønnessen, E., Bucher Sandbakk, S., Sandbakk, Ø. (2023). Training Quality-An Unexplored Domain in Sport Science. *International journal of sports physiology and performance, 18*(3), 221–222

298 Bucher Sandbakk, S., Walther, J., Solli, G. S., Tønnessen, E., Haugen, T. (2023). Training Quality-What Is It and How Can We Improve It? *International journal of sports physiology and performance, 18*(5), 557–560

299 Kasper K. (2019). Sports Training Principles. *Current sports medicine reports, 18*(4), 95–96

300 Donath, L., Faude, O. (2023). (Evidenzbasierte) Trainingsprinzipien. In: Güllich, A., Krüger, M. (eds). *Bewegung, Training, Leistung und Gesundheit* (S. 811–827). Berlin, Heidelberg: Springer

301 Gronwald, T., Hollander, K. (2021). *Funktionelles Krafttraining für Läufer. Das Programm, um deine Performance zu steigern, die Technik zu verbessern und Verletzungen vorzubeugen.* München: riva Verlag

302 Hottenrott, K., Neumann, G. (2010). *Methodik des Ausdauertrainings.* Schorndorf: Hofmann Verlag

303 Hottenrott, K. (2006). *Trainingskontrolle mit Herzfrequenz-Messgeräten.* Aachen: Meyer & Meyer Verlag

304 Ebd.

305 Hottenrott, K., Neumann, G. (2010). *Trainingswissenschaft. Ein Lehrbuch in 14 Lektionen.* Aachen: Meyer & Meyer Verlag

306 Issurin V. B. (2010). New horizons for the methodology and physiology of training periodization. Sports medicine (Auckland, N.Z.), 40(3), 189–206

307 Ferrauti, A., Remmert, H. (2020). Grundlagenwissen zum sportlichen Training. In: A. Ferrauti (Hrsg.), *Trainingswissenschaft für die Sportpraxis. Lehrbuch für Studium, Ausbildung und Unterricht im Sport* (S. 21–65). Berlin: Springer Verlag

308 Kataoka, R., Vasenina, E., Loenneke, J., Buckner, S. L. (2021). Periodization: Variation in the Definition and Discrepancies in Study Design. *Sports medicine* (Auckland, N.Z.), 51(4), 625–651

309 Ferrauti, A., Remmert, H. (2020). Grundlagenwissen zum sportlichen Training. In A. Ferrauti (Hrsg.), *Trainingswissenschaft für die Sportpraxis. Lehrbuch für Studium, Ausbildung und Unterricht im Sport* (S. 21-65). Berlin: Springer Verlag.

310 Kiely J. (2012). Periodization paradigms in the 21st century: evidence-led or tradition-driven? *International journal of sports physiology and performance*, *7*(3), 242–250

311 Kiely J. (2018). Periodization Theory: Confronting an Inconvenient Truth. Sports medicine (Auckland, N.Z.), 48(4), 753–764

312 Afonso, J., Rocha, T., Nikolaidis, P. T., Clemente, F. M., Rosemann, T., Knechtle, B. (2019). A Systematic Review of Meta-Analyses Comparing Periodized and Non-periodized Exercise Programs: Why We Should Go Back to Original Research. *Frontiers in physiology*, 10, 1023

313 Mujika, I., Halson, S., Burke, L. M., Balagué, G., Farrow, D. (2018). An Integrated, Multifactorial Approach to Periodization for Optimal Performance in Individual and Team Sports. International journal of sports physiology and performance, 13(5), 538–561

314 *Seiler, S., Tønnessen, E. (2009). Intervals, Thresholds, and Long Slow Distance: the Role of Intensity and Duration in Endurance Training. Sportscience* 13, 54

315 Eisenhut, A., Zintl, F. (2013). *Ausdauertraining. Grundlagen, Methoden, Trainingssteuerung.* München: blv

316 Hanakam, F., Ferrauti, A. (2020). Ausdauertraining. In Ferrauti, A. (Hrsg.). *Trainingswissenschaft für die Sportpraxis. Lehrbuch für Studium, Ausbildung und Unterricht im Sport* (S. 245–404). Berlin: Springer Verlag

317 Hottenrott, K., Neumann, G. (2010). *Methodik des Ausdauertrainings.* Schorndorf: Hofmann Verlag

318 Eisenhut, A., Zintl, F. (2013). *Ausdauertraining. Grundlagen, Methoden, Trainingssteuerung.* München: blv.

319 Hanakam, F. & Ferrauti, A. (2020). Ausdauertraining. In Ferrauti, A. (Hrsg.). *Trainingswissenschaft für die Sportpraxis. Lehrbuch für Studium, Ausbildung und Unterricht im Sport* (S. 245–404). Berlin: Springer Verlag

320 Hottenrott, K., Neumann, G. (2010). *Methodik des Ausdauertrainings.* Schorndorf: Hofmann Verlag

321 Buchheit, M., Laursen, P. B. (2013). High-intensity interval training, solutions to the programming puzzle: Part I: cardiopulmonary emphasis. *Sports medicine (Auckland, N.Z.)*, *43*(5), 313–338

322 Laursen, P., Buchheit, M. (2019). *Science and application of high-intensity interval training: solutions to the programming puzzle.* Champaign, IL: Human Kinetics

323 Laursen, P., Buchheit, M. (2019). *Science and application of high-intensity interval training: solutions to the programming puzzle.* Champaign, IL: Human Kinetics

324 Ebd.

325 Mod. nach ebd.

326 Andreato L. V. (2020). High-Intensity Interval Training: Methodological Considerations for Interpreting Results and Conducting Research. *Trends in endocrinology and metabolism: TEM*, *31*(11), 812–817

327 Bacon, A. P., Carter, R. E., Ogle, E. A., Joyner, M. J. (2013). VO_{2MAX} trainability and high intensity interval training in humans: a meta-analysis. *PloS one*, *8*(9), e73182

328 Gibala, M. J., Jones, A. M. (2013). Physiological and performance adaptations to high-intensity interval training. *Nestle Nutrition Institute workshop series*, *76*, 51–60

329 Rosenblat, M. A., Lin, E., da Costa, B. R., Thomas, S. G. (2021). Programming Interval Training to Optimize Time-Trial Performance: A Systematic Review and Meta-Analysis. *Sports medicine (Auckland, N.Z.)*, *51*(8), 1687–1714

330 Rosenblat, M. A., Perrotta, A. S., Thomas, S. G. (2020). Effect of High-Intensity Interval Training Versus Sprint Interval Training on Time-Trial Performance: A Systematic Review and Meta-analysis. *Sports medicine (Auckland, N.Z.)*, *50*(6), 1145–1161

331 Talsnes, R. K., van den Tillaar, R., Sandbakk, Ø. (2022). Effects of Increased Load of Low- Versus High-Intensity Endurance Training on Performance and Physiological Adaptations in Endurance Athletes. *International journal of sports physiology and performance*, *17*(2), 216–225

332 Wahl, P., Bloch, W., Proschinger, S. (2022). The Molecular Signature of High-intensity Training in the Human Body. *International journal of sports medicine*, *43*(3), 195–205

333 Colorni, E., Ohayon, E., Côté, J. N., Obolski, U., Halperin, I. (2023). Should I Rest or Should I Go Now? A Randomized Cross-Over Trial Comparing Fixed and Self-Selected Rest Durations in High-Intensity Interval Training Cycling Sessions. Sports medicine – open, 9(1), 52

334 Buchheit, M., Laursen, P. B. (2013). High-intensity interval training, solutions to the programming puzzle: Part I: cardiopulmonary emphasis. *Sports medicine (Auckland, N.Z.)*, *43*(5), 313–338

335 Laursen, P., Buchheit, M. (2019). *Science and application of high-intensity interval training: solutions to the programming puzzle*. Champaign, IL: Human Kinetics

336 Bishop, D., Girard, O., Mendez-Villanueva, A. (2011). Repeated-sprint ability - part II: recommendations for training. *Sports medicine (Auckland, N.Z.)*, *41*(9), 741–756

337 Boullosa, D., Dragutinovic, B., Feuerbacher, J. F., Benítez-Flores, S., Coyle, E. F., Schumann, M. (2022). Effects of short sprint interval training on aerobic and anaerobic indices: A systematic review and meta-analysis. *Scandinavian journal of medicine & science in sports*, *32*(5), 810–820

338 Rosenblat, M. A., Lin, E., da Costa, B. R., Thomas, S. G. (2021). Programming Interval Training to Optimize Time-Trial Performance: A Systematic Review and Meta-Analysis. *Sports medicine (Auckland, N.Z.)*, *51*(8), 1687–1714

339 Sloth, M., Sloth, D., Overgaard, K., Dalgas, U. (2013). Effects of sprint interval training on VO_{2MAX} and aerobic exercise performance: A systematic review and meta-analysis. *Scandinavian journal of medicine & science in sports*, *23*(6), e341–e352

340 Zinner, C., Sperlich, B. (2019). Definition und Steuergrößen von (Hoch-)intensivem Intervalltraining in Bewegungstherapie & Gesundheitssport. *Bewegungstherapie und Gesundheitssport*, 35(02): 93–99

341 Eisenhut, A., Zintl, F. (2013). *Ausdauertraining. Grundlagen, Methoden, Trainingssteuerung*. München: blv

342 Ebd.

343 Hottenrott, K., Neumann, G. (2010). *Methodik des Ausdauertrainings*. Schorndorf: Hofmann Verlag

344 Casado, A., González-Mohíno, F., González-Ravé, J. M., Foster, C. (2022). Training Periodization, Methods, Intensity Distribution, and Volume in Highly Trained and Elite Distance Runners: A Systematic Review. *International journal of sports physiology and performance*, *17*(6), 820–833

345 Stöggl, T. L., Sperlich, B. (2015). The training intensity distribution among well-trained and elite endurance athletes. *Frontiers in physiology*, *6*, 295

346 Seiler, K. S., Kjerland, G. Ø. (2006). Quantifying training intensity distribution in elite endurance athletes: is there evidence for an "optimal" distribution? *Scandinavian journal of medicine & science in sports*, *16*(1), 49–56

347 Burnley, M., Bearden, S. E., Jones, A. M. (2022). Polarized Training Is Not Optimal for Endurance Athletes. *Medicine and science in sports and exercise*, *54*(6), 1032–1034

348 Burnley, M., Bearden, S. E., Jones, A. M. (2022). Polarized Training Is Not Optimal for Endurance Athletes: Response to Foster and Colleagues. *Medicine and science in sports and exercise*, *54*(6), 1038–1040

349 Foster, C., Casado, A., Esteve-Lanao, J., Haugen, T., Seiler, S. (2022). Polarized Training Is Optimal for Endurance Athletes. *Medicine and science in sports and exercise*, *54*(6), 1028–1031

350 Foster, C., Casado, A., Esteve-Lanao, J., Haugen, T., Seiler, S. (2022). Polarized Training Is Optimal for Endurance Athletes: Response to Burnley, Bearden, and Jones. *Medicine and science in sports and exercise*, *54*(6), 1035–1037.

351 Stöggl, T. L., Sperlich, B. (2015). The training intensity distribution among well-trained and elite endurance athletes. *Frontiers in physiology*, *6*, 295

352 Casado, A., González-Mohíno, F., González-Ravé, J. M., Foster, C. (2022). Training Periodization, Methods, Intensity Distribution, and Volume in Highly Trained and Elite Distance Runners: A Systematic Review. *International journal of sports physiology and performance*, *17*(6), 820–833

353 Philp, A., Macdonald, A. L., Carter, H., Watt, P. W., Pringle, J. S. (2008). Maximal lactate steady state as a training stimulus. *International journal of sports medicine*, *29*(6), 475–479

354 Galán-Rioja, M. Á., Gonzalez-Ravé, J. M., González-Mohíno, F., Seiler, S. (2023). Training Periodization, Intensity Distribution, and Volume in Trained Cyclists: A Systematic Review. *International journal of sports physiology and performance*, *18*(2), 112–122.

355 González-Ravé, J. M., Hermosilla, F., González-Mohíno, F., Casado, A., Pyne, D. B. (2021). Training Intensity Distribution, Training Volume, and Periodization Models in Elite Swimmers: A Systematic Review. *International journal of sports physiology and performance, 16*(7), 913–926

356 Mod. nach Treff, G., Winkert, K., Sareban, M., Steinacker, J. M., Sperlich, B. (2019). The Polarization-Index: A Simple Calculation to Distinguish Polarized From Non-polarized Training Intensity Distributions. *Frontiers in physiology, 10*, 707.

357 Burnley, M., Bearden, S. E., Jones, A. M. (2022a). Polarized Training Is Not Optimal for Endurance Athletes. *Medicine and science in sports and exercise, 54*(6), 1032–1034

358 Burnley, M., Bearden, S. E., Jones, A. M. (2022b). Polarized Training Is Not Optimal for Endurance Athletes: Response to Foster and Colleagues. *Medicine and science in sports and exercise, 54*(6), 1038–1040

359 Bourgois, J. G., Bourgois, G., Boone, J. (2019). Perspectives and Determinants for Training-Intensity Distribution in Elite Endurance Athletes. *International journal of sports physiology and performance, 14*(8), 1151–1156

360 Casado, A., González-Mohíno, F., González-Ravé, J. M., Foster, C. (2022). Training Periodization, Methods, Intensity Distribution, and Volume in Highly Trained and Elite Distance Runners: A Systematic Review. *International journal of sports physiology and performance, 17*(6), 820–833

361 Sperlich, B., Treff, G., Boone, J. (2022). Training Intensity Distribution in Endurance Sports: Time to Consider Sport Specificity and Waking Hour Activity. *Medicine and science in sports and exercise, 54*(7), 1227–1228

362 Bishop, D. J., Botella, J., Genders, A. J., Lee, M. J., Saner, N. J., Kuang, J., Yan, X., Granata, C. (2019). High-Intensity Exercise and Mitochondrial Biogenesis: Current Controversies and Future Research Directions. *Physiology (Bethesda, Md.), 34*(1), 56–70

363 Bishop, D. J., Granata, C., Eynon, N. (2014). Can we optimise the exercise training prescription to maximise improvements in mitochondria function and content? *Biochimica et biophysica acta, 1840*(4), 1266–1275.

364 Laursen P. B. (2010). Training for intense exercise performance: high-intensity or high-volume training? *Scandinavian journal of medicine & science in sports, 20 Suppl 2*, 1–10

365 Ferrauti, A. (2020). *Trainingswissenschaft für die Sportpraxis. Lehrbuch für Studium, Ausbildung und Unterricht im Sport.* Berlin: Springer-Verlag

366 Mod. nach ebd.

367 Foster, C., Boullosa, D., McGuigan, M., Fusco, A., Cortis, C., Arney, B. E., Orton, B., Dodge, C., Jaime, S., Radtke, K., van Erp, T., de Koning, J. J., Bok, D., Rodriguez-Marroyo, J. A., Porcari, J. P. (2021). 25 Years of Session Rating of Perceived Exertion: Historical Perspective and Development. *International journal of sports physiology and performance, 16*(5), 612–621

368 Foster, C., Florhaug, J. A., Franklin, J., Gottschall, L., Hrovatin, L. A., Parker, S., Dodge, C. (2001). A new approach to monitoring exercise training. *The Journal of Strength & Conditioning Research, 15*(1), 109-115

369 Ferrauti, A. (2020). *Trainingswissenschaft für die Sportpraxis. Lehrbuch für Studium, Ausbildung und Unterricht im Sport.* Berlin: Springer-Verlag

370 Banister, E. W. (1991). Modeling Elithe Athletic Performance In: MacDougall JD, Wenger HA, Green HJ (eds.) *Physiological Testing of Elite Athletes.* Champaign, Illinois: Human Kinetics.

371 Edwards, S. (1993). *The heart rate monitor book.* New York: Polar Electro Oy

372 Lucia, A., Hoyos, J., Santalla, A., Earnest, C., Chicharro, J. L. (2003). Tour de France versus Vuelta a España: which is harder? *Medicine and science in sports and exercise, 35*(5), 872–878

373 Garber, C. E., Blissmer, B., Deschenes, M. R., Franklin, B. A., Lamonte, M. J., Lee, I. M., Nieman, D. C., Swain, D. P., American College of Sports Medicine (2011). American College of Sports Medicine position stand. Quantity and quality of exercise for developing and maintaining cardiorespiratory, musculoskeletal, and neuromotor fitness in apparently healthy adults: guidance for prescribing exercise. *Medicine and science in sports and exercise, 43*(7), 1334–1359.

374 Lucia, A., Hoyos, J., Santalla, A., Earnest, C., Chicharro, J. L. (2003). Tour de France versus Vuelta a España: which is harder? *Medicine and science in sports and exercise, 35*(5), 872–878

375 Ebd.

376 Edwards, S. (1993). *The heart rate monitor book.* New York: Polar Electro Oy

377 Lucia, A., Hoyos, J., Santalla, A., Earnest, C., Chicharro, J. L. (2003). Tour de France versus Vuelta a España: which is harder? *Medicine and science in sports and exercise, 35*(5), 872–878

378 Sylta, O., Tønnessen, E., Seiler, S. (2014). From heart-rate data to training quantification: a comparison of 3 methods of training-intensity analysis. International journal of sports physiology and performance, 9(1), 100–107

379 Seiler, K. S., Kjerland, G. Ø. (2006). Quantifying training intensity distribution in elite endurance athletes: is there evidence for an "optimal" distribution? *Scandinavian journal of medicine & science in sports, 16*(1), 49–56

380 Sixsmith, H., Crowcroft, S., Slattery, K. (2023). Assessing the Use of Heart-Rate Monitoring for Competitive Swimmers. *International journal of sports physiology and performance*, 1–7. Advance online publication.

381 Sylta, O., Tønnessen, E., Seiler, S. (2014). From heart-rate data to training quantification: a comparison of 3 methods of training-intensity analysis. *International journal of sports physiology and performance*, 9(1), 100–107

382 Ferrauti, A. (2020). *Trainingswissenschaft für die Sportpraxis. Lehrbuch für Studium, Ausbildung und Unterricht im Sport.* Berlin: Springer-Verlag

383 Ebd.

384 Shushan, T., McLaren, S. J., Buchheit, M., Scott, T. J., Barrett, S., Lovell, R. (2022). Submaximal Fitness Tests in Team Sports: A Theoretical Framework for Evaluating Physiological State. *Sports medicine* (Auckland, N.Z.), *52*(11), 2605–2626

385 Schimpchen, J., Correia, P. F., Meyer, T. (2023). Minimally Invasive Ways to Monitor Changes in Cardiocirculatory Fitness in Running-based Sports: A Systematic Review. *International journal of sports medicine, 44*(2), 95–107

386 Schneider, C., Hanakam, F., Wiewelhove, T., Döweling, A., Kellmann, M., Meyer, T., Pfeiffer, M., Ferrauti, A. (2018). Heart Rate Monitoring in Team Sports: A Conceptual Framework for Contextualizing Heart Rate Measures for Training and Recovery Prescription. *Frontiers in physiology, 9*, 639

387 Düking, P., Engel, F. A., Mastek, H., Sperlich, B. (2022). Nutzen und Grenzen der täglichen Steuerung des Ausdauertrainings mittels Herzratenvariabilität. *Leistungssport, 52* (2), 38–41

388 Düking, P., Zinner, C., Reed, J. L., Holmberg, H. C., Sperlich, B. (2020). Predefined vs data-guided training prescription based on autonomic nervous system variation: A systematic review. *Scand. J. Med. Sci. Sports, 30* (12), 2291–2304

389 Düking, P., Zinner, C., Trabelsi, K., Reed, J. L., Holmberg, H. C., Kunz, P., Sperlich, B. (2021). Monitoring and adapting endurance training on the basis of heart rate variability monitored by wearable technologies: A systematic review with meta-analysis. *J. Sci. Med. Sport, 24* (11), 1180–1192

390 Schneider, C., Hanakam, F., Wiewelhove, T., Döweling, A., Kellmann, M., Meyer, T., Pfeiffer, M., Ferrauti, A. (2018). Heart Rate Monitoring in Team Sports: A Conceptual Framework for Contextualizing Heart Rate Measures for Training and Recovery Prescription. *Frontiers in physiology, 9*, 639

391 Shushan, T., Lovell, R., Buchheit, M., Scott, T. J., Barrett, S., Norris, D., McLaren, S. J. (2023). Submaximal Fitness Test in Team Sports: A Systematic Review and Meta-Analysis of Exercise Heart Rate Measurement Properties. *Sports medicine – open*, 9(1), 21

392 Buchheit M. (2014). Monitoring training status with HR measures: do all roads lead to Rome? *Frontiers in physiology, 5*, 73

393 Schneider, C., Hanakam, F., Wiewelhove, T., Döweling, A., Kellmann, M., Meyer, T., Pfeiffer, M., & Ferrauti, A. (2018). Heart Rate Monitoring in Team Sports-A Conceptual Framework for Contextualizing Heart Rate Measures for Training and Recovery Prescription. *Frontiers in physiology, 9*, 639

394 Ferrauti, A. (2020). *Trainingswissenschaft für die Sportpraxis. Lehrbuch für Studium, Ausbildung und Unterricht im Sport.* Berlin: Springer-Verlag

395 Buchheit M. (2014). Monitoring training status with HR measures: do all roads lead to Rome? *Frontiers in physiology, 5*, 73

396 Bosquet, L., Merkari, S., Arvisais, D., Aubert, A. E. (2008). Is heart rate a convenient tool to monitor over-reaching? A systematic review of the literature. *British journal of sports medicine, 42*(9), 709–714

397 Schneider, C., Hanakam, F., Wiewelhove, T., Döweling, A., Kellmann, M., Meyer, T., Pfeiffer, M., & Ferrauti, A. (2018). Heart Rate Monitoring in Team Sports-A Conceptual Framework for Contextualizing Heart Rate Measures for Training and Recovery Prescription. *Frontiers in physiology, 9*, 639

398 Ebd.

399 Bellenger, C. R., Fuller, J. T., Thomson, R. L., Davison, K., Robertson, E. Y., Buckley, J. D. (2016). Monitoring Athletic Training Status Through Autonomic Heart Rate Regulation: A Systematic Review and Meta-Analysis. *Sports medicine* (Auckland, N.Z.), *46*(10), 1461–1486

400 Buchheit M. (2014). Monitoring training status with HR measures: do all roads lead to Rome? *Frontiers in physiology, 5*, 73

401 Gronwald, T., Rogers, B., Hoos, O. (2020). Fractal correlation properties of heart rate variability: A new biomarker for intensity distribution in endurance exercise and training prescription? *Frontiers in Physiology – Exercise Physiology, 11*, 550572

402 Rogers, B., Gronwald, T. (2022). Fractal correlation properties of heart rate variability as a biomarker for intensity distribution and training prescription in endurance exercise: An update. *Frontiers in Physiology – Exercise Physiology, 13*, 879071

403 Schaffarczyk, M., Rogers, B., Reer, R., Gronwald, T. (2022). Fractal correlation properties of HRV as a noninvasive biomarker to assess the physiological status of triathletes during simulated warm-up sessions at low exercise intensity: a pilot study. *BMC Sports Science, Medicine and Rehabilitation, 14*, 203

404 Barbeau, P., Serresse, O., Boulay, M. R. (1993). Using maximal and submaximal aerobic variables to monitor elite cyclists during a season. *Medicine and science in sports and exercise, 25*(9), 1062–1069

405 Urhausen, A., Gabriel, H. H., Weiler, B., Kindermann, W. (1998). Ergometric and psychological findings during overtraining: a long-term follow-up study in endurance athletes. *International journal of sports medicine, 19*(2), 114–120

406 Ebd.

407 Barbeau, P., Serresse, O., Boulay, M. R. (1993). Using maximal and submaximal aerobic variables to monitor elite cyclists during a season. *Medicine and science in sports and exercise, 25*(9), 1062–1069

408 Halson, S. L., Bridge, M. W., Meeusen, R., Busschaert, B., Gleeson, M., Jones, D. A., Jeukendrup, A. E. (2002). Time course of performance changes and fatigue markers during intensified training in trained cyclists. *Journal of applied physiology, 93*(3), 947–956

409 Jeukendrup, A. E., Hesselink, M. K., Snyder, A. C., Kuipers, H., Keizer, H. A. (1992). Physiological changes in male competitive cyclists after two weeks of intensified training. *International journal of sports medicine, 13*(7), 534–541

410 Lamberts, R. P., Swart, J., Noakes, T. D., Lambert, M. I. (2011). A novel submaximal cycle test to monitor fatigue and predict cycling performance. *British journal of sports medicine, 45*(10), 797–804

411 Wallace, L. K., Slattery, K. M., Coutts, A. J. (2014). A comparison of methods for quantifying training load: relationships between modelled and actual training responses. *European journal of applied physiology, 114*(1), 11–20

412 Vesterinen, V., Nummela, A., Ayramo, S., Laine, T., Hynynen, E., Mikkola, J., Häkkinen, K. (2016). Monitoring Training Adaptation With a Submaximal Running Test Under Field Conditions. *International journal of sports physiology and performance, 11*(3), 393–399

413 Urhausen, A., Gabriel, H. H., Weiler, B., Kindermann, W. (1998). Ergometric and psychological findings during overtraining: a long-term follow-up study in endurance athletes. *International journal of sports medicine, 19*(2), 114–120

414 Aubry, A., Hausswirth, C., Louis, J., Coutts, A. J., Buchheit, M., Le Meur, Y. (2015). The Development of Functional Overreaching Is Associated with a Faster Heart Rate Recovery in Endurance Athletes. *PloS one, 10*(10), e0139754

415 Le Meur, Y., Buchheit, M., Aubry, A., Coutts, A. J., Hausswirth, C. (2017). Assessing Overreaching With Heart-Rate Recovery: What Is the Minimal Exercise Intensity Required? *International journal of sports physiology and performance, 12*(4), 569–573

416 Lamberts, R. P., Swart, J., Noakes, T. D., Lambert, M. I. (2011). A novel submaximal cycle test to monitor fatigue and predict cycling performance. *British journal of sports medicine, 45*(10), 797–804

417 Vesterinen, V., Nummela, A., Ayramo, S., Laine, T., Hynynen, E., Mikkola, J., Häkkinen, K. (2016). Monitoring Training Adaptation With a Submaximal Running Test Under Field Conditions. *International journal of sports physiology and performance, 11*(3), 393–399

418 Ebd.

419 Lamberts, R. P., Swart, J., Noakes, T. D., Lambert, M. I. (2011). A novel submaximal cycle test to monitor fatigue and predict cycling performance. *British journal of sports medicine, 45*(10), 797–804

420 Bosquet, L., Merkari, S., Arvisais, D., Aubert, A. E. (2008). Is heart rate a convenient tool to monitor over-reaching? A systematic review of the literature. *British journal of sports medicine, 42*(9), 709–714

421 Daanen, H. A., Lamberts, R. P., Kallen, V. L., Jin, A., Van Meeteren, N. L. (2012). A systematic review on heart-rate recovery to monitor changes in training status in athletes. *International journal of sports physiology and performance, 7*(3), 251–260

422 Lamberts, R. P., Swart, J., Noakes, T. D., Lambert, M. I. (2011). A novel submaximal cycle test to monitor fatigue and predict cycling performance. *British journal of sports medicine, 45*(10), 797–804

423 Le Meur, Y., Buchheit, M., Aubry, A., Coutts, A. J., Hausswirth, C. (2017). Assessing Overreaching With Heart-Rate Recovery: What Is the Minimal Exercise Intensity Required? *International journal of sports physiology and performance, 12*(4), 569–573

424 Wallace, L. K., Slattery, K. M., Coutts, A. J. (2014). A comparison of methods for quantifying training load: relationships between modelled and actual training responses. *European journal of applied physiology, 114*(1), 11–20

425 Lamberts, R. P., Swart, J., Noakes, T. D., Lambert, M. I. (2011). A novel submaximal cycle test to monitor fatigue and predict cycling performance. *British journal of sports medicine, 45*(10), 797–804

426 Decroix, L., Lamberts, R. P., Meeusen, R. (2018). Can the Lamberts and Lambert Submaximal Cycle Test Reflect Overreaching in Professional Cyclists? *International journal of sports physiology and performance, 13*(1), 23–28

427 Capostagno, B., Lambert, M. I., Lamberts, R. P. (2021). Analysis of a Submaximal Cycle Test to Monitor Adaptations to Training: Implications for Optimizing Training Prescription. *Journal of strength and conditioning research, 35*(4), 924-930

428 Buchheit M. (2014). Monitoring training status with HR measures: do all roads lead to Rome? *Frontiers in physiology, 5*, 73

429 Lamberts, R. P., Swart, J., Capostagno, B., Noakes, T. D., Lambert, M. I. (2010). Heart rate recovery as a guide to monitor fatigue and predict changes in performance parameters. *Scandinavian journal of medicine & science in sports, 20*(3), 449–457

430 Seiler, S., Haugen, O., Kuffel, E. (2007). Autonomic recovery after exercise in trained athletes: intensity and duration effects. *Medicine and science in sports and exercise, 39*(8), 1366–1373

431 Stanley, J., Peake, J. M., Buchheit, M. (2013). Cardiac parasympathetic reactivation following exercise: implications for training prescription. *Sports Med., 43*, 1259–1277

432 Kaikkonen, P., Hynynen, E., Mann, T., Rusko, H., Nummela, A. (2010). Can HRV be used to evaluate training load in constant load exercises? *European journal of applied physiology, 108*(3), 435–442

433 Buchheit M. (2014). Monitoring training status with HR measures: do all roads lead to Rome? *Frontiers in physiology, 5*, 73

434 Michael, S., Graham, K. S., Oam, G.M.D. (2017). Cardiac Autonomic Responses during Exercise and Post-exercise Recovery Using Heart Rate Variability and Systolic Time Intervals-A Review. *Frontiers in physiology, 8*, 301

435 Peçanha, T., Bartels, R., Brito, L. C., Paula-Ribeiro, M., Oliveira, R. S., & Goldberger, J. J. (2017). Methods of assessment of the post-exercise cardiac autonomic recovery: A methodological review. *International journal of cardiology, 227*, 795–802

436 Stanley, J., Peake, J. M., Buchheit, M. (2013). Cardiac parasympathetic reactivation following exercise: implications for training prescription. *Sports Med., 43*, 1259–1277

437 Kannankeril, P. J., Goldberger, J. J. (2002). Parasympathetic effects on cardiac electrophysiology during exercise and recovery. *Am. J. Physiol., 282*, H2091–H2098

438 Coote, J. H. (2010). Recovery of heart rate following intense dynamic exercise. *Experimental physiology, 95*(3), 431–440

439 Hottenrott, K., Hoos, O. (2017). Heart rate variability analysis in exercise physiology. In: H. Jelinek, A. Khandoker & D. Cornforth (Eds.), *ECG time series analysis: Engineering to medicine* (S. 245–257). London, UK: CRC Press

440 Seiler, S., Haugen, O., Kuffel, E. (2007). Autonomic recovery after exercise in trained athletes: intensity and duration effects. *Medicine and science in sports and exercise, 39*(8), 1366–1373

441 Martinmäki, K., Rusko, H. (2008). Time-frequency analysis of heart rate variability during immediate recovery from low and high intensity exercise. *European journal of applied physiology, 102*(3), 353–360

442 Gladwell, V. F., Sandercock, G. R., Birch, S. L. (2010). Cardiac vagal activity following three intensities of exercise in humans. *Clinical physiology and functional imaging, 30*(1), 17–22

443 Stanley, J., Peake, J. M., Buchheit, M. (2013). Cardiac parasympathetic reactivation following exercise: implications for training prescription. *Sports Med., 43,* 1259–1277

444 Ebd.

445 Ebd.

446 Seiler, S., Haugen, O., Kuffel, E. (2007). Autonomic recovery after exercise in trained athletes: intensity and duration effects. *Medicine and science in sports and exercise, 39*(8), 1366–1373

447 Lamberts, R. P., Swart, J., Noakes, T. D., Lambert, M. I. (2011). A novel submaximal cycle test to monitor fatigue and predict cycling performance. *British journal of sports medicine, 45*(10), 797–804

448 Achten, J. & Jeukendrup, A.E. (2003). Heart rate monitoring. Applications and limitations. *Sports Med., 33,* 517–538

449 Buchheit M. (2014). Monitoring training status with HR measures: do all roads lead to Rome? *Frontiers in physiology, 5,* 73

450 Bok, D., Foster, C. (2021). Applicability of Field Aerobic Fitness Tests in Soccer: Which One to Choose? *Journal of functional morphology and kinesiology,* 6(3), 69

451 Schneider, C., Hanakam, F., Wiewelhove, T., Döweling, A., Kellmann, M., Meyer, T., Pfeiffer, M., Ferrauti, A. (2018). Heart Rate Monitoring in Team Sports-A Conceptual Framework for Contextualizing Heart Rate Measures for Training and Recovery Prescription. *Frontiers in physiology, 9,* 639

452 Buchheit M. (2014). Monitoring training status with HR measures: do all roads lead to Rome? *Frontiers in physiology, 5,* 73

453 Lamberts, R. P., Lambert, M. I. (2009). Day-to-day variation in heart rate at different levels of submaximal exertion: implications for monitoring training. *Journal of strength and conditioning research, 23*(3), 1005–1010

454 Buchheit M. (2014). Monitoring training status with HR measures: do all roads lead to Rome? *Frontiers in physiology, 5,* 73

455 Bosquet, L., Merkari, S., Arvisais, D., Aubert, A. E. (2008). Is heart rate a convenient tool to monitor over-reaching? A systematic review of the literature. *British journal of sports medicine, 42*(9), 709–714

456 Schimpchen, J., Correia, P. F., Meyer, T. (2023). Minimally Invasive Ways to Monitor Changes in Cardiocirculatory Fitness in Running-based Sports: A Systematic Review. *International journal of sports medicine, 44*(2), 95–107

457 Hautala, A. J., Mäkikallio, T. H., Kiviniemi, A., Laukkanen, R. T., Nissilä, S., Huikuri, H. V., Tulppo, M.P. (2003). Cardiovascular autonomic function correlates with the response to aerobic training in healthy sedentary subjects. *Am J Physiol Heart Circ Physiol, 285* (4), H1747–1752

458 Le Meur, Y., Pichon, A., Schaal, K., Schmitt, L., Louis, J., Gueneron, J., Vidal, P. P., Haussw, C. (2013) Evidence of Parasympathetic Hyperactivity in Functionally Overreached Athletes. *Med Sci Sports Exerc, 45,* 2061–2071

459 Buchheit M. (2014). Monitoring training status with HR measures: do all roads lead to Rome? *Frontiers in physiology, 5,* 73

460 Kiviniemi, A. M., Hautala, A. J., Kinnunen, H., Nissila, J., Virtanen, P., Karjalainen, J., Tulppo, M. P. (2010). Daily exercise prescription on the basis of HR variability among men and women. *Med Sci Sports Exerc, 42* (7), 1355–1363

461 Kiviniemi, A.M., Hautala, A.J., Kinnunen, H., Tulppo, M.P. (2007). Endurance training guided individually by daily heart rate variability measurements. *Eur J Appl Physiol, 101* (6), 743–751

462 Plews, D. J., Laursen, P. B., Kilding, A. E., Buchheit, M. (2012). Heart rate variability in elite triathletes, is variation in variability the key to effective training? A case comparison. *European journal of applied physiology, 112*(11), 3729–3741

463 Le Meur, Y., Pichon, A., Schaal, K., Schmitt, L., Louis, J., Gueneron, J., Vidal, P. P., Haussw, C. (2013) Evidence of Parasympathetic Hyperactivity in Functionally Overreached Athletes. *Med Sci Sports Exerc, 45,* 2061-2071

464 Buchheit M. (2014). Monitoring training status with HR measures: do all roads lead to Rome? *Frontiers in physiology, 5,* 73

465 Hottenrott, K. & Gronwald, T. (2014). Bedeutung der Herzfrequenzvariabilität für die Regenerationssteuerung. Leistungssport, 44 (5), 9–13

466 Meeusen, R., Duclos, M., Foster, C., Fry, A., Gleeson, M., Nieman, D., Raglin, J., Rietjens, G., Steinacker, J., Urhausen, A. (2013). Prevention, diagnosis, and treatment of the overtraining syndrome: joint consensus statement of the European College of Sport Science and the American College of Sports Medicine. *Med Sci Sports Exerc, 45,* 186–205

467 Ackel, D., Elia, C., Vancini, R.L ., Castelo, A., Nouailhetas, V. L., Silva, A.C. (2010). Absence of the predisposing factors and signs and symptoms usually associated with overreaching and overtraining in physical fitness centers. *Clinics (Sao Paulo), 65* (11), 1161 – 1166

468 Lehmann, M., Foster, C., Keul, J. (1993). Overtraining in endurance athletes: A brief review. *Med Sci Sports Exerc, 25,* 854–862

469 Lehmann, M., Foster, C., Dickhuth, H. H., Gastmann, U. (1998). Autonomic imbalance hypothesis and overtraining syndrome. *Med Sci Sports Exerc, 30* (7), 1140–1145

470 Hedelin, R., Wiklund, U., Bjerle, P. & Henriksson-Larsén, K. (2000). Cardiac autonomic imbalance in an overtrained athlete. *Med Sci Sports Exerc, 32* (9), 1531 – 1533

471 Israel, S. (1976). Zur Problematik des Übertrainings aus internistischer und leistungsphysiologischer Sicht. *Medizin und Sport, 16* (1), S. 1 – 12

472 Tamminen, S., Pirttikangas, S., Nissilä S. (1999). Multiple alarm management with self-organizing maps. The Intelligent Data Analysis in Medicine and Pharmacology (IDAMAP99), 6.-10. November, Washington, DC, USA, 135–144

473 Tamminen, S., Pirttikangas, S., Röning, J. (2000). The Self-Organizing Maps in Adaptive Health Monitoring. International Joint Conference of Neural Networks (IJCNN2000), 24-27 July, Como, Italy, 259–266

474 Weakley, J., Halson, S. L., Mujika, I. (2022). Overtraining syndrome symptoms and diagnosis in athletes: Where is the research? A systematic review. *International Journal of Sports Physiology and Performance, 17*(5), 675-681.

475 Ebd.

476 Düking, P., Zinner, C., Reed, J. L., Holmberg, H. C., Sperlich, B. (2020). Predefined vs data-guided training prescription based on autonomic nervous system variation: A systematic review. *Scand. J. Med. Sci. Sports, 30* (12), 2291 – 2304

477 Düking, P., Zinner, C., Trabelsi, K., Reed, J.L., Holmberg, H. C., Kunz, P., Sperlich, B. (2021). Monitoring and adapting endurance training on the basis of heart rate variability monitored by wearable technologies: A systematic review with meta-analysis. *J. Sci. Med. Sport, 24* (11), 1180–1192

478 Javaloyes, A., Sarabia, J. M., Lamberts, R. P., Moya-Ramon, M. (2018). Training Prescription Guided by Heart Rate Variability in Cycling. *International journal of sports physiology and performance,* 1 – 28. Advance online publication

479 Nuuttila, O. P., Nikander, A., Polomoshnov, D., Laukkanen, J. A., Häkkinen, K. (2017). Effects of HRV-Guided vs. Predetermined Block Training on Performance, HRV and Serum Hormones. *International journal of sports medicine, 38*(12), 909–920

480 Vesterinen, V., Nummela, A., Heikura, I., Laine, T., Hynynen, E., Botella, J., Häkkinen, K. (2016a). Individual Endurance Training Prescription with Heart Rate Variability. *Medicine and science in sports and exercise, 48*(7), 1347 – 1354

481 Düking, P., Engel, F.A., Mastek, H., Sperlich, B. (2022). Nutzen und Grenzen der täglichen Steuerung des Ausdauertrainings mittels Herzratenvariabilität. *Leistungssport, 52* (2), 38–41

482 Nuuttila, O.P., Nummela, A., Korhonen, E., Häkkinen, K., Kyröläinen, H. (2022). Individualized Endurance Training Based on Recovery and Training Status in Recreational Runners. *Med. Sci. Sports Exerc., 54* (10), 1690–1701

483 Plews, D. J., Laursen, P. B., Kilding, A. E., Buchheit, M. (2012). Heart rate variability in elite triathletes, is variation in variability the key to effective training? A case comparison. *European journal of applied physiology, 112*(11), 3729–3741

484 Jarczok, M. N., Guendel, H., McGrath, J. J., & Balint, E. M. (2019). Circadian rhythms of the autonomic nervous system: Scientific implication and practical implementation. *Chronobiology—The science of biological time structure,* 51 – 70

485 Natarajan, A., Pantelopoulos, A., Emir-Farinas, H., Natarajan, P. (2020). Heart rate variability with photoplethysmography in 8 million individuals: a cross-sectional study. *The Lancet. Digital health, 2*(12), e650–e657

486 Kinnunen, H., Rantanen, A., Kenttä, T., Koskimäki, H. (2020). Feasible assessment of recovery and cardiovascular health: accuracy of nocturnal HR and HRV assessed via ring PPG in comparison to medical grade ECG. *Physiological measurement, 41*(4), 04NT01

487 Altini, M., Kinnunen, H. (2021). The Promise of Sleep: A Multi-Sensor Approach for Accurate Sleep Stage Detection Using the Oura Ring. *Sensors (Basel, Switzerland), 21*(13), 4302

488 Nuuttila, O. P., Seipäjärvi, S., Kyröläinen, H., Nummela, A. (2022a). Reliability and Sensitivity of Nocturnal Heart Rate and Heart-Rate Variability in Monitoring Individual Responses to Training Load. *International journal of sports physiology and performance, 17*(8), 1296–1303

489 Mishica, C., Kyröläinen, H., Hynynen, E., Nummela, A., Holmberg, H. C., Linnamo, V. (2022). Evaluation of nocturnal vs. morning measures of heart rate indices in young athletes. *PloS one, 17* (1), e0262333

490 Nuuttila, O. P., Seipäjärvi, S., Kyröläinen, H., Nummela, A. (2022a). Reliability and Sensitivity of Nocturnal Heart Rate and Heart-Rate Variability in Monitoring Individual Responses to Training Load. *International journal of sports physiology and performance, 17*(8), 1296–130

491 Ahn, M. S. (2013). Current concepts of premature ventricular contractions. *Journal of lifestyle medicine, 3*(1), 26.

492 Holmes, C. J., Fedewa, M. V., Dobbs, W. C., Liu, Y., Flatt, A. A., Nakamura, F. Y., Esco, M. R. (2020). The effects of different body positions on the accuracy of ultra-short-term heart rate variability indexes. *The Journal of High Technology Management Research, 31*(1), 100375

493 Pomeranz, B., Macaulay, R. J., Caudill, M. A., Kutz, I., Adam, D., Gordon, D., Kilborn, K. M., Barger, A. C., Shannon, D. C., Cohen, R. J. (1985). Assessment of autonomic function in humans by heart rate spectral analysis. *The American journal of physiology, 248*(1 Pt 2), H151–H153

494 Hnatkova, K., Šišáková, M., Smetana, P., Toman, O., Huster, K. M., Novotný, T., Schmidt, G., Malik, M. (2019). Sex differences in heart rate responses to postural provocations. *International journal of cardiology, 297*, 126–134

495 Rabbani, M., Agha-Alinejad, H., Gharakhanlou, R., Rabbani, A., Flatt, A. A. (2021). Monitoring training in women's volleyball: Supine or seated heart rate variability? *Physiology & behavior, 240*, 113537.

496 Stewart, J. M., Medow, M. S., Glover, J. L., Montgomery, L. D. (2006). Persistent splanchnic hyperemia during upright tilt in postural tachycardia syndrome. *American Journal of Physiology-Heart and Circulatory Physiology, 290*(2), H665–H673

497 Hottenrott, K., Hoos, O. (2017). Heart rate variability analysis in exercise physiology. In: H. Jelinek, A. Khandoker & D. Cornforth (Eds.), *ECG time series analysis: Engineering to medicine* (S. 245–257). London, UK: CRC Press

498 Hottenrott, L., Gronwald, T., Hottenrott, K., Wiewelhove, T., Ferrauti, A. (2021). Utilizing Heart Rate Variability for Coaching Athletes during and after Viral Infection: A Case Report in an Elite Endurance Athlete. *Frontiers in Sports and Active Living – Elite Sports and Performance Enhancement, 3*, 612782

499 Buchheit M. (2014). Monitoring training status with HR measures: do all roads lead to Rome? *Frontiers in physiology, 5, 73*

500 Plews, D. J., Laursen, P. B., Kilding, A. E., Buchheit, M. (2012). Heart rate variability in elite triathletes, is variation in variability the key to effective training? A case comparison. *European journal of applied physiology, 112*(11), 3729–3741

501 Plews, D. J., Laursen, P. B., Stanley, J., Kilding, A. E., Buchheit, M. (2013). Training adaptation and heart rate variability in elite endurance athletes: opening the door to effective monitoring. *Sports medicine (Auckland, N.Z.), 43*(9), 773–781

502 Le Meur, Y., Pichon, A., Schaal, K., Schmitt, L., Louis, J., Gueneron, J., Vidal, P. P., Haussw, C. (2013) Evidence of Parasympathetic Hyperactivity in Functionally Overreached Athletes. *Med Sci Sports Exerc, 45*, 2061–2071

503 Hottenrott, K., Hoos, O. (2017). Heart rate variability analysis in exercise physiology, In H. Jelinek, A. Khandoker & D. Cornforth (Eds.), *ECG time series analysis: Engineering to medicine* (S. 245–257). London, UK: CRC Press.

504 Hottenrott, K., Gronwald, T. (2014). Bedeutung der Herzfrequenzvariabilität für die Regenerationssteuerung. *Leistungssport, 44* (5), 9–13

505 Ebd.

506 Hottenrott, K., Hoos, O. (2017). Heart rate variability analysis in exercise physiology. In H. Jelinek, A. Khandoker & D. Cornforth (Eds.), *ECG time series analysis: Engineering to medicine* (S. 245–257). London, UK: CRC Press.

507 Mod. aus Hottenrott, K., Gronwald, T. (2014). Bedeutung der Herzfrequenzvariabilität für die Regenerationssteuerung. *Leistungssport, 44* (5), 9–13

508 Shaffer, F., Meehan, Z. M., Zerr, C. L. (2020). A critical review of ultra-short-term heart rate variability norms research. *Frontiers in neuroscience, 14*, 594880

509 Saw, A. E., Main, L. C., Gastin, P. B. (2016). Monitoring the athlete training response: subjective self-reported measures trump commonly used objective measures: a systematic review. *British journal of sports medicine*, 50(5), 281–291

510 Montull, L., Slapšinskaitė-Dackevičienė, A., Kiely, J., Hristovski, R., Balagué, N. (2022). Integrative Proposals of Sports Monitoring: Subjective Outperforms Objective Monitoring. *Sports medicine – open*, 8(1), 41

511 Sperlich, B., Holmberg, H. C. (2017). The Responses of Elite Athletes to Exercise: An All-Day, 24-h Integrative View Is Required! *Frontiers in physiology, 8*, 564

512 Kölling, S., Schaffran, P., Bibbey, A., Drew, M., Raysmith, B., Nässi, A., Kellmann, M. (2020). Validation of the Acute Recovery and Stress Scale (ARSS) and the Short Recovery and Stress Scale (SRSS) in three English-speaking regions. *Journal of sports sciences, 38*(2), 130–139

513 Nässi, A., Ferrauti, A., Meyer, T., Pfeiffer, M., Kellmann, M. (2017). Development of two short measures for recovery and stress in sport. *European journal of sport science, 17*(7), 894–903

514 Hooper, S. L., Mackinnon, L. T. (1995). Monitoring overtraining in athletes. Recommendations. *Sports Medicine, 20*(5), 321–327

515 Moalla, W., Fessi, M. S., Farhat, F., Nouira, S., Wong, D. P., Dupont, G. (2016). Relationship between daily training load and psychometric status of professional soccer players. *Research in Sports Medicine, 24*(4), 387–394

516 Rabbani, A., Clemente, F. M., Kargarfard, M., Chamari, K. (2019). Match Fatigue Time-Course Assessment Over Four Days: Usefulness of the Hooper Index and Heart Rate Variability in Professional Soccer Players. *Frontiers in Physiology, 10*, 109

517 Flockhart, M., Nilsson, L. C., Ekblom, B., Larsen, F. J. (2022). A Simple Model for Diagnosis of Maladaptations to Exercise Training. *Sports Med Open*, 8(1), 136

518 McGuigan, M. (2017). *Monitoring training and performance in athletes.* Champaign: Human Kinetics

519 Vesterinen, V., Nummela, A., Heikura, I., Laine, T., Hynynen, E., Botella, J., Häkkinen, K. (2016a). Individual Endurance Training Prescription with Heart Rate Variability. *Medicine and science in sports and exercise, 48*(7), 1347–1354

520 Plews, D. J., Laursen, P. B., Kilding, A. E., Buchheit, M. (2012). Heart rate variability in elite triathletes, is variation in variability the key to effective training? A case comparison. *European journal of applied physiology, 112*(11), 3729–3741

521 Stone, J. D., Ulman, H. K., Tran, K., Thompson, A. G., Halter, M. D., Ramadan, J. H., Stephenson, M., Finomore, V. S., Jr, Galster, S. M., Rezai, A. R., Hagen, J. A. (2021). Assessing the Accuracy of Popular Commercial Technologies That Measure Resting Heart Rate and Heart Rate Variability. *Frontiers in sports and active living*, 3, 585870

522 Flatt, A. A., Esco, M. R. (2013). Validity of the ithlete™ Smart Phone Application for Determining Ultra-Short-Term Heart Rate Variability. *Journal of human kinetics*, 39, 85–92

523 Moya-Ramon, M., Mateo-March, M., Peña-González, I., Zabala, M., Javaloyes, A. (2022). Validity and reliability of different smartphones applications to measure HRV during short and ultra-short measurements in elite athletes. *Computer Methods and Programs in Biomedicine, 217*, 106696

524 Nuuttila, O. P., Nummela, A., Kyröläinen, H., Laukkanen, J., Häkkinen, K. (2022c). Physiological, Perceptual, and Performance Responses to the 2-Week Block of High- versus Low-Intensity Endurance Training. *Medicine and science in sports and exercise, 54*(5), 851–860

525 Plews, D. J., Laursen, P. B., Stanley, J., Kilding, A. E., Buchheit, M. (2013). Training adaptation and heart rate variability in elite endurance athletes: opening the door to effective monitoring. *Sports medicine (Auckland, N.Z.), 43*(9), 773–781

526 Nuuttila, O. P., Nummela, A., Häkkinen, K., Seipäjärvi, S., Kyröläinen, H. (2021b). Monitoring Training and Recovery during a Period of Increased Intensity or Volume in Recreational Endurance Athletes. *International journal of environmental research and public health*, 18(5), 2401

527 Lundstrom, C. J., Foreman, N. A., Biltz, G. (2023). Practices and Applications of Heart Rate Variability Monitoring in Endurance Athletes. *International journal of sports medicine*, 44(1), 9–19

528 Flatt, A. A., Howells, D. (2019). Effects of varying training load on heart rate variability and running performance among an Olympic rugby sevens team. *Journal of science and medicine in sport, 22*(2), 222–226

529 Mod. nach Hottenrott, K., Gronwald, T. (2014). Bedeutung der Herzfrequenzvariabilität für die Regenerationssteuerung. *Leistungssport, 44* (5), 9–13

530 Buchheit M. (2014). Monitoring training status with HR measures: do all roads lead to Rome? *Frontiers in physiology, 5*, 73

531 Mod. nach Le Meur, Y. (2015). Heart rate measures to monitor training status in athletes – Tools or toys. Slideshare: https://fr.slideshare.net/YannLEMEUR/heart-rate-measures-to-monitor-training-status-in-soccer-ylm-2015?from_action=save

532 Mod. nach Schneider, C., Hanakam, F., Wiewelhove, T., Döweling, A., Kellmann, M., Meyer, T., Pfeiffer, M., Ferrauti, A. (2018). Heart Rate Monitoring in Team Sports-A Conceptual Framework for Contextualizing Heart Rate Measures for Training and Recovery Prescription. *Frontiers in physiology*, 9, 639

533 Bucher Sandbakk, S., Walther, J., Solli, G. S., Tønnessen, E., Haugen, T. (2023). Training Quality-What Is It and How Can We Improve It? *International journal of sports physiology and performance*, 18(5), 557–560

534 Nicolò, A., Sacchetti, M. (2023). Differential control of respiratory frequency and tidal volume during exercise. *European journal of applied physiology*, 123(2), 215–242

535 Nicolò, A., Massaroni, C., Schena, E., Sacchetti, M. (2020). The Importance of Respiratory Rate Monitoring: From Healthcare to Sport and Exercise. *Sensors (Basel, Switzerland), 20*(21), 6396

536 Seshadri, D. R., Li, R. T., Voos, J. E., Rowbottom, J. R., Alfes, C. M., Zorman, C. A., Drummond, C. K. (2019). Wearable sensors for monitoring the physiological and biochemical profile of the athlete. *NPJ digital medicine, 2*, 72

537 Holzer, R., Bloch, W., Brinkmann, C. (2022). Continuous Glucose Monitoring in Healthy Adults-Possible Applications in Health Care, Wellness, and Sports. *Sensors (Basel, Switzerland), 22*(5), 2030

538 Bowler, A. M., Whitfield, J., Marshall, L., Coffey, V. G., Burke, L. M., Cox, G. R. (2022). The Use of Continuous Glucose Monitors in Sport: Possible Applications and Considerations. *International journal of sport nutrition and exercise metabolism, 33*(2), 121–132

539 Flockhart, M., Larsen, F. J. (2023). Continuous Glucose Monitoring in Endurance Athletes: Interpretation and Relevance of Measurements for Improving Performance and Health. *Sports medicine (Auckland, N.Z.)*, 10.1007/s40279-023-01910-4. Advance online publication

540 Batterson, P. M., Kirby, B. S., Hasselmann, G., Feldmann, A. (2023). Muscle oxygen saturation rates coincide with lactate-based exercise thresholds. *European journal of applied physiology*, 123(10), 2249–2258

541 Gronwald, T., Rogers, B., Hoos, O. (2020b). Fractal correlation properties of heart rate variability: A new biomarker for intensity distribution in endurance exercise and training prescription? *Frontiers in Physiology - Exercise Physiology, 11*, 550572

542 Rogers, B., Gronwald, T. (2022). Fractal correlation properties of heart rate variability as a biomarker for intensity distribution and training prescription in endurance exercise: An update. *Frontiers in Physiology – Exercise Physiology, 13*, 879071

543 Rogers, B., Schaffarczyk, M., Clauß, M., Mourot, L., Gronwald, T. (2022). The Movesense Medical Sensor Chest Belt Device as Single Channel ECG for RR Interval Detection and HRV Analysis during Resting State and Incremental Exercise: A Cross-Sectional Validation Study. *Sensors*, 22 (5), 2032

REGISTER

Die **fett** gedruckten Seitenzahlen verweisen auf Abbildungen.

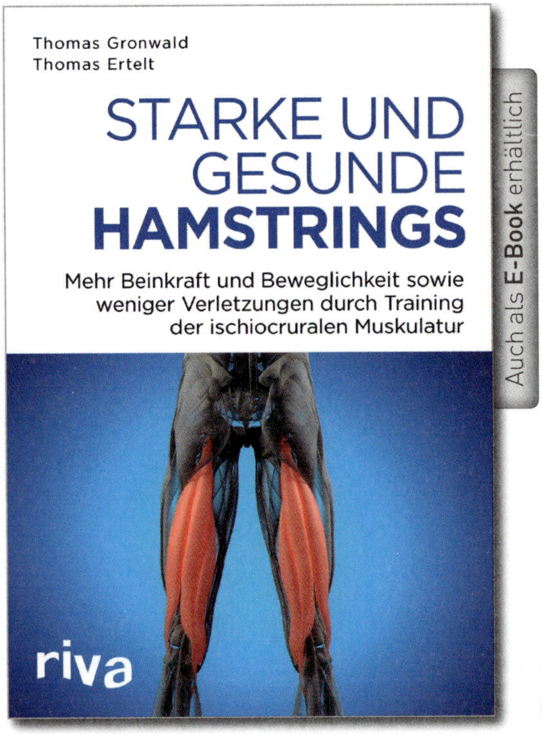

176 Seiten
19,99 € (D) | 20,60 € (A)
ISBN 978-3-7423-0480-3

Thomas Gronwald
Thomas Ertelt

Starke und gesunde Hamstrings

Mehr Kraft, Beweglichkeit und weniger Verletzungen durch Training der ischiocruralen Muskulatur

Die hintere Oberschenkelmuskulatur ist besonders beim Sport sehr anfällig für Verletzungen. Aktuelle Statistiken speziell aus dem Fußball und dem American Football zeigen, dass trotz aktiver Prävention in Training und Spielvorbereitung die Verletzungsrate der sogenannten Hamstrings in den letzten zehn Jahren konstant blieb. Die funktionelle Wirkungsweise dieser Muskelgruppe wird häufig unterschätzt, doch kann der hohen Verletzungsanfälligkeit durch differenziertes Training präventiv entgegengewirkt werden. Die Autoren betrachten die ischiocrurale Muskulatur ganzheitlich und stellen Verletzungsmechanismen basierend auf den aktuellsten wissenschaftlichen Erkenntnissen dar. Wirkungsvolle Präventionsstrategien und Trainingsmethoden wie Beweglichkeits- und Krafttraining sowie plyometrisches Training, zahlreiche Übungen und Tipps zum Programmdesign runden den Ratgeber ab.

riva